W0258944

Berichte des German Chapter of the ACM

Band 4: **Schneider, Portable Software**
Tagung I/1980 am 18. 1. 1980 in Erlangen. 176 Seiten, DM 36,–/ÖS 263,–/SFr. 32,–

Band 6: **Hauer/Seeger, Hardware für Software**
Tagung III/1980 am 10./11. 10.1980 in Konstanz. 303 Seiten, DM 54,–/ÖS 394,–/SFr. 49,–

Band 7: **Nehmer, Implementierungssprachen für nichtsequentielle Programmsysteme**
Tagung I/1981 am 20. 2. 1981 in Kaiserslautern. 208 Seiten, DM 38,–/ÖS 277,–/SFr. 34,–

Band 8: **Schlier, Personal Computing**
Tagung II/1981 am 12. 10. 1981 in Freiburg i. Br. 195 Seiten, DM 40,–/ÖS 292,–/SFr. 36,–

Band 10: **Kulisch/Ullrich, Wissenschaftliches Rechnen und Programmiersprachen**
Fachseminar am 2./3. 4. 1982 in Karlsruhe. 231 Seiten, DM 52,–/ÖS 380,–/SFr. 47,–

Band 11: **Langmaack/Schlender/Schmidt, Implementierung PASCAL-artiger Programmiersprachen**
Tagung II/1982 am 12. 7. 1982 in Kiel. 221 Seiten, DM 46,–/ÖS 336,–/SFr. 41,–

Band 13: **Schneider, Proceedings of the International Computing Symposium 1983 on Application Systems Development**
March 22 – 24, 1983 Nürnberg. 528 Seiten, DM 90,–/ÖS 657,–/SFr. 81,–

Band 18: **Morgenbrod/Sammer, Programmierumgebungen und Compiler**
Tagung I/1984 vom 2. bis 4. 4. 1984 in München. 293 Seiten, DM 56,–/ÖS 409,–/SFr. 50,–

Band 20: **Gorny/Kilian, Computer-Software und Sachmängelhaftung**
Workshop am 29./30. 11. 1984 in Hannover. 208 Seiten, DM 48,–/ÖS 350,–/SFr. 43,–

Band 21: **Kölsch/Schmidt/Schweiggert, Wirtschaftsgut Software**
Tagung I/1985 am 26./27. 3. 1985 in Ulm. 318 Seiten, DM 58,–/ÖS 423,–/SFr. 52,–

Band 22: **Molzberger/Zemanek, Software-Entwicklung: Kreativer Prozeß oder formales Problem?**
Seminar am 20. 3. 1985 in Neubiberg. 176 Seiten, DM 42,–/ÖS 307,–/SFr. 38,–

Band 23: **Klopcic/Marty/Rothauser, Arbeitsplatzrechner in der Unternehmung**
Tagung II/1985 am 12./13. 9. 1985 in Zürich. 355 Seiten, DM 66,–/ÖS 482,–/SFr. 59,–

Band 24: **Bullinger, Software-Ergonomie '85 Mensch-Computer-Interaktion**
Tagung III/1985 am 24./25. 9. 1985 in Stuttgart. 482 Seiten, DM 78,–/ÖS 569,– SFr. 70,–

Band 25: **Wedekind/Kratzer, Büroautomation '85**
Tagung IV/1985 vom 2. bis 4. 10. 1985 in Erlangen. 280 Seiten, DM 56,–/ÖS 409,–/SFr. 50,–

Band 27: **Remmele/Sommer, Arbeitsplätze morgen**
Tagung II/1986 vom 11. bis 14. 3. 1986 in Marburg. 431 Seiten, DM 78,–/ÖS 569,–/SFr. 70,–

Band 28: **Balzert/Heyer/Lutze, Expertensysteme '87**
Tagung I/1987 am 7./8. 4. 1987 in Nürnberg. 493 Seiten, DM 82,–/ÖS 599,–/SFr. 74,–

Band 29: **Schönpflug/Wittstock, Software-Ergonomie '87**
Tagung II/1987 vom 27. bis 29. 4. 1987 in Berlin. 512 Seiten, DM 82,–/ÖS 599,–/SFr. 74,–

Band 30: **Winkler, Proceedings of the International Workshop on Software Version and Configuration Control**
January 27 – 29, 1988 Grassau. 478 Seiten, DM 78,–/ÖS 569,–/SFr. 70,–

Band 31: **Dillmann/Swiderski, WIMPEL '88**
Tagung I/1988 vom 28. bis 30. 6. 1988 in München. 479 Seiten, DM 78,–/ÖS 569,–/SFr. 70,–

Band 32: **Maaß/Oberquelle, Software-Ergonomie '89**
Fachtagung vom 29. bis 31. 3. 1989 in Hamburg. 509 Seiten, DM 88,–/ÖS 642,–/SFr. 79,–

Fortsetzung 3. Umschlagseite

LESTRADET/SCHAETZ · DER DIABETES MELLITUS

Lestradet · Schaetz

DER DIABETES MELLITUS

Neue Wege der Diagnostik und Therapie

Mit 19 Abbildungen und 17 Tabellen

19 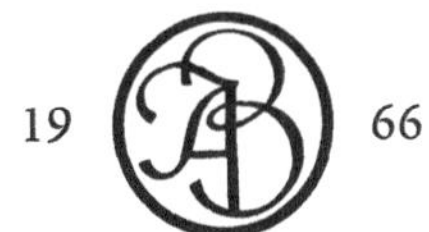 66

JOHANN AMBROSIUS BARTH · MÜNCHEN

Die Autoren

PROF. HENRI LESTRADET
Centre d'Etudes sur le Diabète et la Nutrition de l'Enfant, Paris
Professeur agrégé à la Faculté de Médecine de Paris,
Médecin des Hôpitaux de Paris

DR. MED. ALBRECHT SCHAETZ
Facharzt für Kinderkrankheiten, Leiter der Beratungsstelle für
jugendliche Diabetiker am Städt. Kinderkrankenhaus München-Schwabing

Mitarbeiter
Dr. J. Deschamps, Paris
Dr. M. v. Wolff, Basel

ISBN 978-3-642-86121-5 ISBN 978-3-642-86120-8 (eBook)
DOI 10.1007/978-3-642-86120-8

Softcover reprint of the hardcover 1st edition 1966

Gesamtherstellung: Graphische Werkstätten Kösel, Kempten

Vorwort

Der Name Diabetes mellitus umfaßt Störungen, deren Ätiologie, klinischer Verlauf und Prognose völlig verschieden sind, die aber alle das gemeinsame Symptom der Hyperglykämie – meist begleitet von Glukosurie, Polyurie und Durst – aufweisen.

Die alten Kliniker unterschieden deutlich zwei Formen von Diabetes: Den »Diabète gras«, der mit Hilfe einer restriktiven Diät gebessert, wenn nicht sogar geheilt werden konnte, und den »Diabète maigre«, bei dem es vor Entdeckung des Insulins keine Rettung gab.

Die Arbeiten von MINKOWSKI, der mittels der Pankreatektomie bei seinen Versuchstieren einen experimentellen Diabetes verursachen konnte, sowie die Gewinnung von Insulin aus dem Pankreas hatten zur Folge, daß jahrzehntelang und bis in die jüngste Zeit der Diabetes mellitus und auch andere Störungen der Blutzuckerregulation allzu ausschließlich unter dem Gesichtswinkel einer Erkrankung oder zumindest einer Beteiligung des Pankreas gesehen wurden.

Diese Auffassung führte zwangsläufig dazu, daß man ganz allgemein den Diabetes mit Insulin behandelte. Tatsächlich stellte die Insulinbehandlung aber nur beim Diabète maigre *den* entscheidenden therapeutischen Fortschritt dar, während sie beim Diabète gras und beim Altersdiabetes keineswegs immer zu einem gleich guten Erfolg führte.

In letzter Zeit erinnerte man sich wieder an die Arbeiten von CLAUDE BERNARD über die Glukoneogenese der Leber, erkannte zunehmend die Rolle endokriner Faktoren und die Bedeutung der hypothalamischen Regulationszentren, entwickelte blutzuckersenkende Substanzen und Methoden zur Bestimmung der im Blut zirkulierenden Insulinmenge.

Dies alles erlaubt heute eine feinere Differenzierung der Regulationsvorgänge im Energiestoffwechsel und macht es möglich, ja notwendig, eine Aufgliederung der Diabetesformen vorzunehmen, die den klinischen Gegebenheiten und den heutigen Erkenntnissen der Physiologie besser gerecht wird:

1. Der Insulinmangeldiabetes mit Erstmanifestation meist im Kindes- oder früheren Erwachsenenalter, dessen Behandlung in der Insulinzufuhr besteht.
2. Der Diabetes mit Insulinüberschuß, der im allgemeinen erst später auftritt, plethorische und übergewichtige Menschen befällt und bei dem eine intrazelluläre Glukoseanstauung oder vergleichbare Störungen zu langen und überhöhten postprandialen Hyperglykämien führen, und der in erster Linie eine strenge, restriktive Diät erforderlich macht.
3. Der Altersdiabetes (Diabetes des Arteriosklerotikers) beim normalgewichtigen und nicht insulinpflichtigen Menschen, bei dem die Hyperglykämie mehr der Ausdruck einer Anpassung an ein beeinträchtigtes Gefäßsystem als eine echte Krankheit ist.
4. Flüchtige Diabetesformen verschiedener Ätiologie, die in jedem einzelnen Fall gesondert geklärt werden müssen.

Selbstverständlich gibt es Mischformen, und gerade sie werfen oft schwierige Probleme auf:

- Der echte Insulinmangeldiabetes kann durch Übergewicht kompliziert werden.
- Beim plethorischen Diabetiker kann es, vor allem wenn er nicht durch eine strikt und konsequent eingehaltene Diät postprandiale Hyperglykämien vermeidet, eines Tages zur Erschöpfung des Pankreas und damit zum Insulinmangel kommen.
- Beim Altersdiabetiker, dessen gesamtes endokrines System bereits beeinträchtigt ist, kann sich neben den arteriosklerotischen Veränderungen auch noch eine Pankreasinsuffizienz bemerkbar machen.

Aber selbst wenn es sich im konkreten Fall relativ häufig um Mischformen handelt bzw. solche sich im Verlaufe einer längerdauernden Störung entwickeln, darf dies nicht den Blick für eine saubere Unterscheidung der verschiedenen Arten von Hyperglykämie – oder auch Diabetes mellitus – trüben. Denn diese Unterscheidung ist aus einer ganzen Reihe von Gründen von Bedeutung:

- Nur sie ermöglicht die Wahl der zweckmäßigsten Behandlungsmethode, nämlich einer hormonalen, einer rein diätetischen oder einer kombinierten Therapie. Behandlungsirrtümer sind leider häufig, und zahlreiche Diabetiker, die nur eine restriktive Diät benötigten, erhalten widersinnigerweise Insulin oder Sulfonylharnstoffe, während andere, bei denen lediglich eine sorgfältig angepaßte Insulinsubstitution erforderlich wäre, mit unphysiologischen diätetischen Einschränkungen belastet werden.
- Prophylaktische Maßnahmen, die – soweit es sich um den Kampf gegen das Übergewicht handelt – beim Erwachsenen von Bedeutung sind, erübrigen sich beim Kind nahezu vollständig.
- Die Untersuchungen über die Erblichkeit des Diabetes, die bisher meist von einer einzigen Art von Diabetes ausgingen, müssen unter den neuen Gesichtspunkten noch einmal aufgegriffen werden.
- Eine genauere Unterscheidung der verschiedenen Formen von Diabetes – davon sind wir fest überzeugt – wird schließlich auch die Mißverständnisse, welche zwischen Erwachsenendiabetologen und Kinderdiabetologen häufig bestehen, klären können und ein fruchtbares Gespräch ermöglichen.

Frühjahr 1966 Die Verfasser

INHALTSVERZEICHNIS

PHYSIOPATHOLOGIE

Einleitung

Trotz aller Fortschritte auf therapeutischem Gebiet bleibt der Diabetes mellitus auf Grund seiner Häufigkeit, der Zwischenfälle in seinem Verlauf, der durch spezifische degenerative Veränderungen bedingten Spätkomplikationen und nicht zuletzt infolge der zahlreichen noch offenen Fragen auf physiologisch-pathologischem Gebiet ein höchst aktuelles Problem.

Lange Zeit kristallisierte sich das ärztliche Denken um eine einzige physiologisch-pathologische Hypothese, nämlich die der Nichtverwertbarkeit der Glukose durch den diabetischen Organismus. Diese Hypothese war nicht nur während mehrerer Jahrzehnte richtunggebend für die gesamte Diabetesbehandlung, sondern besitzt auch heute noch eine große Anhängerschaft.

Seitdem der Begriff der Nichtverwertbarkeit der Glukose durch die Zellen bei Fehlen von Insulin definiert wurde (OSKAR MINKOWSKI 1889), haben sich Arbeiten und Diskussionen zum Thema Diabetes mellitus gehäuft, man entdeckte die Rolle anderer Hormone (Hypophyse, Nebennieren, Schilddrüse etc.), ohne übrigens deren Bedeutung im Stoffwechselgefüge immer in allen Punkten zu begreifen, und man entwickelte blutzuckersenkende Substanzen, die für gewisse leichte Diabetesformen ein neues Behandlungselement darstellen und interessante physiologische Fragen aufwerfen.

Dennoch ist bis heute noch nichts Definitives zum eigentlichen Verständnis des Diabetes mellitus beigetragen worden, und viele Aussagen stützen sich mehr auf Hypothesen als auf Tatsachen.

Die Entdeckung des Insulins stellte einen entscheidenden Wendepunkt in der Behandlung des Diabetes dar. Aber im Gegensatz zu dem, was eine oberflächliche Betrachtung der Tatsachen vermuten ließe, hat auch sie – zumindest bis in die jüngste Zeit hinein – keine tiefgreifende Veränderung im Verständnis der Krankheit bewirkt. Sie fügte sich vielmehr in einen ganzen Komplex experimenteller Untersuchungen und physiopathologischer Konzeptionen ein, deren Solidität durch die bemerkenswerten Erfolge der Insulinbehandlung bestätigt zu werden schien.

Der Diabetes blieb somit zwar noch eine Krankheit voller Rätsel, erschien aber in physiologisch-pathologischer Hinsicht weitgehend geklärt. Und es bildete sich, gestützt auf die Autorität von MINKOWSKI und nach ihm JOSLIN in den USA sowie LABBÉ in Frankreich, ein Dogma von der Pathogenese und Therapie heraus, das sich seit vielen Jahren – von einigen Abwandlungen in Einzelheiten abgesehen – praktisch nicht geändert hat.

Nun ist aber die Richtigkeit dieser traditionellen Auffassung keineswegs gesichert, ja es ist sogar wahrscheinlich – darauf haben vor allem Soskin und Levine in den USA in den letzten Jahren immer wieder hingewiesen – daß die eigentliche Störung bei Insulinmangel nicht auf einer Unmöglichkeit (Minkowski) oder auch nur Unzulänglichkeit (de Duve) der Glukoseverwertung beruht, sondern an ein erschwertes Eindringen der Glukose ins Zellinnere gebunden ist, während der intrazelluläre Stoffwechsel selbst völlig normal abläuft.

Diese beiden Auffassungen in der Interpretation der grundlegenden Tatsachen stehen sich also gegenüber. Es handelt sich dabei nicht um die Diskussion theoretischer Spekulationen, vielmehr hängen die therapeutischen Maßnahmen und überhaupt die ganze Einstellung dem Diabetes gegenüber davon ab, welche der beiden Konzeptionen man annimmt.

I. Die Lehre von Minkowski und ihre therapeutischen Konsequenzen

Minkowski entwickelte auf Grund seiner bahnbrechenden experimentellen Arbeiten eine sehr plausibel klingende Konzeption vom Diabetes, die jahrzehntelang fast unangefochten blieb und auch heute noch in ihren Grundzügen die Position gegen eine Fülle sie in Frage stellender neuerer Erkenntnisse zu halten versucht. Kurz gefaßt lautet sie etwa folgendermaßen:

Bei völligem Fehlen einer endokrinen Pankreassekretion kann die Glukose vom Organismus nicht verwertet werden. Bei verminderter Pankreassekretion kann sie nur teilweise verwertet werden. In beiden Fällen kommt es zur Anhäufung von Glukose in den Geweben, die sich dort infolge der Nichtverwertbarkeit wie ein störender Fremdkörper verhält, die normalen Zellfunktionen behindert und zum Teil für die späteren Komplikationen, die dem Diabetiker drohen, verantwortlich ist.

Wenn die Pankreassekretion in ihrer Leistung nachläßt, verringert sich in entsprechendem Maß die Menge an Glukose, die verbrannt werden kann. Sobald eine gewisse untere Grenze der Glukoseverwertbarkeit erreicht ist, können auch die Fette nicht mehr vollständig verwertet werden, es kommt zur Anhäufung ihrer unvollständigen Abbauprodukte, der Ketonkörper. Diese giftigen und sauren Substanzen wiederum verursachen eine besondere Art von Komplikationen, nämlich die Azidoketose und das Coma diabeticum.

Handelt es sich um eine leichtere Störung, bei der die Sekretionsleistung des Pankreas nur vermindert ist, genügt es, den Verzehr von Kohlehydraten soweit zu reduzieren, daß sie gerade noch mit Hilfe der restlichen körpereigenen Insulinproduktion verbrannt werden. Kann die Kohlehydratzufuhr auf dieses Ausmaß vermindert werden, verschwindet die Glukoseanhäufung im Blut und in den Geweben, die Störung ist korrigiert und der Diabetes, zumindest für den Augenblick, kompensiert.

Nun ist aber dieser Verminderung der Kohlehydratzufuhr eine Grenze gesetzt. Der Körper benötigt ein Zuckerminimum, das von Physiologen – je nach Autor – auf 1 bis 5 g pro kg Körpergewicht berechnet wird und unter besonderen Umständen (Perioden verstärkten Wachstums beim Kind, Schwangerschaft, Krankheit etc.) höher liegt. Genügt die Insulinproduktion des Körpers nicht mehr, um den jeweiligen Minimalbedarf an Glukose verwertbar zu machen, ist auch die Grenze einer rein diätetischen Behandlung erreicht. Eine zusätzliche Insulinzufuhr wird notwendig. Das Insulin muß dabei so hoch bemessen werden, daß der Organismus eine ausreichende Menge Glukose verbrennen kann. Man glaubt, eine Relation zwischen zugeführtem Insulin und Glukoseverwertbarkeit zu sehen, und nimmt an, daß 1 Einheit Insulin 1,5 bis 2 g Glukose verwertbar macht. Allerdings sind auch hier die Angaben recht unterschiedlich.

Die optimale Behandlung des schweren Diabetes besteht demnach in einer Diät, welche die als notwendig erachtete Glukosemenge enthält und durch andere Nahrungsstoffe wie Fett und Eiweiß dem Bedarf entsprechend ergänzt wird, sowie in der Zufuhr einer Insulinmenge, welche in der Lage ist, zusammen mit einer evtl. erhaltenen restlichen körpereigenen Insulinproduktion die Gesamtheit der zugeführten Kohlehydrate für den Organismus verwertbar zu machen und damit die Anhäufung von nichtverwertbarem Zucker in den Geweben zu verhindern. Ob aber eine Insulinbehandlung notwendig ist oder nicht, immer bleibt die Berechnung der erforderlichen und zugleich zulässigen Kohlehydratmenge die Grundlage der Behandlung.

Eine Lockerung der Diät, die Zulassung größerer Kohlehydratmengen und schließlich die »freie Diät« sind unter diesen Voraussetzungen grundsätzlich nur unter der Bedingung einer höheren Insulinzufuhr möglich. Diese wird aber in dem Augenblick gefährlich, in dem der Patient nicht die gesamte vorgesehene Kohlehydratmenge zu sich nimmt. Bereits wenn der Kohlehydratgehalt der verschiedenen Mahlzeiten nicht genau berechnet wird, kommt man nach der Theorie von Minkowski rasch in eine anarchische Situation, die mit einer korrekten Insulinbehandlung unvereinbar erscheint.

Hauptsächlich auf diese Gesichtspunkte stützt sich die Verurteilung einer Behandlungsmethode, die mit der schlechten Bezeichnung »freie Diät« versehen wurde. Dazu muß übrigens bemerkt werden, daß auch die Vertreter der freien Diät im allgemeinen die Konzeption von der Nichtverwertbarkeit der Glukose anerkennen und wie die Vertreter der strengen Diät oft glauben, die Insulindosis nach den Schwankungen der Nahrungsaufnahme richten zu müssen.

II. Experimente und Beobachtungen, die zu einer Überprüfung der traditionellen Auffassung vom Diabetes zwingen

Die Theorie von MINKOWSKI beruhte auf der Vorstellung, daß es sich beim Diabetes mellitus um ein einheitliches Krankheitsbild handelt, das durch Mangel an wirksamem Insulin verursacht wird.

Ohne auf den in allerletzter Zeit bekannt gewordenen Umstand eingehen zu wollen, daß ein Großteil der älteren Diabetiker über normale oder sogar erhöhte Blutspiegel an biologisch aktivem Insulin verfügt, wollen wir die Theorie von MINKOWSKI einmal in dem Bereich überprüfen, in dem unbestreitbar ein echter Insulinmangel vorliegt, nämlich beim pankreatektomierten Tier und Menschen sowie bei der Art von »genuinem« Diabetes, bei dem ebenfalls ein echter Insulinmangel vorliegt, nämlich beim diabetischen Kind und jungen, normalgewichtigen Erwachsenen.

Bis in die jüngste Zeit wurde generell und eigentlich ohne größere Diskussion akzeptiert, daß die Glukose in gleicher Weise wie der Harnstoff in die Zellen diffundieren könne und sich beim Diabetiker in den verschiedenen Organen und Geweben anhäufe, um dort dann evtl. eine schädliche Wirkung auf die Zellfunktionen zu entfalten.

Neuere Untersuchungen haben nun ergeben, daß die freie Glukose eine Substanz ist, die fast ausschließlich im extrazellulären Raum vorkommt. Hinzukommt die Erkenntnis, daß die Zellen des Diabetikers denen des Gesunden sowohl in chemischer als auch in enzymatischer Hinsicht vollkommen gleichen und in ihnen die für den Zuckerstoffwechsel bedeutsamen Fermente, vor allem die Hexokinase, in normaler Höhe und Qualität vorliegen.

Wie steht es also um die Nichtverwertbarkeit der Glukose bei Insulinmangel?

1. MANN und MAGATH führten bereits im Jahre 1923 einen leider viel zu wenig beachteten Versuch durch, der die Unhaltbarkeit der These von der Nichtverwertbarkeit der Glukose bei Fehlen von Insulin beweist.

Die beiden Forscher verursachten bei Hunden einen Diabetes mellitus durch Entfernung des Pankreas. Etwas später entfernten sie auch die Leber und beobachteten nun innerhalb weniger Stunden einen Blutzuckersturz, der – wie auch bei nichtdiabetischen hepatektomierten Hunden – zum Tode der Tiere im hypoglykämischen Schock führte. Das Erstaunliche an den Versuchen war, daß die Tiere durch Infusionen mit Traubenzuckerlösung oder auch durch die zweistündliche perorale Zufuhr größerer Zuckermengen am Leben erhalten werden konnten. Da nicht angenommen werden kann, daß die Entfernung der Leber schlagartig die Zelleistung des diabetischen Organismus normalisiert, liegt es nahe, daß dessen Zellen grundsätzlich auch ohne Insulin den Zucker verwerten können.

2. JOKIPII und TURPEINEN infundierten in einer vergleichenden Untersuchung Gesunden, Diabetikern, Leberkranken und Akromegalen während einer Stunde

eine bestimmte Menge isotoner Zuckerlösung. Die Berechnung der Aufnahmegeschwindigkeit für Glukose ergab bei allen Probanden identische Werte.

Azerad und Lestradet führten dieses Experiment in etwas veränderter Form durch. Sie infundierten ihren Versuchspersonen pro kg Körpergewicht und Stunde 250 mg Glukose und konnten beobachten, daß der Blutzuckerspiegel nach etwa einer Stunde ein jeweils ziemlich konstantes Plateau erreichte.

Aus der Differenz zwischen infundierter Glukosemenge und Zuckerausscheidung mit dem Urin in dieser Phase des sich auf ein Niveau einstellenden Blutzuckerspiegels konnte ohne Schwierigkeiten die in diesem Zeitraum verbrauchte Glukosemenge berechnet werden. Dabei ergab sich bei Diabetikern, die bei Toleranzbestimmungen nach traditioneller Weise stark verminderte Werte gezeigt hatten, eine praktisch normale Glukoseverwertung.

3. Unter der Kohlehydrattoleranz versteht man die Menge an Nahrungskohlehydraten, die ein Diabetiker verwerten kann. Ihre Bestimmung erfolgt, indem man von der Kohlehydratzufuhr die mit dem Urin ausgeschiedene Zuckermenge abzieht, oder aber indem man ermittelt, ab welcher Kohlehydratmenge eine Glukosurie auftritt bzw. wieder verschwindet.

Die Fragwürdigkeit dieser Toleranzbestimmung liegt nicht nur in einem häufigen Abweichen der ermittelten Werte voneinander. Vielmehr haben klinische Versuche inzwischen gezeigt, daß es eine Kohlehydrattoleranz in dem Sinne, daß der diabetische Organismus nur eine bestimmte Menge Nahrungskohlehydrate verbrennen kann, überhaupt nicht gibt. Verabreicht man nämlich einem mit Insulin und streng berechneter Kost gut »eingestellten« Diabetiker im Rahmen einer gleichbleibenden Gesamtkalorienzufuhr plötzlich die doppelte Menge Kohlehydrate, so ändert sich an Zuckerausscheidung und Insulinbedarf praktisch nichts (Abb. 1).

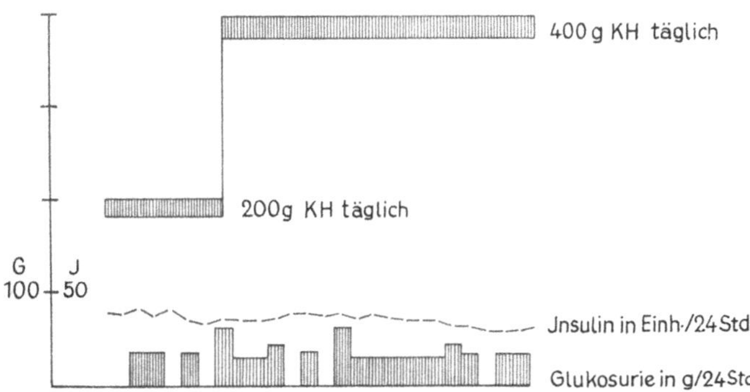

Abb. 1 Verdoppelung der tägl. KH-Menge bei einem »eingestellten« Diabetiker und die Auswirkungen auf Insulinbedarf (I) und Glukosurie (G)

Läßt man weiter einen Insulinmangeldiabetiker entsprechend seinem Appetit und dem von Tag zu Tag schwankenden Nahrungsbedarf seine Nahrungsmenge selbst bestimmen, findet man keine Beziehung zwischen Kohlehydratzufuhr, Insulinbedarf und Zuckerausscheidung (Abb. 2).

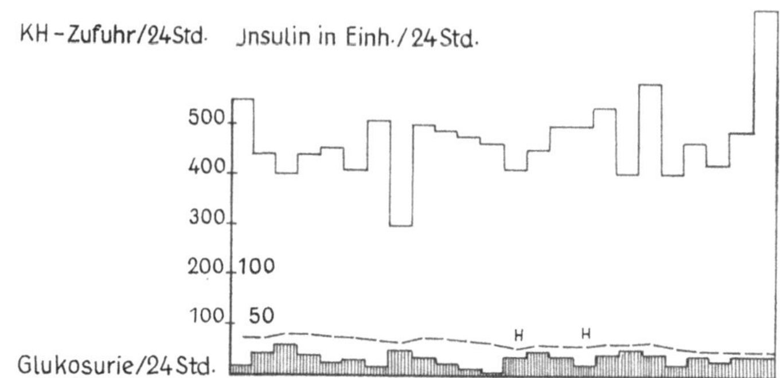

Abb. 2 Beziehung zwischen KH-Zufuhr, Glukosurie und Insulindosis bei einem 12jährigen Kind. H = Hypoglykämie

4. Eine weitere notwendige Stütze der Konzeption von MINKOWSKI ist die Annahme eines Verhältnisses zwischen einer bestimmten Insulinmenge und der durch sie verwertbar zu machenden Menge an Nahrungskohlehydraten. Wie schon erwähnt, rechnet man im allgemeinen auf 1 Einheit Insulin 1,5–2 g Glukose.

Nun machten bereits vor dem zweiten Weltkrieg SOSKIN, ALLWEIS und COHN in den USA folgenden Versuch: Sie entfernten Hunden die Bauchspeicheldrüse und verabreichten ihnen per Dauerinfusion eine gleichbleibende Menge Insulin, die gerade genügte, um einen normalen Blutzuckerspiegel zu erhalten. Führte man nun bei einem solchen Tier eine Zuckerbelastungsprobe durch, hätte man – da der Körper ohne Bauspeicheldrüse ja kein Insulin produzieren kann – eine abnorm hohe Blutzuckerkurve erhalten müssen.

Die Tiere zeigten aber weitgehend normale Belastungskurven.

Im Gegensatz dazu wiesen Versuchstiere, denen man die Leber entfernt hatte, und bei denen mit Hilfe von Traubenzuckerinfusionen ein normaler Blutzuckerspiegel aufrecht erhalten wurde, trotz ihres normal funktionierenden Pankreas eine stark pathologische Glukosebelastungskurve auf.

5. Eine bei behandelten wie nicht behandelten Diabetikern bekannte Tatsache ist die mitunter beträchtliche Senkung des Blutzuckerspiegels unter dem Einfluß verstärkter körperlicher Tätigkeit. So kann man bei diabetischen Kindern während der Ferien häufig die Insulindosis erniedrigen, manchmal sogar weglassen. Die Blutzuckersenkung kann so rasch eintreten, daß es zu Hypoglykämien kommt. Diese allgemeine, ja fast banale Erfahrung wurde auch experimentell bestätigt.

Erst kürzlich haben INGLE u. Mitarb. gezeigt, daß vermehrte Muskeltätigkeit bei diabetischen und bei nichtdiabetischen Ratten einen identischen, raschen Blutzuckerabfall herbeiführt. Vergleichbare Ergebnisse beim Menschen fanden SANDERS u. Mitarb.

Man steht also vor dem im ersten Augenblick paradox erscheinenden Phänomen, daß bei vermehrter Muskeltätigkeit die Glukose von den Zellen mit und ohne Insulin gleich gut verwertet wird. Ob man nun unterstellt, daß bei der Muskelkontraktion eine insulinähnliche Substanz gebildet wird, oder ob man eine vorübergehende intrazelluläre Anoxie mit Pasteur-Effekt annimmt, keinesfalls kann man bezweifeln, daß auch die Muskelzelle des Diabetikers die benötigte Energie in weitem Ausmaße von der Glukose bezieht.

Ob man das Problem der Glukoseverwertbarkeit durch den diabetischen Organismus bei vermehrter Muskeltätigkeit, im Verlaufe einer Nephropathie oder in Zusammenhang mit einer Glukosebelastung betrachtet, ob man es im Experiment am normalen, am hepatektomierten oder eviszerierten Tier oder an isolierten Geweben studiert, ob man bei Mensch oder Tier die Glukoseausschüttung durch die Leber untersucht oder ob man sich markierter Isotope bedient, immer kommt man zu derselben Folgerung: Die Glukose scheint von den Zellen des diabetischen Organismus in derselben Weise und in praktisch identischer Menge verwertet zu werden wie von den Zellen des gesunden Organismus, allerdings unter der Bedingung – und darin liegt ein entscheidender Punkt –, daß bei Insulinmangel der Blutzuckerspiegel auf erhöhten Werten gehalten wird.

Gewiß bleiben noch viele Fragen offen und genügend Probleme zu lösen. Sicher erscheint aber, daß die traditionelle Konzeption mit all ihren therapeutischen Konsequenzen einer wenigstens teilweisen Revision bedarf.

In den folgenden Kapiteln soll der Versuch unternommen werden, ein Bild von den Stoffwechselvorgängen zu entwerfen, das ein besseres Verständnis der Vorgänge beim Diabetes mellitus ermöglicht und nicht, wie die traditionelle Konzeption, zu gesicherten biologischen Tatsachen in Widerspruch steht.

III. Der Energiebedarf des Organismus

A) Der Gesamtbedarf

Ohne Zucker kann der menschliche Organismus nicht existieren. Für den Großteil der vielen Milliarden Zellen, aus denen der Körper gebildet ist, stellt die Glukose den wesentlichsten und unter normalen Bedingungen fast ausschließlichen Energielieferanten dar. Bei einem Erwachsenen von 60 kg Körpergewicht benötigen die Gewebe im Durchschnitt 15 g Glukose pro Stunde, um leben und arbeiten zu können.

Dieser Wert liegt bei Ruhe niedriger, kann aber bei körperlicher Arbeit beträchtlich ansteigen. Er setzt sich zusammen aus dem Bedarf der Zellen, die stets die gleiche Glukosemenge verbrennen, und den Erfordernissen anderer Zellgruppen, die in Anpassung an die wechselnden Lebensbedingungen von Minute zu Minute eine verschieden große Energiezufuhr benötigen.

Wir können zwei große Zellgruppen unterscheiden: die Gehirn- und Nervenzellen und die peripheren Körperzellen.

a) Die Gehirn- und Nervenzellen

Sie decken ihren Energiebedarf *ausschließlich* durch Glukose. Kein anderer Stoff kann den Traubenzucker ersetzen. Der laufende Bedarf ist ziemlich gleichbleibend und hängt nicht davon ab, ob man körperlich arbeitet, nachdenkt, ausruht oder schläft. Um das Gehirn ausreichend mit Energie zu versorgen, müssen etwa 800 ccm Blut pro Minute durch die Gehirngefäße strömen und in diesem Blut – wie das normalerweise der Falle ist – etwa 1 g Glukose pro Liter (= 100 mg %) vorhanden sein.

Sinkt der Blutdurchfluß ab (z. B. infolge schlechter Herzleistung beim Herzinfarkt) steigert der Körper zum Ausgleich sofort die Blutzuckerkonzentration. Liegt aber aus irgend einem Grunde die Blutzuckerkonzentration unterhalb der Norm, versucht der Organismus, durch einen erhöhten Blutdurchfluß die ausreichende Zuckerzufuhr zu den Gehirnzellen zu sichern.

Der Zuckerbedarf eines *Erwachsenengehirns* von 1400 g beträgt unter normalen Bedingungen etwa 3 g pro Stunde, tags wie nachts. Es nimmt also $1/5$ des vom Gesamtorganismus durchschnittlich verbrauchten energetischen Substrats, das – wie oben gesagt wurde – bei etwa 15 g Glukose pro Stunde liegt, für sich in Anspruch.

Das *kindliche Gehirn* hat einen relativ viel größeren Zuckerbedarf. Bei ihm beträgt bis zum Alter von 5 Jahren der Gehirnstoffwechsel etwa die Hälfte des Gesamtstoffwechsels, um sich dann im Verlaufe der Jahre den Erwachsenenverhältnissen anzugleichen.

Wird der Zuckerbedarf des Gehirns aus irgendeinem Grunde nicht befriedigt, kommt es zu Störungen der Gehirnarbeit, die je nach Stärke und Dauer des Zuckermangels von vorübergehenden flüchtigen Erscheinungen bis zu schweren bleibenden Veränderungen oder sogar bis zum Zelltod reichen können.

Beim Kind mit seinem enormen Gehirnstoffwechsel bedeuten Unterzuckerzustände gerade in den ersten Lebensjahren eine beträchtliche Gefahr sowohl für das Funktionieren der augenblicklichen Lebensvorgänge als auch für die geistige Entwicklung.

b) Die peripheren Körperzellen

Auch für die meisten peripheren Körperzellen ist die Glukose *der* Energielieferant. Sie haben aber unter gewissen Bedingungen die Fähigkeit, vorübergehend ihren Energiebedarf durch andere Stoffe (z. B. Ketonkörper) zu decken und dadurch teilweise von der Glukose unabhängig zu sein.

Im Gegensatz zu den Gehirnzellen *wechselt* bei den peripheren Körperzellen der Energiebedarf ständig und ist von der jeweiligen Arbeitsleistung der betreffenden Zellgruppe abhängig. Zur Regelung der von Minute zu Minute wechselnden Energiezufuhr bedient sich der Organismus des Blutgefäßsystems, das je nach Bedarf mehr oder weniger Blut zu dem betroffenen Bezirk transportiert.

Die Leberzellen nehmen insofern eine Sonderstellung ein, als die Glukose als Energielieferant für sie keine Rolle spielt. Ihr Glukoseverbrauch ist völlig unbedeutend, eine ihrer wesentlichsten Aufgaben ist vielmehr die *Glukoseproduktion.*

Zu diesem Zweck (und auch für ihren eigenen Energiebedarf) kann die Leber praktisch alle ihr zufließenden Nahrungsstoffe verwerten, seien es Kohlehydrate, Fette oder Eiweißstoffe, die aus dem Darm über die Pfortader zu ihr gelangen, seien es Reservestoffe, wie vor allem das körpereigene Fett, das der Organismus im Hungerzustand mobilisiert und in die große Zuckerfabrik, die Leber, sendet.

Ist die Glukoseproduktion aus irgendeinem Grunde unzureichend, bildet die Leber auch die obengenannten Ketonkörper, die kurzfristig (allerdings niemals für die Gehirnzellen) den Traubenzucker als Energielieferanten ersetzen können.

B) Die Notwendigkeit einer laufenden Energiezufuhr

Ein Körper von 60 kg Gewicht besitzt etwa 15 Liter Extrazellulärflüssigkeit. Wenn man sich vergegenwärtigt, daß sich freie Glukose praktisch nur in dieser extrazellulären Flüssigkeit befindet, und zwar in einer Konzentration von etwa 100 mg %, ergibt sich, daß ein Organismus von besagtem Gewicht in einem gegebenen Augenblick über 15 g freien Zucker verfügt. Da er in der Stunde aber durchschnittlich auch 15 g Glukose verbrennt, käme es bereits nach kurzer Zeit zu einem Absinken des Blutzuckerspiegels, dadurch zu einer mangelhaften Ernährung der Gehirnzellen und schließlich zum Erliegen des gesamten Zell-Lebens, wenn nicht ununterbrochen neuer Zucker zugeführt würde.

Diese laufende Zufuhr von Glukose erfolgt einerseits durch die Nahrungsaufnahme (allerdings nur während weniger Stunden am Tage), andererseits durch die *Zuckerproduktion der Leber,* die zwischen den Mahlzeiten und während der Nacht für die Aufrechterhaltung des erforderlichen Blutzuckerspiegels sorgt.

Als Ausgangsmaterial für die dem Bedarf elastisch angepaßte Glukoseproduktion dienen der Leber die Reservestoffe, die der Körper in Zeiten des Überflusses, also während und nach den Mahlzeiten, sehr rasch in Form von Glykogen, einer hochmolekularen Zuckerverbindung, und vor allem von Fett anlegt. Die Leber ist auf diese Weise in der Lage, notfalls den gesamten Zuckerbedarf des menschlichen Organismus über Tage hinweg zu decken. Winterschlafende Tiere, z. B. Murmeltiere und Bären, beziehen sogar monatelang ihre gesamte Glukose aus dieser Quelle.

Die Glukoseproduktion durch die Leber, auf die vor mehr als hundert Jahren bereits Claude Bernard hingewiesen hat, und die völlig zu Unrecht in der Zwischenzeit etwas in Vergessenheit geriet, steht im Zentrum des gesamten Energiestoffwechsels.

IV. Der Energiestoffwechsel im Bereich der Einzelzelle

A) Die Energieumwandlung in der Zelle

1. Das Eindringen der Glukose in die Zellen

Die mit dem Blut antransportierte Glukose dringt über die Kapillaren in die die Zellen umgebende Extrazellulärflüssigkeit und von dort in das Innere der Zellen ein. Der Durchtritt durch die Zellmembran geht bei den verschiedenen Zellgruppen unterschiedlich vor sich:

- Die Gehirn- und Nervenzellen besitzen eine Membran, welche die Glukose ohne weiteres durchtreten läßt.
- Die übrigen Körperzellen lassen die Glukose bei einem normalen Blutzuckerspiegel von 100 mg % nur schlecht eindringen. Die Passage wird aber wesentlich erleichtert durch das Vorhandensein von Insulin. Das Insulinmolekül, das sich aus 51 Aminosäuren zusammensetzt, ist viel zu groß, um selbst in die Zelle eindringen zu können. Trifft es aber außen an der Zellmembran mit der Glukose zusammen, erleichtert es deren Eintritt in die Zelle wesentlich. Die Zellmembran »öffnet« sich für die Glukose. Fehlt das Insulin, versucht der Körper durch Erhöhung des Blutzuckerspiegels und damit des extrazellulären Glukosedruckes den Zucker gewissermaßen in die Zellen zu pressen. Dies gelingt meistens bei Werten von 400–500 mg% Blutzucker in ausreichender Menge.
- Für die Leberzellen scheint das Insulin ohne Bedeutung zu sein. Das erklärt sich schon daraus, daß die Leberzellen kaum Glukose verbrauchen und ihren Bedarf normalerweise aus Fetten und anderen Substanzen decken, die ein viel größeres Molekül als die Glukose besitzen.
- Die Darmzellen, die laufend Nahrungsmoleküle aus dem Darmlumen in die Blut- und Lymphbahnen befördern, scheinen die Glukose ebenfalls ohne Einwirkung von Insulin leicht durchtreten zu lassen.
- Vieles spricht dafür, daß die Tubulusepithelien der Nieren und die Zellen der Retina, möglicherweise auch noch andere Zellgruppen, ebenfalls insulinunabhängig sind.

2. Die Mitochondrien

Die Umwandlung der Glukose in Energie erfolgt in den Mitochondrien, kleinen »Reaktoren« von 0,6–5 μ Durchmesser. Je nach Arbeitsbelastung und Häufigkeit der Mitose (Zellteilung) der betreffenden Zellart liegt die Zahl dieser Zell-Organellen zwischen 1 und mehreren 100 pro Zelle (Abb. 3 und 4).

Die Mitochondrien sind in Aussehen und Arbeitsweise etwa den Düsenaggregaten der heutigen Flugzeuge zu vergleichen. Elektronenmikroskopische Untersuchungen lassen eine äußere und eine innere Membran erkennen, wobei die letztere zahlreiche Falten aufweist, die dem Innern der Mitochondrie ein charakteristisches Aussehen verleihen. Der Innenraum selbst wird von der sogenannten »Matrix« gebildet (Abb. 4).

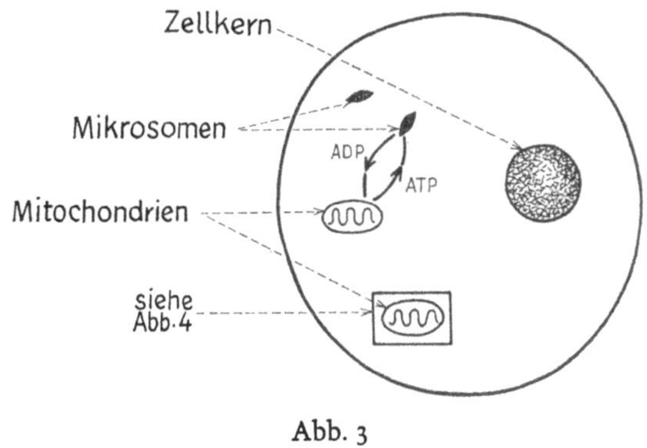

Abb. 3

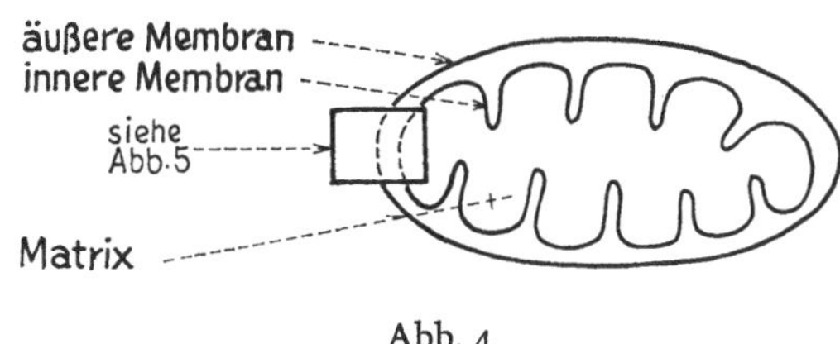

Abb. 4

Die äußere Membran ist permeabel für Wasser, Natrium, Kalium und kleinere organische Moleküle wie Glukose und Ketonkörper. Die innere Membran weist eine ähnliche Permeabilität auf, nur das Natrium kann diese Schicht praktisch nicht durchdringen.

Im einzelnen zeigt die innere Membran folgenden Aufbau: Sie ist aus 5000 bis 20000 kleinsten Einheiten zusammengesetzt, die wie Steinchen eines Mosaiks nebeneinander liegen und alle die gleiche Struktur aufweisen. Abbildung 5 soll dies veranschaulichen.

Bei jeder dieser kleinsten Einheiten handelt es sich um eine Kette von Enzymen, und zwar DPN (Diphosphonucleotid), Flavoprotein, Co-Enzym B, Co-Enzym C, Co-Enzym A und Co-Enzym A_3 (Zytochrome), die stets in dieser Reihenfolge linear angeordnet sind. Zwischen je zwei von ihnen zweigt sich ein Ast ab, bestehend aus drei Enzymmolekülen, die ebenfalls immer in der gleichen Reihenfolge liegen. Diese kleinsten Einheiten pflastern die innere Membran so aus, daß die Enzymseitenketten nach außen gerichtet sind (Abb. 6).

Die Matrix, die den Innenraum der Mitochondrie bildet, besteht aus einer großen Anzahl von Enzymen, die vor allem den Abbau der Glukose, gegebenenfalls auch der Ketonkörper, zur Aufgabe haben.

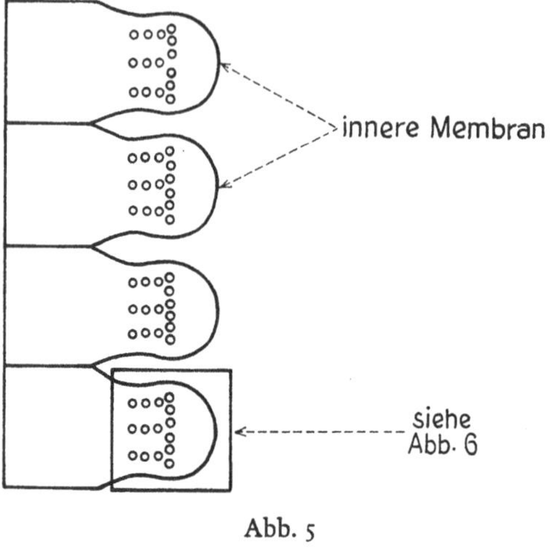

Abb. 5

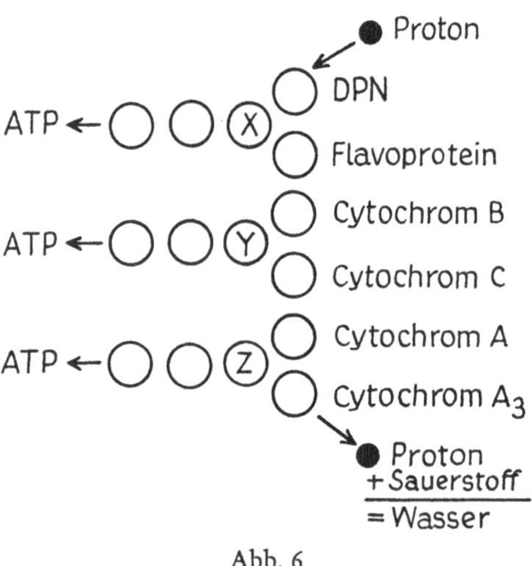

Abb. 6

3. Die Arbeitsweise der Mitochondrien

Wenn die Glukose, sei es mit oder ohne Hilfe von Insulin, in die Zelle eingedrungen ist, gelangt sie durch Diffusion im Protoplasma in die Nähe der Mitochondrien und wird dabei durch ein Enzym, die Hexokinase, in eine »aktive« Form, das Glukose-6-Phosphat, umgewandelt. Die weitere Umwandlung in das Hexose-1-6-Phosphat bedeutet infolge der nochmaligen Aufnahme von Phosphor eine zusätzliche Aktivierung.

Die Vorgänge der Glukoseaktivierung verbrauchen eine kleine Menge Energie, die jeweils aus der Umwandlung von Adenosintriphosphat (ATP) in Adenosindiphosphat (ADP) stammt. Das Ganze erinnert an die ebenfalls etwas Energie verbrauchende Einspritzung des Brennstoffgemisches in ein Düsenaggregat, in welchem dann die eigentlichen energieliefernden Prozesse stattfinden.

Die »Verbrennung«, d. h. der Abbau der in diesem aktivierten Zustand ins Innere der Mitochondrie gelangten Glukose liefert eine große Energiemenge. Die Energie wird in der Weise frei, daß nahezu jeder Umwandlungsprozeß im Rahmen des Krebszyklus neben einer gewissen Wärmemenge zur Abspaltung eines Wasserstoff-Ions, besser gesagt eines Protons führt, das auf die innere Membran der Mitochondrie auftrifft.

Die oben beschriebenen kleinen Enzymeinheiten (Abb. 6) verhalten sich gegenüber den Protonen ähnlich wie die photoelektrischen Zellen von Sonnenbatterien gegenüber den Lichtstrahlen: Sie verwandeln die kinetische Energie der Protonen in eine für die Zelle verwertbare Energieform.

Der Vorgang ist folgender: Das Proton, das auf die Enzymkette auftrifft, verwandelt das DPN in DPN-H, während ein Energie-Impuls über die erste Seitenkette X ein Molekül ADP an der äußeren Membran der Mitochondrie wieder in ATP zurückverwandelt. Das H-Ion selbst wird über das Flavoprotein an das Zytochrom B weitergegeben, von dort über Zytochrom C und Zytochrom A an Zytochrom A_3. Im Verlaufe dieses Vorganges erhalten auch die zweite und dritte Seitenkette (Y und Z) je einen Energie-Impuls, der ein Molekül ADP in ATP umwandelt. Das Zytochrom A_3 schließlich entledigt sich seines Wasserstoff-Ions mit Hilfe des Sauerstoffs, wobei Wasser gebildet wird.

Damit die Glukose vollständig verbrennen kann, ist also eine entsprechende Menge Sauerstoff notwendig, der vorwiegend die Funktion hat, die freiwerdenden Wasserstoff-Ionen durch Bindung aufzunehmen.

Fehlt der Sauerstoff teilweise oder ganz, kommt es zu folgender Erscheinung:

Das Glukosemolekül wird durch zwei Phosphorylierungen aktiviert, im Innern der Mitochondrie abgebaut, die Wasserstoff-Ionen treffen auf die Enzymkette auf, durchlaufen sie und können nun nicht oder nur teilweise an Sauerstoff gebunden werden. Dadurch blockieren sie die Enzymkette.

Das DPN, das weiterhin laufend von Protonen getroffen wird, entledigt sich dieser, indem es sie an den einzig möglichen Akzeptor, die Brenztraubensäure (ein Glied in der Kette des Zuckerabbaus) abgibt. Diese wird dadurch in Milchsäure verwandelt und geht für die weitere Energielieferung verloren, erfüllt aber die wichtige Aufgabe, die Fortführung eines wenigstens teilweisen Glukoseabbaus zu ermöglichen.

Natürlich ist unter diesen Umständen die Energieausbeute geringer, es kommt zur zunehmenden Verschiebung des pH-Wertes in Richtung der Azidose, wodurch die Aktivität der noch funktionierenden Enzyme weiter gedrosselt wird. Aber wenigstens für eine gewisse Zeit wird ein vollständiger Zusammenbruch der Energieproduktion verhindert. Da eine Milchsäureanreicherung innerhalb der Zelle anscheinend den Glukosedurchtritt durch die Zellmembran erleichtert und so in gewissem Sinne wie das Insulin wirkt, ist kompensatorisch die Zuckeranlieferung zur Mitochondrie sogar gesteigert.

4. Die Rolle des ATP

Ob es sich nun um eine vollständige Oxydation oder um einen partiellen, anaerob verlaufenden Abbau handelt, in jedem Falle muß ADP in ATP zurückverwandelt werden.

Dieses ATP spielt insofern eine große Rolle im gesamten Stoffwechsel, als es für das Protoplasma die einzig verwertbare Energieform darstellt. Die ATP-Moleküle, die sich an der Außenseite der Mitochondrie aus ADP gebildet haben, wandern an alle Stellen der Zelle, die Energie benötigen. Gleichgültig, ob es darum geht, ein Molekül Glukose in Hexose-6-Phosphat umzuwandeln, ob die Natriumpumpe das in die Zelle eingedrungene Natrium wieder hinausbefördern soll, ob aus Aminosäuren Eiweiß oder aus Glukose Glykogen gebildet werden soll oder ob es sich um die Aktivierung der Myofibrillen der Muskulatur handelt, überall, wo Arbeit geleistet werden muß, tritt das ATP in Aktion.

Durch die Energieabgabe in ADP verwandelt, kehrt es an die äußere Membran der Mitochondrie zurück, um sich dort wieder »aufladen« und in ATP zurückverwandeln zu lassen (Abb. 7).

Abb. 7 Beispiele für die Bedeutung des ADP-ATP-Kreislaufes

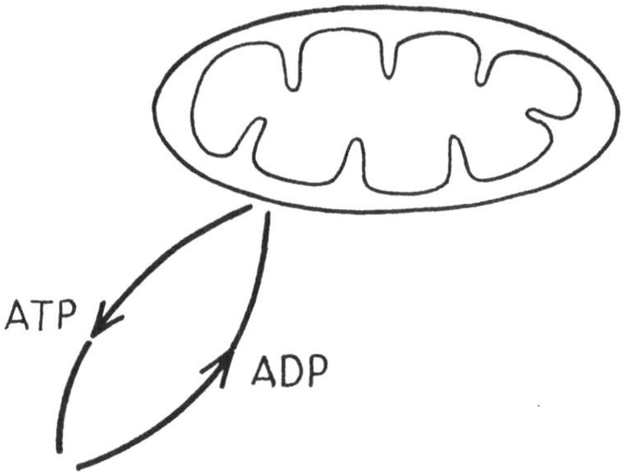

Natriumpumpe
Bildung von Körpersubstanz
Bildung von Drüsensekreten
Molekulare Umwandlungen
Phosphorylierungen
Fortleitung der neuralen Erregung
Kontraktion der Muskelfibrillen

B) Die Regulation des intrazellulären Energiestoffwechsels

Nachdem wir uns mit den Energiequellen (Glukose, ersatzweise Ketonkörper und Fettsäuren), mit dem energiefreisetzenden System (Mitochondrien) und mit dem Energietransport (ATP) befaßt haben, soll nun betrachtet werden, auf welche Weise sich die Regulation abspielt, durch die je nach Energiebedarf der Zelle der energieliefernde Prozeß beschleunigt oder verlangsamt werden kann. Hier spielen zwei Hormone eine entscheidende Rolle: das Schilddrüsenhormon und das Kortison.

1. Das Schilddrüsenhormon

Die Aktion dieses Hormons besteht darin, die Mitochondrien »aufzublasen«. Dies führt zu einer Entfaltung der inneren Membran, die in größerem Ausmaße dem Protonenbeschuß von der Matrix her ausgesetzt ist. Auch hier finden wir wieder eine gewisse Ähnlichkeit mit den Sonnenbatterien künstlicher Satelliten, die ihre Photozellen senkrecht zu den Sonnenstrahlen einstellen, um eine möglichst große Energieausbeute zu erzielen.

Die Wirkung des Thyroxins – eines kleinen Moleküls, das die Zellmembran leicht passieren kann – ist rein physikalisch.

Fehlt das Hormon oder ist seine Produktion vermindert, kommt es zum umgekehrten Effekt, nämlich zu einem Zusammensinken der Mitochondrien und einer Verminderung der Energieproduktion. Die klinische Folge ist das Bild des Myxödems mit Verlangsamung aller Lebensvorgänge.

Um die Wirkungsweise des Thyroxins zu veranschaulichen, soll auf einen kürzlich von LUFT beschriebenen Fall hingewiesen werden, bei dem klinisch ein typischer Basedow vorlag, als dessen Ursache aber nicht eine Vermehrung des Schilddrüsenhormons, sondern eine angeborene Hyperplasie der Mitochondrien gefunden wurde.

2. Das Kortison

Auch die Wirkung dieses Hormons ist grundsätzlich für alle Zellen gleich. Es handelt sich um eine Vermehrung der ATP-Moleküle (durch Vermittlung der Chromosomen und der Ribonukleinsäuren). Dadurch kommt es zu einer Aktivierung des Energietransportes.

Dies erklärt die polyvalente Wirkung des Kortisons. Es beschleunigt alle Stoffwechselvorgänge, Synthesen, Abbau, Zellerneuerungen (einschließlich derjenigen der intrazellulären Viren), regt die Leberzellen zur Glukoneogenese an, aktiviert die Natriumpumpe, die z. B. beim Rheumatismus das in die erkrankten Bindegewebszellen eingedrungene Natrium wieder hinausbefördert, erhöht den Tonus der Gefäßmuskulatur usw. Die Vielfalt der Kortisonwirkungen wird durch den zusätzlichen Einfluß anderer Hormone natürlich noch gesteigert.

Die Beschleunigung der Energieumsetzung bewirkt allerdings auch einen erhöhten Verschleiß des Organismus und andere Nebenwirkungen, die in diesem Zusammenhang nicht behandelt werden sollen.

3. Das Glykogen

Der Energiestoffwechsel wird im Bereich der Mitochondrien vom Schilddrüsenhormon und im Bereich des ATP- ADP-Kreislaufes vom Kortison geregelt. Die Voraussetzung für eine volle Wirksamkeit dieser beiden Hormone ist selbstverständlich eine ausreichende Versorgung der Zelle mit Glukose.

Nun gibt es Situationen, in denen ein ganz akuter Glukosebedarf auftritt. Dies ist z. B. der Fall bei der Mitose, bei plötzlicher starker Sekretionsleistung einer Drüse oder aber – im Bereich des Gesamtorganismus – bei starker körperlicher Anstrengung.

Eine Reihe von Mechanismen haben zwar die Aufgabe, für eine Befriedigung des Zuckerbedarfes zu sorgen. Es sind dies die gesteigerte Glukoseproduktion durch die Leber, eine lokale Gefäßerweiterung, die über einen verstärkten Blutzustrom mehr Glukose und Sauerstoff zu den Geweben schafft, und schließlich das Insulin, das den Durchtritt der Glukose durch die Zellmembran erleichtert.

Der Erhöhung des Zuckertransportes sind aber Grenzen gesetzt, außerdem haben die genannten Mechanismen eine mehr oder weniger lange Anlaufzeit.

Es müßte also häufig zum Stoffwechselzusammenbruch kommen, wenn die Einzelzelle sich nicht in Zeiten des Überflusses ein kleines Vorratslager anlegte, um auch in Zeiten des Mangels leben und wenigstens vorübergehend ihre Aufgaben erfüllen zu können. Dieses Vorratslager ist das Glykogen.

a) Die Glykogenbildung

Bei der Glykogenbildung bedient sich die Natur eines raffinierten Tricks, der hier kurz erläutert werden soll:

Der osmotische Druck im Bereich des Körpers beträgt immer rund 300 Milli-Osmol, und zwar extrazellulär wie intrazellulär; d. h., die Zahl der freien Teilchen pro Liter Körperflüssigkeit ist konstant.

Der osmotische Druck, den diese Teilchen entwickeln, hängt ausschließlich von ihrer Zahl ab. Die Größe spielt lediglich für den Flüssigkeitsgrad der Lösung eine Rolle. Sind die Teilchen klein, wie z. B. die Chlor- und Natrium-Ionen oder Harnstoff- und Glukosemoleküle, ist eine Lösung von 300 Milli-Osmol flüssig. Mit zunehmender Teilchengröße wird sie immer fester.

Wollte die Zelle die Glukose in unverändertem Zustand aufstapeln, gäbe es im Protoplasma ungeheure Vakuolen von 5%iger, d. h. physiologischer Traubenzuckerlösung von 300 Milli-Osmol.

Deshalb fügt der Organismus die Glukosemoleküle in langen und verzweigten Ketten aneinander, so daß schließlich in einem einzigen großen Glykogenmolekül, das die gleiche osmotische Wirkung wie ein kleines Molekül besitzt, mehrere tausend Glukosemoleküle zusammenhängen und damit auf kleinstem Raum ein beträchtliches Energiepotential in halbflüssiger Form aufgestapelt werden kann.

In jeder Zelle ist eine solche Glykogenreserve in mehr oder weniger reichlichem Maße vorhanden. Man kann feststellen, daß Zellen, die häufig wechselnden Belastungen ausgesetzt sind sowie Zellen mit hoher Mitoserate glykogenreich sind (das Glykogendepot wird vor jeder Mitose verstärkt), während z. B. die Gehirnzellen mit ihrem gleichmäßigen Energieumsatz kaum Glykogen besitzen (das gesamte Gehirn etwa 2 g).

b) Die Glykogenmobilisierung

Die Abspaltung von Glukose aus Glykogen kann nur bei Vorhandensein aktiver Phosphorylase erfolgen. Dieses Enzym spaltet vom Glykogen die einzelnen Glukosemoleküle in Form von Glukose-1-Phosphat ab, wobei die Energie – wie immer – vom ATP stammt. Durch eine Mutase wird das Glukose-1-Phosphat dann in das Glukose-6-Phosphat übergeführt, der weitere Weg verläuft in den schon früher beschriebenen Bahnen (Abb. 8).

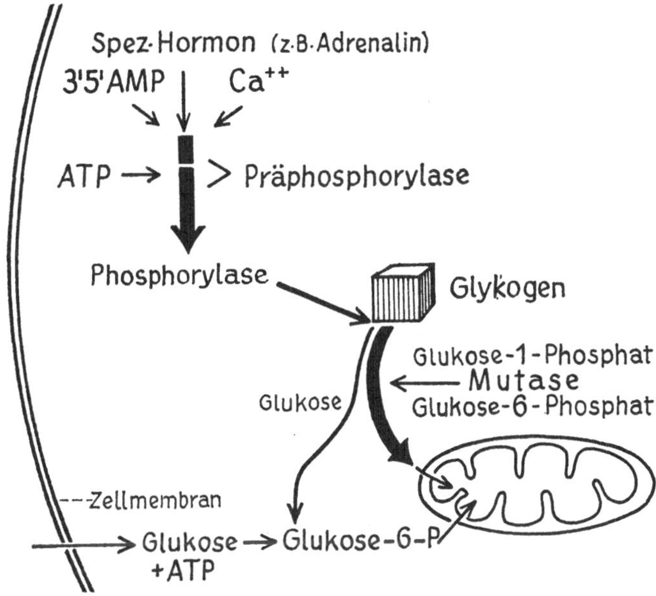

Abb. 8 Schema der Glykogenmobilisierung in der Muskelzelle

An jeder Verzweigungsstelle des Glykogenmoleküls macht darüber hinaus eine Amylase ein nichtphosphoryliertes Glukosemolekül frei, dessen besondere Bedeutung zunächst außer acht bleiben kann und das nach Erfüllung seiner Aufgabe ebenfalls auf dem üblichen Weg verwertet wird.

Solange kein Bedarf zur Mobilisierung von Glykogen besteht, liegt die Phosphorylase in der Zelle in Form von zwei inaktiven Fraktionen vor. Die Aktivierung geschieht durch Bindung der beiden Fraktionen aneinander, wozu neben vier Molekülen ATP, der Gegenwart von Kalzium und 3'5'AMP (Adenosinmonophosphat) ein besonderer Aktivator nötig ist, nämlich ein für die verschiedenen Zellarten jeweils spezifisches Hormon.

Für die Muskelzellen – und in geringerem Ausmaße in diesem Falle auch für die anderen Zellen – ist dieses spezifische Hormon das Adrenalin, das im Nebennierenmark gebildet wird.

Für andere Zellgruppen sind andere spezifische Hormone zur Aktivierung ihrer Phosphorylase und zur Freisetzung von Glukose aus Glykogen notwendig (siehe Tabelle 1).

Muskelzellen	Adrenalin
Leberzellen	Glukagon (und Adrenalin)
Nebennierenrinde	ACTH
Schilddrüsenzellen	Thyreotropes Hormon
Geschlechtszellen	Gelbkörperhormon und FSH
ACTH – produz. Hypophysenzellen	releasing-factor

Tabelle 1

Die Kenntnis der Wirkungsweise dieser Hormone macht früher unerklärliche Erscheinungen verständlich, so z. B. die Wirkungslosigkeit eines selbst in großen Mengen zugeführten Hormons, wenn die Glykogendepots der betreffenden Zellgruppe erschöpft sind. In diesem Falle muß man den Wiederaufbau des jeweiligen Glykogendepots abwarten bzw. durch ausreichende Glukosezufuhr die erneute Glykogenbildung erleichtern, bevor wieder eine Wirkung erzielt werden kann.

Etwas klarer wird bei dieser Betrachtungsweise auch die Wirkung des ACTH auf die verschiedenen Bereiche der Nebennierenrinde. Man weiß, daß unter dem Einfluß dieses Hormons der Blut- und Urinspiegel der 17-Ketosteroide und der 17-Hydroxysteroide stark ansteigt, während das Aldosteron nur eine diskrete und flüchtige Erhöhung zeigt. Wenn man nun bedenkt, daß die innere und mittlere Zone der Nebennierenrinde reich an Glykogen sind, während die äußere Schicht, die zona glomerulosa, die für die Aldosteronausschüttung sorgt, fast kein Glykogen enthält, hat man den Schlüssel zum Verständnis dieses Phänomens.

C) Störungen des intrazellulären Energiestoffwechsels

Zum Schluß dieses Abschnittes sollen noch einige für den Energiestoffwechsel bedeutungsvolle Störungen im Zellbereich angeführt werden.

- Anhaltende Hypoglykämie hat, sobald die Glykogenvorräte aufgebraucht sind, den Zusammenbruch des gesamten Zell-Stoffwechsels zur Folge.
- Sauerstoffmangel, sei es durch äußere Erstickung, sei es durch Hämoglobinveränderungen und dadurch gestörten Sauerstofftransport, hat unvollständigen Glukoseabbau, zunehmende Übersäuerung der Zelle und schließlich den Zelltod zur Folge.
- Insulinmangel führt, sobald er nicht mehr durch Blutzuckererhöhung ausgeglichen wird, u. a. zu denselben Erscheinungen im Zellbereich wie die Hypoglykämie (dies gilt nur für die insulinabhängigen Zellen!).

- Die Äthervergiftung wirkt sich in einer Veränderung der Lipidstruktur der Zellmembran aus. Davon sind infolge ihres Lipidreichtums vor allem die Gehirnzellen betroffen, in die durch die alterierte Zellmembran nicht mehr genug Glukose eintreten kann. Es resultiert rasch eine Funktionsschwäche der Gehirnzellen und damit eine Unempfindlichkeit (Anästhesie). Die Veränderung ist leicht reversibel, soweit sie ein gewisses Ausmaß nicht überschreitet.
- Wenn eine größere Menge Natrium in die Zelle eindringt, wie dies bei mangelhafter Energieversorgung leicht der Fall sein kann, kommt es zu einem Ödem des Protoplasmas, das ein normales Funktionieren der Mitochondrien behindert, die Energieausbeute verringert und so in einen circulus vitiosus hineinführt. Zur Behebung des gefährlichen Zustandes ist gesteigerte Glukose- und Kaliumzufuhr zusammen mit Kortisonanreicherung der Gewebe (sei es durch den Organismus selbst, sei es therapeutisch) notwendig.
- Eine Reihe von Giften, z. B. die Monojodessigsäure, zerstören die Enzyme der Matrix, was den sofortigen Stop des Glukoseabbaus und den Zelltod zur Folge hat.
- Andere Gifte alterieren ausschließlich die Zytochrome im Bereich der inneren Membran der Mitochondrie.
  Unter ihnen gibt es Substanzen, die nur eine vorübergehende Schädigung hervorrufen, z. B. die Barbiturate im Bereich der Nervenzellen (zu denen sie eine besondere Affinität besitzen) oder auch die Biguanide.
  Das Zyankali und die Toxine des Knollenblätterpilzes zerstören die Kette der Zytochrome endgültig.
  Bei einer solchen Vergiftung erfolgt – wenn nicht vorher der Tod eintritt – aus den oben angeführten Gründen eine intrazelluläre Milchsäureanhäufung, die möglicherweise die insulinähnliche Wirkung der Biguanide erklären könnte.

Die ausgesprochene »Gier« verschiedener Stoffe (z. B. des Giftes des Knollenblätterpilzes) nach Zytochromen rechtfertigt übrigens die alte Behandlungsmethode der Amanita-phalloidesvergiftung, nämlich den möglichst sofortigen Verzehr von großen Mengen roher haschierter Hasen- oder Hühnereingeweide. Da die Eingeweidezellen sehr reich an Mitochondrien sind, können diese das Gift auf sich ziehen und den Übertritt der Toxine in den Körper wenigstens teilweise verhindern.

- Des weiteren gibt es eine Gruppe von Giften, z. B. das Dinitrophenol, welche die Umwandlung des ADP in ATP beeinträchtigen.
- Das Interferon schließlich hat als Antagonist des Kortisons eine Verlangsamung des ATP-Kreislaufes zur Folge.

V. Die Energieregulation im Bereich des Gesamtorganismus unter normalen Bedingungen

Wie aus dem vorhergehenden Abschnitt klar wird, verlaufen die energieliefernden Prozesse in allen Zellen auf gleiche Weise. Sehr verschieden ist dagegen das *Ausmaß* an Energie, das die einzelnen Zellgruppen benötigen und das eine komplizierte und vielschichtige Regulation des Energiehaushaltes unentbehrlich macht. Der folgende Abschnitt gilt dem Versuch, den Mechanismus der Energieversorgung im Bereich des Gesamtorganismus darzustellen.

Seit Claude Bernard und seinem »Zuckerstich« weiß man, daß der Boden des 4. Ventrikels etwas mit der Blutzuckerregulation zu tun hat. Inzwischen konnte die Existenz eines hypothalamischen Zuckerregulationszentrums hinreichend gesichert werden.

Dieses Zuckerzentrum läßt sich in gewisser Hinsicht mit einem Parlament vergleichen, das sich aus den Vertretern der verschiedenen Wählergruppen zusammensetzt. Die »Volksvertreter« sind Zellen, die sich genau wie die von ihnen vertretenen Zellen verhalten, genau wie diese unter Nahrungsmangel zu leiden haben, die aber darüber hinaus die Möglichkeit besitzen – und das ist ihr wesentliches Merkmal –, jeden Mangel an Nahrungszufuhr an die »Regierung«, d. h. an die Hypophyse zu melden und diese zu geeigneten Gegenmaßnahmen zu veranlassen.

Entsprechend unserer schon früher getroffenen Unterscheidung zwischen *insulinunabhängigen* Gehirn- und Nervenzellen und *insulinabhängigen* peripheren Zellen müssen wir in diesem Zuckerzentrum – die Hypothese ergibt sich fast zwangsläufig – zwei verschiedene Zellgruppen annehmen, die wir A und B nennen wollen. Beide bestehen aus Gehirnzellen, d. h. sie werden im Gegensatz zu den peripheren Zellen des Körpers im Laufe des Lebens nicht erneuert.

Während aber die Glukose in die Zellgruppe A wie in alle Gehirn- und Nervenzellen ohne Schwierigkeit eindringen kann, sind die B-Zellen wie die von ihnen vertretenen peripheren Zellen insulinabhängig, wodurch sie sich von allen anderen Gehirnzellen unterscheiden (tatsächlich konnten insulinabhängige Zellen in diesem Bereich nachgewiesen werden).

A) Die Blutzuckerregulation für die insulinunabhängigen Zellen

Sobald der Zellgruppe A (in Abb. 9 durch A dargestellt), welche die Gesamtheit der Gehirn- und Nervenzellen repräsentiert, mit dem Blut nicht genug Zucker zugeführt wird, sendet sie eine Botschaft an die Hypophyse. Träger dieser Botschaft ist der sog. »releasing-factor« (RF), ein aus einigen Aminosäuren gebildetes Molekül. Er gelangt über den Gefäßweg unmittelbar zur Hypophyse und bewirkt dort die Ausschüttung zweier Hormone, deren Wirkungen sich ergänzen:

a) eine Substanz, die lipid-mobilizing-hormon (LMH) oder Lipotropin (LT) genannt wird, ihrem Namen entsprechend die Freisetzung des Reservefettes bewirkt, im einzelnen aber noch nicht näher erforscht ist,

b) das nebennierenrindenstimulierende Hormon (ACTH), das zur Nebennierenrinde gelangt, in deren Zellen die Phosphorylase für die Glykogenmobilisierung aktiviert und damit eine Produktion von Nebennierenrindenhormon (Kortison) bewirkt. Dieses wird über das Blut sämtlichen Körperzellen zugeleitet, verstärkt deren Aktivität und führt zugleich zu einer Freisetzung von Reservestoffen.

Die Reservestoffe, vor allem Fettsäuren und Glyzerin, aber auch Aminosäuren, werden in den vom Kortison ebenfalls aktivierten Leberzellen in Glukose umgesetzt (Glukoneogenese).

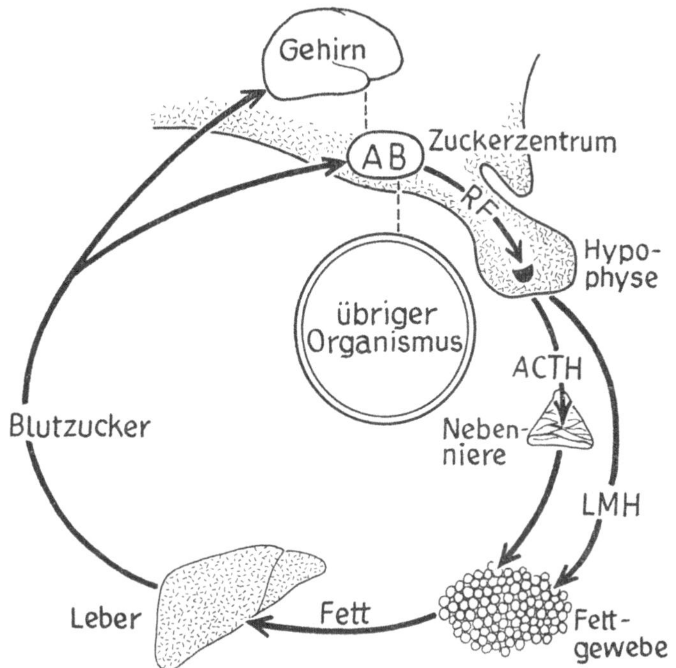

Abb. 9 Die Blutzuckerregulation für die insulinunabhängigen Zellen

Die Glukose ergießt sich aus der Leber in den großen Kreislauf und bewirkt einen Anstieg des Blutzuckerspiegels. Sobald dieser die notwendige Höhe (ca. 100 mg%) erreicht hat, erhalten die Zellen A und alle von ihnen vertretenen Gehirn- und Nervenzellen genügend Zucker, die Zellgruppe A stellt ihre Meldungen zur Hypophyse ein, und die von dieser angeregte Glukoseproduktion klingt ab.

B) Die Blutzuckerregulation für die insulinabhängigen Zellen

Neben den A-Zellen gibt es aber noch die B-Zellen, welche die peripheren und damit insulinabhängigen Zellen vertreten, selbst also auch insulinabhängig sein müssen.

Was würde geschehen, wenn der Mensch kein Pankreas hätte?

Wenngleich auch hier bei einem Blutzuckerspiegel von 100 mg% die Zellen A und damit alle Gehirnzellen genügend Glukose erhalten, kann die Glukose bei dieser Blutzuckerhöhe nicht in ausreichendem Maße in die Zellen B und in die insulinabhängigen peripheren Zellen eindringen. Die B-Zellen senden also eine Botschaft an die Hypophyse, die in der beschriebenen Weise antwortet und die Glukosebildung durch die Leber veranlaßt. Der Zuckerspiegel steigt solange an, bis die Glukose auch ohne Insulin in ausreichender Menge in die Zellen B und in die peripheren Zellen eindringen und den bestehenden Bedarf decken kann. Ist dies schließlich der Fall, beenden die Zellen B die Produktion und Aussendung von releasing-factor, und es kommt zum Gleichgewicht in Höhe eines Blutzuckerspiegels, der die Bedürfnisse aller Zellen deckt.

Unter dieser ersten Bedingung, dem Fehlen von Insulin, kann sich also das Gleichgewicht in Abhängigkeit von der jeweiligen Beanspruchung des Körpers und dem dadurch bedingten Glukosebedarf nur bei einem erhöhten Blutzuckerspiegel einstellen. Das bedeutet für den Organismus eine dauernde zusätzliche Arbeit, denn sobald der Blutzucker über etwa 200 mg% ansteigt, geht laufend ein Teil von ihm mit dem Urin verloren und muß von der Leber ersetzt werden. Da diese dabei die Glukose gegen einen bereits erhöhten Zuckerspiegel ins Blut »pressen« muß, kommt es zu einer mehr oder weniger schnell eintretenden Erschöpfung des Körpers.

Das zucker- und kräftesparende Insulinsystem

Auf dem Umweg über die Blutzuckerschwankung kann zwar eine gewisse Anpassung an die jeweiligen Bedürfnisse erfolgen, aber diese Anpassung ist für den Organismus sehr anstrengend und oft auch unzureichend, wie wir später sehen werden. Insofern bedeutet ein zusätzliches Regulationssystem, nämlich das des Insulins, für den Körper eine große Erleichterung (Abb. 10).

Die kleinen Inseln des Pankreas haben die Eigenschaft, um so mehr Insulin zu produzieren, je höher der Blutzuckerspiegel liegt. Es scheint fast so, als ob die Betazellen, die für die Fabrikation dieses Hormons zu sorgen haben, um so besser arbeiten können, je besser sie mit Zucker versorgt werden.

Das Insulin besteht, wie wir wissen, aus großen Molekülen, die aus 51 Aminosäuren zusammengesetzt sind. Es gelangt auf dem Weg über die Pfortader zunächst in die Leber, wo es möglicherweise modifiziert wird, und sodann über den Blutkreislauf an die peripheren Zellen sowie an die B-Zellen des Blutzuckerregulationszentrums und bewirkt dort eine Erleichterung des Glukoseeintritts. In die Zelle selbst kann es infolge seiner Molekülgröße nicht eindringen.

Durch insulinabbauende Substanzen wird es relativ rasch zerstört: Die Hälfte einer gegebenen Insulinmenge ist nach 30 bis 45 Minuten abgebaut, d. h. die »Halbwertszeit« beträgt rund 30 Minuten. So kommt es, daß laufend neues Insulin produziert werden muß. Bei Erwachsenen beträgt die in 24 Stunden notwendige Menge knapp 1 Einheit pro kg Körpergewicht.

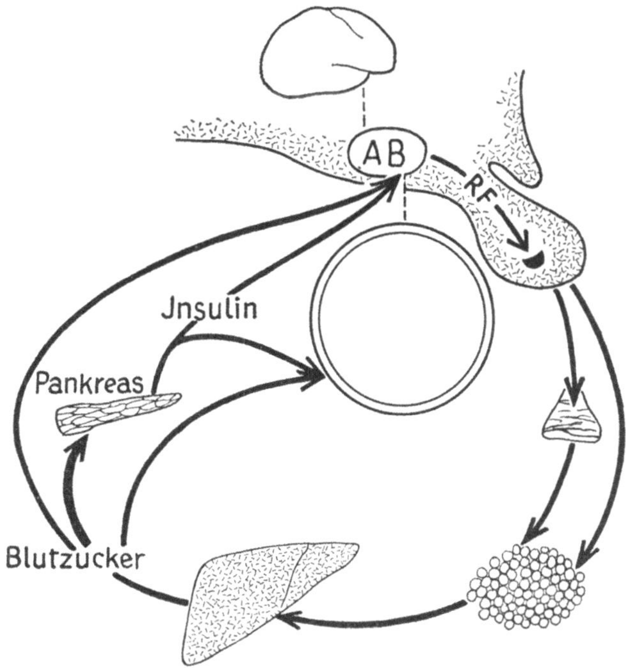

Abb. 10 Die Blutzuckerregulation für die insulinabhängigen Zellen

Stellen wir uns nun vor, man könnte einem Organismus, der vorher kein Pankreas besaß und bei dem sich ein Gleichgewicht zwischen Glukosebedarf und Glukoseaufnahme in die Zellen beispielsweise bei einem Blutzuckerspiegel von 300 mg⁰/₀ eingespielt hatte, ein funktionsfähiges Pankreas einpflanzen. An einem solchen Organismus könnte man folgende Beobachtungen machen:

1. Unter dem Einfluß der Hyperglykämie beginnen die Betazellen des Pankreas Insulin zu bilden und auszuschütten.
2. In dem Maße, in dem sich das Insulin im Körper verteilt und an die Zellmembranen heftet, dringt die Glukose vermehrt in die peripheren Zellen sowie in die B-Zellen des Zuckerzentrums ein.
3. Sind diese letzteren nun reichlich mit Glukose versorgt, stellen sie ihre Botschaften zur Hypophyse ein.
4. Sobald die Hypophyse nicht mehr gereizt wird, schüttet sie kein LMH und kein ACTH mehr aus.
5. Der Lipidspiegel im Blut fällt in dem Maße, in dem die Mobilisierung des Reservefetts nachläßt.
6. Die Leber erhält weniger Material für die Glukoneogenese und wird nicht mehr vom Kortison angetrieben, so daß sich ihre Zuckerproduktion verringert.
7. Infolge der geringeren Glukoseproduktion in der Leber und des erleichterten

Eintritts der Glukose in die Zellen fällt der Blutzuckerspiegel rasch ab und die Betazellen des Pankreas, nicht mehr genügend gereizt, stellen die Insulinproduktion ein.

8. Da das bereits ausgeschüttete Insulin aber zunächst weiterwirkt und dadurch die Membranen der peripheren Zellen sowie der B-Zellen des Zuckerzentrums eine Zeitlang für den Zucker weit geöffnet bleiben, erhalten diese selbst dann noch genügend Glukose, wenn der Blutzucker auf 40 mg⁰/₀ oder sogar noch tiefer absinkt.

9. Nun melden sich aber bereits wieder die Zellen A des Zuckerzentrums. Von der vorher bestehenden Blutzuckerüberhöhung her besaßen sie noch einen Zukkerrest, von dem sie zehren konnten. Sobald dieser aufgebraucht ist, und sie wegen des niedrigen Blutzuckerspiegels nicht genügend neue Glukose erhalten, beginnen sie Hilferufe an die Hypophyse zu senden. Diese sorgt auf die bereits bekannte Weise für eine Blutzuckererhöhung auf 100 mg⁰/₀, die für die A-Zellen und Gehirnzellen notwendige Höhe.

Wenn der Organismus eine gut funktionierende Bauchspeicheldrüse besitzt, wird also ein Gleichgewichtszustand eintreten, der dem Bedarf der Gehirnzellen wie auch der peripheren Zellen gerecht wird. Und der notwendige Blutzuckerspiegel kann mit dem kleinstmöglichen Aufwand für hormonales System und Leber auf der notwendigen Höhe gehalten werden.

C) Anpassung an vorübergehende Sonderbedingungen

Im Folgenden soll an einigen Beispielen verdeutlicht werden, wie unter besonderen Bedingungen die Gesamtheit der hypothalamischen, hypophysären, kortikoadrenalen, pankreatischen und hepatischen Regulationsvorgänge eingesetzt wird, um das energetische Gleichgewicht möglichst geschmeidig aufrecht zu erhalten.

1. Verlängertes Fasten

Nach 24stündigem Fasten ist die Glukoneogenese so kräftig in Gang gekommen, daß der Lipidspiegel des Blutes von normalerweise 600 mg⁰/₀ auf 700 bis 800 mg⁰/₀ ansteigt. Auf diese Weise erhält die Leber selbst bei mehrtägigem Hungern genügend Material, um die Basis-Glykämie auf einem normalen Wert zu halten.

Bereits nach 2 bis 3tägigem Fasten kann die Glukoneogenese durch plötzliche hohe Glukosegaben nicht mehr abgebremst werden. Das hat zur Folge, daß man bei einer unter solchen Bedingungen durchgeführten Glukosebelastungsprobe eine über mehrere Stunden anhaltende Erhöhung des Blutzuckerspiegels erhält. Ein Beispiel hierfür bringt Tabelle 2.

Zeit	0'	60'	120'	180'
normale Bedingungen	93	151	86	69 mg%
nach 3tägigem Fasten	77	271	289	258 mg%

Tabelle 2: Auswirkung von 3tägigem Fasten auf die Glukosebelastungsprobe bei ein und demselben Menschen. 50 g Glukose bei 0'.

2. *Exogene Glukosezufuhr größeren Ausmaßes*

a) Führt man dem Körper mit Hilfe einer Dauerinfusion genau die Menge Glukose zu, die ohne Inanspruchnahme der körpereigenen Reserven eine ausreichende Energieversorgung ermöglicht, d. h. etwa 250 mg/kg/Std., beobachtet man Folgendes:

Zunächst kommt es zu einer leichten Erhöhung des Blutzuckerspiegels. Diese hat einerseits eine Bremsung der Hypophyse und damit der Glukoneogenese, andererseits eine vermehrte Ausschüttung von Insulin zur Folge. Nach 3 bis 4 Stunden, wenn die Zuckerproduktion durch die Leber zur Ruhe gekommen ist, kehren Blutzuckerspiegel und Insulinausschüttung auf ihre Ausgangswerte zurück.

Bricht man nach 5 bis 6 Stunden diese Infusion abrupt ab, kann man Blutzuckerstürze bis nahe null erleben, die das sofortige Eingreifen eines noch zu besprechenden Notfallsystems auslösen.

b) Kleine glukosereiche Mahlzeiten in kurzen Abständen verursachen ähnliche Vorgänge.

c) Die einmalige Verabreichung von 50 g Glukose (Glukosebelastungsversuch) setzt eine Fülle von Absorptions- und Regulationsmechanismen in Gang, die nur in Stichworten aufgezählt werden sollen:

- Magenpassage in Abhängigkeit von der Körperlage (Verlangsamung im Stehen infolge Durchhängens des Magens und dadurch bedingter schlechterer Entleerung, rasche Magenpassage im Sitzen und vor allem in Rechtslage und dadurch rascheres Auftreten der Blutzuckerspitze).
- Absorption im Zwölffingerdarm und im Jejunum, von deren Geschwindigkeit ebenfalls die folgende Blutzuckerspitze abhängt.
- Drosselung der Glukoneogenese, ein sicher viel zu wenig beachteter Faktor.
- Glukoseaufnahme durch Leber, Muskulatur und Fettgewebe.

Gerade das Fettgewebe besitzt für die Blutzuckerregulation eine ganz beträchtliche Bedeutung, denn eine Erhöhung des Blutzuckerspiegels führt normalerweise zu außerordentlich rascher Fetteinlagerung im Körper. Fehlt ein ausgeprägteres Fettpolster, wie man es bei Greisen und bei bestimmten Lipodystrophien beobachten kann, kehren die Blutzuckerwerte nur langsam auf ihren Ausgangswert

Alter	0′	30′	60′	180′	120′	Untersucher
6–12 Jahre	94±11 (127)	150±25 (225)	117±20 (177)	111±16 (159)	94±19 (151)	Pickens
jüngere Erwachsene (Durchschn. 26 Jahre)	96±10 (126)	–	131±25 (206)	105±24 (177)	–	Jackson
ältere Menschen	101±19 (158)	–	162±32 (259)	115±31 (208)	–	Jackson

Tabelle 3: Peroraler Glukosebelastungsversuch mit 50 g Glukose bei Erwachsenen und 1,75 g/kg bei Kindern. Blutzuckerbestimmung nach der Methode Nelson-Somogyi im Kapillarblut. Durchschnittswerte mit 1. Standardabweichung, in Klammern jeweils die 3. Standardabweichung nach oben.

zurück, während bei ausgeprägtem Fettpolster der Blutzucker überstürzt zur Norm abfallen kann.

Nun gibt es nicht selten Plethoriker, die zwar die Glukose normal verwerten und normale Nüchternblutzuckerwerte aufweisen, die aber auf eine größere exogene Glukosezufuhr mit einer überhöhten Blutzuckerkurve reagieren.

In diesem Falle, den man vielleicht mit Überlastungsdiabetes bezeichnen könnte, läuft alles so ab, als seien die Zellen zur raschen Aufnahme eines *Glukoseüberschusses* nicht befähigt, sei es weil sie bereits völlig mit Fett- und Glykogenreserven gesättigt und zu einer weiteren Ablagerung der genannten Stoffe unfähig sind, sei es daß eine enzymatische Störung die rasche Glukoseaufnahme hemmt. Die Folge sind verstärkte und verlängerte postprandiale Hyperglykämien mit einer der Blutzuckerhöhe entsprechenden Glukosurie, wobei der Blutzucker aber nach einer ausreichend langen Nüchternperiode wieder auf seinen Normwert zurückkehrt. *Ein nicht geringer Prozentsatz der erwachsenen Diabetiker ist in diese Kategorie einzuordnen.*

Bleibt der Blutzucker – aus welchem Grund auch immer – nicht nur kurzfristig erhöht, wirkt sich auch noch die gesteigerte Insulinproduktion aus, wodurch die Glukoseaufnahme in die Gewebe beschleunigt wird und der Blutzuckerspiegel schließlich auf normale Werte fällt.

Daraus ergibt sich wieder für die eben genannte Kategorie von »Überlastungsdiabetikern«, daß sie als Folge ihrer verlängerten »postprandialen Hyperglykämien« eine starke reaktive Insulinausschüttung aufweisen, eine Tatsache, die in letzter Zeit durch Bestimmung des Seruminsulins bei einem entsprechenden Personenkreis bestätigt werden konnte.

Neben der durch die Hyperglykämie verursachten Insulinsekretion scheint es noch über vasomotorische Reizungen eine rasche Freisetzung von kleinen Mengen präformierten Insulins zu geben, sobald die Glukose das Duodenum passiert.

Eine gewisse Trägheit beim Ingangkommen der Glukoneogenese nach Rückkehr des Blutzuckers auf seinen Ausgangswert kann eine vorübergehende Hypoglykämie verursachen, die normalerweise zwar asymptomatisch verläuft, aber unter Umständen bis zu klinischen Manifestationen führen kann.

Der Verlauf der Blutzuckerkurve beim peroralen Glukosebelastungsversuch ist von so vielen Faktoren abhängig, daß die Werte auch bei völlig gesunden Menschen eine große Streuungsbreite um einen Mittelwert zeigen. Einen Überblick über die bei gesunden Menschen verschiedenen Alters erhaltenen Zahlen gibt Tabelle 3.

3. Der Einfluß des Schilddrüsenhormons und des Kortisons

Bei einer Steigerung des intrazellulären Energieumsatzes, wie wir es unter der Wirkung dieser beiden Hormone beobachten können, geschieht folgendes:

Bei einer Blutzuckerhöhe von beispielsweise 100 mg% und einem dem vorherigen Bedarf angepaßten Insulinspiegel im Blut steigert sich unter dem Einfluß der genannten Substanzen der intrazelluläre Glukosebedarf, und es entsteht in den Zellen ein gewisser Glukosemangel. Dieser führt wieder über den releasing-factor zu einer Hypophysenreizung und zur gesteigerten Glukoneogenese, der Blutzucker steigt an, dadurch wird mehr Insulin gebildet und ins Blut abgegeben. Die Glukose kann jetzt in erforderlicher Menge in die Zellen einströmen und der Blutzuckerspiegel wieder auf normale Werte zurückfallen. Die erhöhte Zukkerproduktion durch die Leber und der ebenfalls gesteigerte Insulinausstoß durch das Pankreas halten sich bei normaler Blutzuckerhöhe die Waage.

Weder Schilddrüsenhormon noch Kortison können einen Diabetes mellitus *verursachen;* die unter ihrem Einfluß gelegentlich zu beobachtenden paradiabetischen Blutzuckerkurven erklären sich aus ihrer Wirkung.

Sehr wohl kann aber durch diese Stoffe – wie durch jede andere Belastung auch – bei bestehender Disposition ein Diabetes mellitus *ausgelöst* werden. Statistische Untersuchungen haben ergeben, daß unter jeweils ca. 3000 kortisonbehandelten Kindern eines an Diabetes mellitus erkrankt, was der allgemeinen Diabeteshäufigkeit bei Kindern entspricht.

4. Der Einfluß des Wachstumshormons

Im Gegensatz zu der alten, immer noch vertretenen These, daß das Wachstumshormon ein Antagonist des Insulins sei, kommt man nach heutigen Erkenntnissen zu der Überzeugung, daß es, genauer genommen, ein Synergist des Insulins ist.

Das Hormon, das während des ganzen Lebens – wenn auch während der kindlichen Wachstumsphasen verstärkt – von der Hypophyse gebildet wird, hat vermutlich einzig und allein die Aufgabe, den Eintritt der Aminosäuren in die Zellen zu ermöglichen. Wie das Insulin ist auch das Wachstumshormon viel zu groß, um selbst in die Zellen eindringen zu können. Es bleibt an der Außenseite der Zellmembran haften und spielt dort den Aminosäuren gegenüber die gleiche Rolle wie das Insulin der Glukose gegenüber.

Unter seinem Einfluß steigert sich die Eiweißsynthese, ob es sich nun um Neubildung von Zellsubstanz oder um die Produktion von proteinhaltigen Sekreten handelt. Diese Arbeit erfordert natürlich Energie, d. h. vermehrte ATP-Produktion, verstärkte Aktivität der Mitochondrien, gesteigerte Glukoseverbrennung, erhöhten Zuckertransport durch die Zellmembran und damit auch mehr Insulinverbrauch. Wachstumshormon und Insulin wirken also nicht gegeneinander, sondern ergänzen sich sinnvoll.

Diese Betrachtungsweise erlaubt auch ein besseres Verständnis des Young'schen Diabetes. Bei Tierversuchen an Hunden konnte nachgewiesen werden, daß nur bei vorheriger Entfernung des größten Teils des Pankreas die Zufuhr großer Mengen Wachstumshormons einen Diabetes mellitus durch Überforderung der restlichen Betazellen hervorrufen kann.

Verständlich wird auch, daß die plötzliche Verabreichung von aktivem Hormon (tierisches Wachstumshormon hat beim Menschen keine Wirkung) eine kurze hypoglykämische Phase verursacht: 1. wird der Glukoseverbrauch gesteigert und 2. kann das Insulin als Eiweißsubstanz unter der Wirkung des Wachstumshormons schneller synthetisiert werden. Es kann vorübergehend zu einer den Bedarf übersteigenden Produktion kommen.

5. *Muskelarbeit*

Selbstverständlich verbraucht jede Muskelarbeit Energie. Nun scheint der gesteigerte Bedarf einer einzelnen Muskelgruppe – übrigens sehr im Interesse des Gesamtorganismus – zunächst keine zusätzliche Insulinproduktion zu verursachen. Die benötigte Menge Glukose wird vielmehr mit Hilfe einer verstärkten lokalen Blutzufuhr an die Zellen herangebracht. Im Innern der Zelle selbst übt dann die im Laufe der Muskelarbeit angereicherte Milchsäure eine insulinähnliche Wirkung aus, indem sie den Durchtritt der Glukose in erforderlicher Menge erleichtert.

Eine durch den Zuckerverbrauch entstandene mehr oder weniger ausgeprägte Hypoglykämie im Bereich des Gesamtorganismus wird dann auf dem üblichen Weg wieder ausgeglichen.

6. *Das Notfallsystem*

Jede plötzliche und erhebliche Verminderung des Blutzuckerspiegels, ob sie nun als Folge einer allgemeinen starken Muskelarbeit, im Verlaufe eines äußeren oder inneren Insulinüberangebotes oder nach schlagartigem Abbruch einer längeren Glukoseinfusion auftritt, löst die unmittelbare Antwort der Regulationszentren aus. Da die bisher besprochenen Mechanismen aber eine nicht unerhebliche Anlaufzeit haben und möglicherweise mehrere Stunden benötigen, um das Gleichgewicht wieder herzustellen, gibt es noch einen zweiten, schnelleren Weg, um Katastrophen zu verhindern.

Nehmen wir z. B. an, nach intravenöser Injektion von $^1/_{10}$ E Altinsulin pro kg Körpergewicht bei einem gesunden Menschen sei ein starker Blutzuckersturz eingetreten. Die Zellen A des Blutzuckerzentrums schütten sofort eine große Menge releasing-factor aus und zwar so viel, daß davon nicht nur die Hypophyse gereizt wird, sondern ein Überschuß in das nahe der Hypophyse gelegene retikulobulbäre System gelangt. Dieses Zentrum, gewissermaßen die Zentrale für Katastrophenfälle, sendet nun – unter Umgehung der gesamten anderen Mechanismen – über vegetative Nervenbahnen einen SOS-Ruf aus, der sich sicherheitshalber an zwei verschiedene Stellen richtet:

1. An die Alpha-Zellen des Pankreas. Diese schütten sofort Glukagon aus, welches über die Pfortader direkt in die Leber gelangt, den Abbau des Leberglykogens zu Glukose verursacht und zu einem starken Zuckerausstoß aus der Leber führt, der innerhalb von 15 Minuten einen Blutzuckeranstieg um 50–100 mg$^0/_0$ zur Folge hat.
2. An das Nebennierenmark. Dieses setzt sofort eine große Menge Adrenalin frei, das in sämtliche Zellen, vor allem aber in die Muskelzellen eindringt und die Umwandlung des dort reichlich vorhandenen Glykogens in rasch verwertbares Glukose-6-Phosphat verursacht. Zugleich geschieht aber etwas, worauf wir schon früher hingewiesen haben und das wohl zu wenig beachtet wird: Die gleichzeitige Bildung von intrazellulärer *freier* Glukose.

Der unter normalen Verhältnissen durchaus ungewöhnliche Anstieg von intrazellulärer freier Glukose hindert rein osmotisch den weiteren Eintritt von Glukose in die Zelle, selbst bei einem Überangebot von Insulin im extrazellulären Raum. Auf diese Weise kann die in der Leber durch das Glukagon mobilisierte Glukose rascher den Blutzuckerspiegel erhöhen und so auch entsprechend schneller in die Gehirnzellen eindringen.

Die Mobilisierung von Glukose-6-Phosphat *und* freier Glukose in der Zelle unter der Wirkung von Adrenalin ist wohl auch die Ursache dafür, daß bei größeren körperlichen Anstrengungen, die ja immer mit einer Adrenalinausschüttung einhergehen, zuerst der Blutzucker eine eher ansteigende Tendenz besitzt, um erst später unter der Insulinwirkung wieder auf seine normale Höhe von rund 100 mg$^0/_0$ zu fallen, die Höhe, unterhalb derer die Zellen A des Zuckerzentrums wieder in Aktion treten, um den Gehirnstoffwechsel zu sichern.

In jedem Falle hat der Organismus das Bestreben, seinen Blutzuckerspiegel möglichst konstant auf der altersgemäßen Normalhöhe zu halten und sich mit Hilfe der Zuckerproduktion und Insulinwirkung geschmeidig allen Situationen anzupassen.

VI. Anpassung an längerdauernde Störungen des Stoffwechselgleichgewichts

Wir haben gesagt, daß die Blutzuckerhöhe beim gesunden Menschen im Nüchternzustand bei etwa 100 mg% liegt und damit ausreicht, einen aktiven Gehirnstoffwechsel sowie eine ausreichende periphere Energieversorgung zu gewährleisten.

Ferner wurde gezeigt, daß jede Abweichung von diesem Gleichgewicht, gleichgültig ob in Richtung einer Hyperglykämie oder einer Hypoglykämie, grundsätzlich eine mehr oder weniger schnelle Rückkehr zur Norm zur Folge hat.

Man ist deshalb versucht, bei einem Blutzuckerspiegel, der ober- oder unterhalb des als normal geltenden Wertes liegt, von einer Störung dieses Gleichgewichtes zu sprechen. Hier ist nun eine gewisse Vorsicht angezeigt. Um diese Feststellung treffen zu dürfen, müßte es sich nämlich um einen Blutzuckerspiegel handeln, der dauernd außerhalb der äußersten Grenzen dessen liegt, was man statistisch innerhalb einer gesunden Population findet.

Wir werden im Folgenden die in diesem Zusammenhang wichtigste Möglichkeit eines gestörten Gleichgewichtes, nämlich die Hyperglykämie, besprechen. Voraussetzung dafür ist aber die Feststellung, wann es sich noch um eine normale Blutzuckerhöhe handelt und ab welcher Grenze von einer Anomalie zu sprechen und eine klinische sowie biologische Untersuchung einzuleiten ist. Denn ein gestörtes Blutzuckergleichgewicht bedürfte immer, wenn schon nicht einer Behandlung, so doch wenigstens einer Erklärung.

A) Die Normoglykämie

Die Definition des normalen Blutzuckerspiegels ist ein vielschichtiges Problem. Eigentlich müßte man die Konzentration der *wahren* Glukose in der extrazellulären Flüssigkeit bestimmen, da nur diese mit der Zellmembran in Berührung steht.

Der Spiegel der arteriellen Plasmaglukose gibt davon ein annäherndes Bild, während die Blutzuckerbestimmung im arteriellen Gesamtblut nur einen Mittelwert zwischen der Plasmaglukose und der wesentlich niedriger liegenden Erythrozytenglukose darstellt. Es handelt sich also bei den Blutzuckerbestimmungen um nur ungefähre Werte. Ihre mathematische Auswertung erfordert einige Behutsamkeit.

Der Blutzuckerspiegel im venösen Blut weicht von dem des Kapillarblutes oft sehr erheblich ab, und zwar liegt er fast immer – auch bei Nüchternheit – unter dem des Kapillarblutes, dessen Zuckerkonzentration auch nur beschränkt der des arteriellen Blutes gleichgesetzt werden kann. Bei Zuckerbelastungsproben kann der Unterschied zwischen arteriellem und venösem Blut bis zu 80 mg% ausmachen.

Tabelle 4 bringt die Ergebnisse der gleichzeitigen Bestimmung von arteriellem, kapillarem und venösem Blut bei einer Versuchsperson, jedoch mit zwei verschiedenen Bestimmungsmethoden.

	Einzelwerte		Mittelwert
Venenblut			
Nelson	65	69	67
Hagedorn	85	78	81,5
Kapillarblut			
Nelson	72	80	76
Hagedorn	92	85	88,5
arterielles Plasma			
Nelson	95	102	98,5
Hagedorn	105	103	104

Tabelle 4: Gleichzeitige Blutzuckerbestimmung in arteriellem, kapillarem und venösem Blut. (Werte in mg%)

Die folgenden Betrachtungen und Zahlen haben immer die Bestimmung der Glukose nach der Methode Somogyi-Nelson zur Voraussetzung. Wir erhalten unter diesen Bedingungen folgende Blutzuckerdurchschnittswerte bei einer großen Anzahl gesunder Menschen morgens nüchtern um 9 Uhr (Tabelle 5).

	Mittel	1. Stand. Dev.	−2 SD	−2,6 SD	+ 2 SD	+ 2,6 SD
Kinder	84	± 11	62	56	106	112
jüngere Erwachs.	96	± 10	76	70	116	122
ältere Erwachs.	101	± 19	63	52	139	150

Tabelle 5: Schwankungsbreite der Nüchternblutzuckerwerte (in mg%) beim Gesunden. Bestimmung nach Somogyi-Nelson.

Diese Zahlen geben zu denken. Wir wollen auf folgende drei Punkte hinweisen:

1. Der Raum zwischen den Mittelwerten und den Extremwerten des Normalen ist außerordentlich weit.

2. Nur 68 % der Bevölkerung liegen zwischen der 1. oberen und der 1. unteren Standarddeviation. Innerhalb der 2. Standardabweichung finden sich zwar bereits 95,4 %, aber noch 4,6 % völlig normale Menschen ohne alle pathologischen Erscheinungen zeigen Werte außerhalb dieser Grenze.

Wenn man heute, vor allem in den USA, oft die Tendenz findet, alle diejenigen als diabetesverdächtig zu betrachten, die die 2. Standarddeviation nach oben überschreiten, so ist das eine bei weitem nicht mit der wirklichen Diabeteshäufigkeit übereinstimmende und überdies für die Betroffenen recht folgenschwere Rechnung. Selbst wenn – wie wir es für zweckmäßig halten – die Grenze bei der 2,6. Standarddeviation gezogen wird, stempelt man noch immer 1/2 % völlig gesunde Menschen zu Krankheitsverdächtigen, nur ein gering erscheinender Prozentsatz, der aber bei einer Bevölkerung von rund 60 Millionen, wie sie Deutschland besitzt, mehr als eine Viertelmillion Menschen ausmacht, die man ohne jede Notwendigkeit beunruhigt und sogar behandelt.

Ob man nun die 2. SD, die 2,6. SD oder aber die 3. SD als Grenze nimmt, immer wird man daran denken müssen, daß man möglicherweise Werte als Hyperglykämien oder Hypoglykämien beurteilt, die für die betrachtete Bevölkerungsgruppe noch normal sind.

3. Das Alter, genauer gesagt die Qualität des Gefäßsystems spielt, wie bei vielen biologischen Daten, auch hinsichtlich der »mittleren« Blutzuckerhöhe eine wichtige Rolle.

B) Die Hyperglykämien

Hyperglykämien können zunächst durch eine Überfüllung des intrazellulären Raumes mit Glykogen oder Fett bzw. die durch einen nicht näher bekannten Enzymdefekt bedingte Unfähigkeit der Gewebe zur raschen Aufnahme eines postprandialen Glukoseüberschusses verursacht sein.

Hierum handelt es sich vermutlich bei der großen Zahl übergewichtiger und meist älterer Diabetiker, die durch das Fehlen jeder Ketoseneigung und durch Insulinüberschuß im Serum gekennzeichnet sind, in Notzeiten aus den Diabetes-Statistiken verschwinden und in Zeiten des Überflusses die Diabeteszahlen rasch wieder ansteigen lassen.

Wie die »Erfolge« der Kriegs- und Notzeiten beweisen, besteht die Behandlung dieser Diabetiker in einer strengen, restriktiven Diät. Weder die äußere Insulinzufuhr, noch die Anregung der bereits im Überschuß produzierenden Betazellen mittels Sulfonylharnstoffen ist hier gerechtfertigt.

Anderweitig bedingte Hyperglykämien sind zunächst als Versuch des Körpers zu betrachten, durch einen erhöhten extrazellulären Glukosedruck ein Hindernis für die Glukosepassage ins Innere der Zellen zu kompensieren und so für eine ausreichende Glukoseversorgung der Zellen zu sorgen.

Dieses *Hindernis*, das der Körper überwinden muß, wenn er weiterleben will, ist hier die eigentliche Krankheit. Hyperglykämie, Glukosurie und dadurch bedingte Polyurie sind nur sekundäre Symptome.

Wenn wir die in Betracht kommenden Hindernisse schematisch aufteilen wollen, erhalten wir folgende drei grundsätzlichen Möglichkeiten:

1. Hindernisse in der Zelle selbst
2. Hindernisse an der Zellmembran
3. Hindernisse außerhalb der Zelle

zu 1.) INTRAZELLULÄRE HINDERNISSE. Wird die in der Zelle vorhandene Glukose auf Grund eines gestörten Zellstoffwechsels nur teilweise verwertet, kann entsprechend weniger neue Glukose nachströmen. Da aber der zelluläre Energiebedarf nicht gedeckt wird, erfolgen über die Hypophyse laufend Impulse zur Glukoneogenese, und es kommt zur Blutzuckererhöhung, zur Hyperglykämie.

Die häufigste Ursache für eine solche Erscheinung ist wohl intrazellulärer Kaliummangel, der mit einer Natriumanhäufung und einer gewissen intramitochondrialen Azidose einhergeht. Wir finden dies

- bei länger dauernder Kaliumkarenz,
- bei anhaltendem Hyperkortizismus ohne Kaliumzufuhr und Natriumbeschränkung,
- bei Hyperaldosteronismus, wie man ihn häufig bei chronischem Bluthochdruck findet (CONN)
- bei manchen Zirrhosen im Verlaufe von Unterernährungszuständen,
- bei schwersten diabetischen Azidoketosen, bei denen sich intrazellulärer Energiemangel, Hyperkortizismus und erhöhte Kaliumausscheidung durch den Urin kombinieren.

Charakterisiert sind diese Hyperglykämien durch eine nur nach Kaliumzufuhr weichende Insulinresistenz sowie meist durch einen erheblichen Glykogenmangel der Leber.

Hierher gehört vielleicht auch der Alterungsprozeß. Er geht mit einer Kaliumverarmung und Natriumanreicherung des Zellinnern einher und könnte vielleicht für sich allein eine Erklärung für das langsame Ansteigen des mittleren Blutzuckerwertes im Laufe des Lebens oder sogar für manche Fälle von »Altersdiabetes« geben.

zu 2.) PERMEABILITÄTSSTÖRUNGEN IM BEREICH DER ZELLMEMBRAN. In erster Linie ist hier der Mangel an wirksamem Insulin zu nennen.

Durch Insulinmangel ist der Glukoseeintritt in die Zellen mehr oder weniger erschwert, nur die erhöhte Basis-Glykämie sichert eine ausreichende Energieversorgung der Zellen, wenn auch auf Kosten einer dauernden Überforderung des Organismus.

Steigt der Bedarf an Glukose, wie dies bei Erkrankungen, in der Schwangerschaft, oder nach starker Muskeltätigkeit der Fall ist, muß der Blutzucker sich ebenfalls erhöhen. Fällt der Bedarf aber ab, z. B. im tiefen Schlaf gegen Morgen, kann auch der Blutzuckerspiegel sich erniedrigen. Ein insulinverarmter Organismus mit stark wechselndem Glukosebedarf wird somit auch eine ständig schwankende Blutzuckerkurve aufweisen.

Man kann diesen extrazellulären, dauernden »Glukosehochdruck« in mancher Hinsicht mit dem arteriellen Bluthochdruck vergleichen, bei dem das Herz einen höheren Blutdruck aufrecht erhält, um die Verengung der Blutgefäße zu kompensieren und für eine ausreichende Blutzufuhr zu den Geweben zu sorgen. Bei der dauernden Überforderung durch den erhöhten Druck besteht dabei die Gefahr einer Erschöpfung des Herzens und der Gefäße.

Beim Diabetes mellitus spielt die Leber gegenüber dem Blutzucker die gleiche Rolle wie beim arteriellen Hochdruck das Herz gegenüber dem Blutdruck.

Wie man sich bei letzterem bemühen wird, die Herzarbeit zu unterstützen, indem man nach Möglichkeit die peripheren Widerstände vermindert, ist es beim Diabetes mellitus nötig, dafür zu sorgen, daß durch eine ausreichende Insulinsubstitution der Glukoseeintritt in die Zellen erleichtert und deren Glukosebedarf auch ohne Überlastung des Organismus gedeckt wird.

Ein leichter Insulinmangel, wie man ihn auch bei älteren Menschen finden kann, tritt besonders im Verlaufe von Belastungen, vor allem bei Fettleibigkeit, in Erscheinung. Ob es sich dabei um eine mangelnde Insulinproduktion des – vielleicht arteriosklerotischen – Pankreas handelt oder ob das ausreichend gebildete Insulin auf irgend eine Weise blockiert oder verfrüht abgebaut wird – wie man es ebenfalls diskutiert – kann zunächst außer Betracht bleiben. Wenn die Menge an verbleibendem aktivem Insulin, die genügt hatte, um z. B. die Bedürfnisse eines Organismus von 70 kg zu decken, für weitere 30 kg nicht mehr ausreicht, muß der Körper seinen Zellen mit einer zusätzlichen Erhöhung des Blutzuckerspiegels zu Hilfe eilen.

Tritt ein Gleichgewicht bereits bei Blutzuckerwerten um 200 mg% ein, können Störungen des Wohlbefindens und klinische Zeichen lange fehlen oder nur angedeutet sein. Dennoch wird sich auch hier die dauernde Überbeanspruchung des Organismus in einem vorzeitigen Altern der Organe zeigen. Durch eine Gewichtsverminderung in entsprechendem Ausmaße kehrt in diesen Fällen der Blutzucker oft auf normale Werte zurück.

Bleibt trotz der Normalisierung des Körpergewichtes eine deutliche Blutzuckererhöhung bestehen, wird man dem Organismus auf andere Weise helfen, und zwar indem man entweder zur Unterstützung des Pankreas laufend eine kleine zusätzliche Insulinmenge spritzt, oder Tabletten verabreicht, die – zumindest nach Ansicht zahlreicher Autoren – das Pankreas zu einer stärkeren Insulinproduktion anregen.

Handelt es sich schließlich um eine völlige Insulininsuffizienz, wie sie beim jugendlichen Diabetes nach einer gewissen Zeit praktisch immer der Fall ist, aber auch sonst in jedem Alter auftreten kann, nimmt die Erkrankung trotz und wegen der starken Anstrengungen des Organismus bald einen auszehrenden

Charakter an. Es kommt dann der Moment, wo ungeachtet der erheblichen Hyperglykämie der Glukosedurchtritt in die Zellen nicht mehr ausreicht, eine weitere Vermehrung des Blutzuckers aber die Leistungsfähigkeit der Leber übersteigt.

In diesem Moment beginnt der Organismus, auf einen Notfallstoffwechsel auszuweichen. Die Fettstoffe, die infolge des starken Hyperkortizismus – der in einer solchen Lage immer besteht – in großen Mengen aus den Depots zur Leber transportiert werden, können dort nicht mehr in ihrer Gesamtheit dem energiefordernden Prozeß der Glukoneogenese unterworfen werden. Ein zunehmender Prozentsatz von ihnen wird in einem kaum Energie fordernden Vorgang in Ketonkörper verwandelt.

Diese Stoffe, nämlich Azetessigsäure und Beta-oxy-buttersäure, die früher nur als giftige Abbauprodukte der Fettverbrennung betrachtet worden waren, können von den peripheren Körperzellen auch ohne Insulin leicht aufgenommen und zur Energiegewinnung umgesetzt werden.

Hyperglykämie und Hyperketonämie haben natürlich ihre negativen Auswirkungen. Die Hyperglykämie führt zu osmotischen Veränderungen im extrazellulären Raum mit Vermehrung der Volämie und starker Diurese und besitzt vermutlich auf die Dauer einen das Auftreten der sog. Spätschäden fördernden Einfluß. Eine Hyperketonämie bedeutet wegen des Säurecharakters der Ketonkörper stets die Gefahr der Azidose und des Komas und führt zu Gefäßreaktionen, die vermutlich eine Vorstufe für die diabetischen Spätkomplikationen darstellen. Aber vom Blickpunkt der Energieversorgung her muß wiederholt werden, daß Hyperglykämie und sogar Hyperketonämie nützliche Erscheinungen sind, wobei die Ketonkörper bei intrazellulärem Glukosemangel für einige Zeit die Zellfunktion aufrecht erhalten können.

Bei diesen schweren Fällen von Insulinmangeldiabetes ist es erforderlich, dem Organismus zu seinem Gleichgewicht zurückzuverhelfen und ihn bei seinen Anstrengungen so weit als möglich zu unterstützen.

Dies bedeutet zunächst eine normale Ernährung, die aber auf mindestens 6 bis 7 kleinere Mahlzeiten pro Tag verteilt werden soll und ausreichend Kohlehydrate enthalten muß, um der Leber die unnötige Umwandlungsarbeit zu ersparen. Eine restriktive Diät, die bei der Behandlung des Übergewichtes von großer Bedeutung ist, wäre in diesen Fällen ungerechtfertigt und widersinnig.

Die eigentliche Behandlung besteht in der Insulinsubstitution. Das Ideal wäre dabei eine Sekunde für Sekunde stattfindende Anpassung, die aus praktischen Gründen aber nicht möglich ist; so wird man wenigstens einmal täglich die Insulindosis so gewissenhaft wie möglich dem wechselnden Bedarf anzupassen suchen.

Diese Anpassung erfolgt an Hand täglicher Urinuntersuchungen auf Glukose und Azeton, wobei moderne Untersuchungstechniken eine enorme Vereinfachung und Zeitersparnis bedeuten. Sie ermöglichen es dem gut informierten Diabetiker, der geschmeidig und gewissenhaft seine Insulindosis festsetzt, in praktisch allen Bereichen ein normales Leben zu führen.

Neben dem Insulinmangel als Ursache für ein Passagehindernis der Glukose durch die Zellmembran wird heute auch die Rolle der freien Fettsäuren diskutiert, welche ebenfalls den Durchtritt der Glukose hemmen und zur Aufrechterhaltung eines dauernd erhöhten Blutzuckerspiegels führen sollen (RANDLE).

zu 3.) HINDERNISSE AUSSERHALB DER ZELLE. Neben einem Passagehindernis gibt es aber noch andere Ursachen für eine unzureichende Glukosezufuhr zu den Zellen trotz normalen oder sogar erhöhten Blutzuckerspiegels. Die Störung liegt hierbei nicht im Bereich der Zellmembran, vielmehr handelt es sich um folgendes:

Das Zuckerzentrum mit seinen A- und B-Zellen wird durch Arterien versorgt, die ihm pro Minute eine bestimmte Blutmenge zuführen, aus der die Glukose in die Zellen übertritt.

Bei normalen Kreislaufverhältnissen hängt die ausreichende Zuckerversorgung des Zuckerzentrums nur von einer normalen Blutzuckerhöhe ab. Nun kann aber der Blutdurchfluß in den betreffenden Arterien vorübergehend oder für dauernd verringert sein.

Das ist der Fall beispielsweise bei einer bakteriellen Entzündung in diesem Bereich, bei einem traumatischen Ödem, wie es CLAUDE BERNARD mit seinem »Zuckerstich« auslöste, bei einer tumorbedingten Kompression der Gefäße, bei einer angeborenen Anomalie des lokalen Arteriensystems oder aber bei der Arteriosklerose.

In diesem Falle erhalten die A-Zellen des Zuckerzentrums bei einem Blutzuckerspiegel von 100 mg% nicht genug Glukose und reagieren wie bei einer Hypoglykämie, d. h. sie verursachen über die Glukoneogenese eine Steigerung des Blutzuckerspiegels, bis bei einer Höhe von beispielsweise 150 mg% das Gleichgewicht wiederhergestellt ist.

Hier sind Pankreasfunktion und alle übrigen Anpassungsmechanismen völlig normal, Gehirn- und periphere Zellen werden bei der neuen Blutzuckerhöhe ausreichend mit Glukose versorgt, ein Ausweichen auf den Ketonkörperstoffwechsel ist unnötig.

Bei Neugeborenen findet man vereinzelt solche Hyperglykämien ohne Azidoketose, die einige Monate anhalten, keinerlei Insulinbehandlung notwendig machen und an eine vorübergehende Unreife der Gefäßversorgung dieser Region gebunden zu sein scheinen.

Bei der Enzephalitis finden sich ebenfalls manchmal Hyperglykämien (mit entsprechend erhöhtem Liquorzucker), ferner bei manchen Basalmeningitiden und schweren Dehydratationen.

Beim alten Menschen ist die generalisierte Arteriosklerose wohl der häufigste Grund für eine Erhöhung des Blutzuckerspiegels. Solange der arterielle Bluthochdruck für eine ausreichende Blutzufuhr zu den Geweben sorgt, ist der Blutzucker normal. Bleibt aber mit nachlassender Herzleistung oder aus einem anderen Grunde der Blutdruck hinter dem Bedarf zurück, entsteht in den Geweben ein allgemeiner Glukosemangel, der zu einer Erhöhung des Blutzuckerspiegels führt.

Es ist daher nicht überraschend, daß man mit zunehmendem Alter neben einem langsamen Anstieg des Blutdruckes auch einen allmählichen Anstieg des Blutzuckers beobachten kann, der bei alten Menschen Nüchternwerte um 140 mg⁰/₀ als völlig normal erscheinen läßt. Diese höheren Werte sind nichts anderes als das Zeichen für eine gute Anpassung der Regulationsmechanismen an den Bedarf.

Versuche, bei diesen Hyperglykämieformen den Blutzucker zu senken, sind oft nicht nur vergeblich, sondern für die Energieversorgung des Gehirns sogar gefährlich. Menschen, denen in einem solchen Falle »therapeutisch« ein niederer Glukosespiegel aufgezwungen wird, zeigen dementsprechend oft die Symptome einer ungenügenden Glukoseversorgung des Gehirns mit all ihren Folgen.

Bei leichten Hyperglykämien des alten Menschen, bei denen lediglich eine geringe postprandiale Glukosurie besteht, wird man also – abgesehen von einer eventuell notwendigen Abmagerungskur – auf jede Insulin- oder Tablettenbehandlung verzichten und lediglich durch Unterteilung der Mahlzeiten in kleine, über den Tag verteilte Portionen höhere Blutzuckerspitzen vermeiden, ohne jedoch eine genügende Glukosezufuhr zu behindern.

Drei Punkte verdienen schließlich noch Beachtung:

1. Zu einer generalisierten Arteriosklerose kann sich ein echter Insulinmangeldiabetes gesellen. Diesen wird man auf die übliche Weise behandeln, nicht aber versuchen, dabei den Blutzucker auf »normale« Werte, d. h. auf etwa 100 mg⁰/₀ zu senken.
2. Arteriosklerotische Veränderungen, die bei alten Menschen im Verlaufe von chronischen Hyperglykämien entdeckt werden, betrachtet man häufig als diabetische Komplikationen. So weit man der Bestimmung des Insulins im Blut mit den heutigen Methoden eine Bedeutung beimessen kann, muß man auch an die Möglichkeit einer anderen Reihenfolge denken. Man findet nämlich häufig nicht nur keine Erniedrigung, sondern im Gegenteil eine Erhöhung des Insulinspiegels; d. h., die Hyperglykämie ist in diesen Fällen die notwendige Kompensation der schon vorher bestehenden Arteriosklerose.
3. Man muß sich die Frage stellen, ob eine Hyperglykämie nicht auch an eine übersteigerte Zuckersynthese durch die Leber gebunden sein kann. Dies scheint extrem selten zu sein. Ein Überangebot an Kortison und Thyreoidin beschleunigt zwar, wie wir gesehen haben, die Glukoseproduktion durch die Leber, zugleich aber auch in entsprechendem Ausmaße den Glukoseverbrauch der Gewebe, so daß unter der Voraussetzung eines intakten Pankreas und eines gesunden Gefäßsystems der Blutzucker normal bleibt oder allenfalls eine geringe Erhöhung zeigt.

Als Rarität könnte aber eine Hyperglykämie durch Zuckerüberproduktion in folgendem Falle möglich sein: Es gibt generalisierte Lipodystrophien, die vielleicht durch eine dauernde exzessive Ausschüttung von LMH verursacht sind, mit Hyperlipämie einhergehen und zu einer Überhäufung der Leber mit Fett führen. Da die daraus fabrizierte Glukose infolge der Grundkrankheit nur flüchtig im Fettgewebe abgelagert wird, d. h. die Reservestoffe immer unterwegs sind, in der prähepatischen Phase als Fett, in der posthepatischen Phase als Glukose, steigt zwangsläufig der Glukosespiegel an.

KLINIK DES DIABETES MELLITUS

I. Allgemeine Probleme

A) Ätiologie

In den meisten Fällen ist die tiefere Ursache des Diabetes unbekannt, nur bei einem verschwindend kleinen Prozentsatz von Insulinmangel-Diabetikern ist die Ätiologie der Erkrankung eindeutig faßbar. Es sind dies Menschen, denen aus irgendeinem Grund (Tumor, Verletzung etc.) die Bauchspeicheldrüse ganz oder zum größten Teil entfernt werden mußte. Auch schwere Entzündungen (z. B. Tuberkulose des Pankreas), Tumoren, Vergiftungen (Alloxan) und Stoffwechselerkrankungen (z. B. Bronzediabetes) können eine Zerstörung der insulinbildenden Betazellen und damit einen Diabetes mellitus erklären.

Daneben können vermutlich auch nicht durch Insulinmangel bedingte Hyperglykämien (z. B. verlängerte »postprandiale« Hyperglykämien des adipösen Diabetikers) auf die Dauer zur Überforderung des Pankreas und damit zum Insulinmangeldiabetes führen.

B) Häufigkeit

Angaben über die Häufigkeit des Diabetes mellitus schwanken – je nach Statistik und Land – im allgemeinen zwischen 0,1 und 2 % der betreffenden Bevölkerung. Man kann diese Zahlen jedoch nur als Schätzung betrachten, da es die verschiedensten Schweregrade der Erkrankung gibt und leichtere Formen häufig der Feststellung entgehen sowie die Definition der Kriterien eines Diabetes mellitus gewisse Schwierigkeiten bietet: Berücksichtigt man nur Patienten, die alle klinischen Zeichen der Erkrankung aufweisen, ergibt sich unter unseren heutigen Verhältnissen eine Morbidität von rund 0,4 %. Betrachtet man jedoch – wie dies zur Zeit häufig getan wird – auch diejenigen Menschen als Diabetiker, die bei einer Glukosebelastungsprobe einen bestimmten Wert (z. B. 180 mg%) überschreiten, kommt man auf eine Diabeteshäufigkeit von rund 5–10 %, in gewissen Bevölkerungsgruppen (Übergewichtige, Arteriosklerotiker) sogar auf Werte von 60 % und mehr. Solche Zahlen geben zu denken, weniger bezüglich der Diabeteshäufigkeit als vielmehr hinsichtlich der Kriterien, die mitunter für die Diagnose eines Diabetes mellitus als ausreichend betrachtet werden. Zudem sind die Untersuchungen oft unvollständig und erstrecken sich über zu eng begrenzte Bevölkerungsgruppen oder Gegenden.

Sicher ist hingegen, daß der Diabetes mellitus immer häufiger wird. Zweifellos hängt dies mit der allgemeinen Zunahme der Lebenserwartung und vermutlich auch mit den Veränderungen der Lebensbedingungen zusammen. Darüber hinaus erreichen mit Verbesserung der therapeutischen Möglichkeiten immer mehr jugendliche Diabetiker ein fortpflanzungsfähiges Alter, so daß man auch dem genetischen Faktor eine gewisse Rolle für die Häufung des Diabetes zuschreiben muß.

C) Prädisponierende Faktoren

1. Das Alter

Beziehungen zwischen Alter und Manifestationshäufigkeit sind nicht zu leugnen, der Schwerpunkt liegt zwischen dem 45. und 65. Lebensjahr (siehe Tabelle 6).

Manifestationsalter	% weibl.	% männl.
unter 5 Jahre	1.3	1.6
5–9	3.2	4.2
10–14	5.1	6.4
15–19	3.6	2.8
20–24	3.7	3.4
25–29	3.2	3.0
30–34	4.1	4.2
35–39	6.8	5.1
40–44	9.9	8.9
45–49	12.4	10.9
50–54	12.8	13.9
55–59	12.9	12.7
60–64	10.1	11.8
65–69	5.5	7.2
70–74	3.6	3.8
75–79	1.4	1.6
80–84	0.4	0.4
85–89	0.1	0.1
90–94		0.1

Tabelle 6: Beziehungen zwischen Alter und Manifestationshäufigkeit des Diabetes (nach einer Statistik der Metropolitan Life Insurance Company über die Jahre 1948 bis 1956).

Mit Vorrücken des Manifestationszeitpunktes in frühere Lebensabschnitte geht im allgemeinen ein schwereres Krankheitsbild einher, bei Fällen mit einem Krankheitsbeginn vor dem 15. Lebensjahr besteht praktisch immer ein starkes Insulindefizit und die Notwendigkeit einer dauernden Insulinbehandlung (vor dem 15. Lebensjahr manifestieren sich etwa 10 % der Erkrankungen an Diabetes). In späteren Lebensjahren auftretende Diabetesfälle verlaufen meist leichter.

2. *Erbfaktoren*

Auf Grund umfangreicher Statistiken kann man annehmen, daß Erblichkeit als prädisponierender Faktor für das Auftreten eines Diabetes mellitus anzusehen ist. Die Angaben gehen jedoch – je nach Auswahl des Krankengutes – sehr weit auseinander. Von den meisten Autoren wird eine familiäre Häufung bei mindestens 25 % der Fälle beobachtet, von anderen werden höhere Zahlen genannt (57 % von JOSLIN bei 1027 diabetischen Kindern, oder sogar 80–86 % von P. WHITE bei eineiigen Zwillingen). Wieder andere behaupten, die Häufigkeit des echten Insulinmangeldiabetes vom jugendlichen Typ überschreite auch bei erblicher Belastung nur unwesentlich die allgemeine Diabeteshäufigkeit der betreffenden Bevölkerung. Infolge der zahlreichen Fehlerquellen, die sich bei den oft ungenauen und meist nicht nachprüfbaren familiären Nachforschungen ergeben (der inzwischen längst verstorbene Großvater hatte mit 80 Jahren Zucker im Urin. War es nun ein Diabetes??), ist es tatsächlich sehr schwierig, sich ein richtiges Bild zu machen und vorläufig ist weder über Häufigkeit noch über Modus der Vererbung Genaueres bekannt.

Geschlecht, Rasse und Herkunftsland scheinen hinsichtlich des Diabetes mellitus keinen prädisponierenden Faktor darzustellen.

D) Auslösende und erschwerende Faktoren

1. *Übergewicht*

Übergewichtigkeit und ihre auslösenden Momente (vor allem Überernährung, seßhafte Lebensweise, mangelnde körperliche Tätigkeit) stellen einen der wesentlichsten Faktoren für das Auftreten eines Diabetes mellitus dar (siehe Abbildung 11). Dies gilt allerdings nicht für alle Diabetesformen, sondern in besonderem Maße für den Diabetes des Erwachsenen.

Fettsucht oder auch bereits ein gewisser plethorischer Habitus bedeutet eine stärkere Stoffwechselbelastung und kann bei entsprechender Veranlagung bzw. beim älteren Menschen (evtl. mit einer bereits bestehenden Erschöpfung des Pankreas) dann zum Diabetes führen. In gewisser Weise bietet sich der Vergleich mit dem arteriellen Hochdruck an, der ebenfalls oft zusammen mit einer stärkeren Gewichtszunahme auftritt und nach Normalisierung des Gewichtes nicht selten wieder verschwindet.

Während die Fettsucht beim kindlichen Diabetes als auslösender Faktor praktisch nicht existiert und damit eine restriktive Diät weder therapeutisch noch prophylaktisch gerechtfertigt ist, sind Maßnahmen zur Normalisierung des Körpergewichtes bei jedem Erwachsenen mit Neigung zu Adipositas – vor allem bei

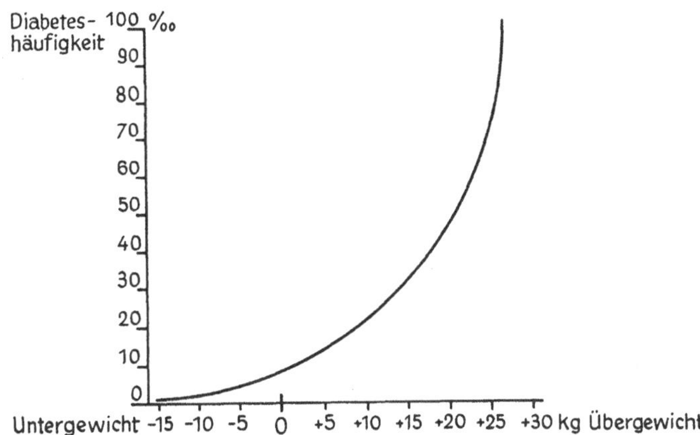

Abb. 11: Beziehungen zwischen Übergewicht und Diabeteshäufigkeit (nach Schliack)

gleichzeitiger familiärer Diabetesbelastung – von ausschlaggebender prophylaktischer Bedeutung.

Das Zusammentreffen von Diabetes und Fettsucht ist sehr häufig. Rund 80% der erwachsenen Diabetiker sind zum Zeitpunkt der Erstmanifestation ihres Diabetes übergewichtig. Der gleiche Prozentsatz zieht – wie die Notzeiten in Europa gezeigt haben – Nutzen aus einer Beschränkung der Nahrungszufuhr, um im Falle einer reicheren Ernährungsweise ein Wiederauftreten bzw. eine Verschlechterung der Erkrankung aufzuweisen.

2. *Andere auslösende und erschwerende Faktoren*

Neben der Fettsucht können auch alle anderen Vorgänge, welche eine vorübergehende oder dauernde stärkere Belastung für den Organismus darstellen, zum Auftreten bzw. zur Verschlechterung eines Diabetes führen. Dies sind vor allem:

a) Unfälle, Verletzungen oder chirurgische Eingriffe.

b) Akute Infektionskrankheiten, wobei die manchmal behauptete besondere Bedeutung gewisser Viruserkrankungen (Mumps, Hepatitis epidemica) keineswegs gesichert ist. Im Gegensatz dazu scheinen Staphylokokkeninfektionen nicht nur diabetesauslösend bzw. -verschlechternd zu wirken, sondern umgekehrt auch bei bereits vorliegendem Diabetes besonders häufig zu sein und damit Anlaß zu einem circulus vitiosus geben zu können.

c) Chronische Infektionskrankheiten. Hier ist vor allem die Tuberkulose zu nennen, wobei zum infektiösen Vorgang noch die therapeutisch erwünschte Gewichtszunahme, mangelnde Körperbewegung (Liegekuren) und die keineswegs zu unterschätzenden psychischen Faktoren (Sorge, Niedergeschlagenheit etc.) hinzukommen und erschwerend wirken können.

d) Impfungen. Sie können in seltenen Fällen bei bestehendem latentem Diabetes die klinisch-manifeste Erkrankung auslösen und somit eine Verfrühung der Erstmanifestation bewirken.

Der mögliche Zusammenhang von Impfung (vor allem Pockenimpfung) und Erstmanifestation eines Diabetes beim Kind hatte unglücklicherweise Vorbehalte gegen die Impfung junger Diabetiker zur Folge. Diese Vorbehalte sind aber – mit Ausnahme einer Pocken*erst*impfung – unbegründet und führen nur dazu, daß der gegen eine Anzahl von Krankheiten ungenügend bzw. nicht geschützte Diabetiker bei deren Auftreten eine viel stärkere Belastung erfährt, als eine Impfung (die normalerweise tadellos vertragen wird und sich auf den Diabetes praktisch nicht auswirkt) hätte bedeuten können.

e) Überfunktion endokriner Drüsen. Eine gesteigerte Produktion von Nebennierenrindenhormonen (erhöhte ACTH-Produktion, M. Cushing, gutartige oder bösartige Tumoren etc.) geht häufig mit Störungen des Zuckerstoffwechsels und manchmal sogar mit einem Diabetes mellitus einher. Im allgemeinen kann eine Ausschaltung der Ursache auch die Stoffwechselstörung bzw. den Diabetes wieder zum Verschwinden bringen.

Seit Benützung der Kortisonderivate bei der Behandlung zahlreicher Erkrankungen haben die NNR-Hormone als diabetesauslösender Faktor eine größere Bedeutung erlangt als es früher der Fall war.

Dazu muß gesagt werden:

a) Jedes Kortisonderivat mit ausgeprägterer antiphlogistischer Wirkung hat Nebenwirkungen auf den Stoffwechsel.

b) Alle diese Kortisonderivate, die in üblicher therapeutischer Dosierung eine Aktivierung des ATP in den Zellen und damit eine Steigerung des gesamten Stoffwechsels (also auch eine gesteigerte Glukoneogenese) hervorrufen, können den Verlauf bestimmter biologischer Tests (vor allem der Glukosebelastungsproben) verändern.

c) Ein echter Diabetes mellitus als Folge einer Kortisonbehandlung tritt nur bei entsprechender Veranlagung auf (bei kortisonbehandelten und nicht mit Kortison behandelten Kindern ist die Diabeteshäufigkeit gleich groß).

d) Ein »Kortisondiabetes« kann somit in jeder Form auftreten einschließlich des schweren Insulinmangeldiabetes mit Ketoseneigung.

e) Manchmal besteht der Diabetes nur für die Dauer der Kortisonbehandlung und klingt in der Folgezeit – wenigstens vorübergehend – wieder ab. In anderen Fällen bleibt er aber, durch die Kortisonbehandlung einmal ausgelöst, weiterhin bestehen.

f) Bei der Insulintherapie eines unter Kortisonbehandlung stehenden Menschen können mitunter sehr hohe Insulindosen nötig werden, manchmal tritt eine »Insulinresistenz« auf, vermutlich durch intrazellulären Kaliummangel bedingt.

g) Die Beobachtung, daß nur bei Veranlagung zum Diabetes ein solcher durch Kortisongaben ausgelöst werden kann, hat zur Benützung von Kortisonderivaten bei der Suche nach latenten Diabetesfällen geführt (z. B. Kortison-Glukosebelastungstest). Eine objektiv einwandfreie Beurteilung dieser Versuche ist im Augenblick noch nicht möglich.

Eine wirklich ätiologische Bedeutung für das Auftreten eines Diabetes scheinen die NNR-Hormone nicht zu haben. Das Vorhandensein eines beträchtlichen Hyperkortizismus beim dekompensierten Diabetes stellt den Ausdruck der starken Glukoneogenese dar und bedeutet nicht, daß der Diabetes eine Folge des Hyperkortizismus sei.

Eine erhöhte Ausschüttung von Schilddrüsenhormon (M. Basedow, Tumor etc.) führt zu einer Steigerung des Grundumsatzes und damit – bei bereits vorliegendem Diabetes – im allgemeinen auch zu einer Erhöhung des Insulinbedarfes. Evtl. kann auch ein latenter Diabetes in einen manifesten übergehen.

Eine wirksame Behandlung des Schilddrüsenleidens führt wieder zu einer Erniedrigung des Insulinbedarfes. Das Auftreten eines Myxödems hat selbstverständlich eine noch deutlichere Verringerung des Insulinbedarfes, evtl. sogar eine ausgesprochene Insulinempfindlichkeit, zur Folge.

Bei einer erhöhten Ausschüttung von Hypophysenhormonen handelt es sich in erster Linie um ACTH mit seiner bereits besprochenen Auswirkung auf die Nebennierenrinde sowie um das Wachstumshormon (eosinophile Tumoren). Überschuß an letzterem führt zu Gigantismus und Akromegalie, wobei in etwa 10% der Fälle ein Diabetes gefunden wird, der nach Entfernung des Tumors wieder verschwinden kann.

Die Untersuchungen von YOUNG zeigten, daß die Verabreichung hoher Dosen Hypophysenvorderlappenhormon bei teilpankreatektomierten Hunden einen zunächst passageren, bei längerer Verabfolgung des Hormons aber einen dauernden Diabetes verursachen können.

Beim Menschen findet man nicht selten die diabetische Erstmanifestation gelegentlich eines starken Wachstumsschubes.

Folgender Mechanismus scheint diesen Vorgängen zugrunde zu liegen:

Das Wachstumshormon beschleunigt den Eintritt der Aminosäuren in die Zellen, wo sie unter Energieaufwand verarbeitet werden. Ein erhöhter Energieantransport (Glukose) kann bei gleichbleibendem Blutzuckerspiegel nur durch eine erhöhte Insulinausschüttung, bei mangelnder Anpassungsfähigkeit des Pankreas an den neuen Bedarf aber nur durch eine Erhöhung des Blutzuckerspiegels ermöglicht werden. Also auch hier kann ein echter Diabetes wohl nur bei entsprechender Prädisposition ausgelöst werden.

Umgekehrt vermindert eine geringere Ausschüttung von Wachstumshormon (Ausschaltung der Hypophyse etc.) über die erniedrigte Syntheseleistung des Organismus dessen Energiebedarf (damit auch Glukose- und Insulinbedarf) und ruft den Eindruck einer Verbesserung des Diabetes hervor.

In dem Maße, in dem die Wirkung der Geschlechtshormone mit einer Erhöhung des Energiebedarfes einhergeht, können sie erhebliche Schwankungen der erforderlichen Insulinmenge bei behandelten Diabetikern bedingen (Auswirkungen des Menstruationszyklus, vor allem aber der Schwangerschaft auf den Insulinbedarf).

Psychische Faktoren, wenngleich nur schwer analysierbar, dürfen in ihrer Bedeutung für den Diabetes nicht unterschätzt werden.

Ohne Zweifel wirken sich geistige Überforderung, Sorgen, finanzielle Schwierigkeiten, Enttäuschungen, eine gespannte familiäre Atmosphäre etc. ungünstig auf den Diabetes aus.

Plötzlicher Schreck (Unfall etc.) wurden als auslösende Momente für einen Diabetes beschrieben und können bei bereits bekanntem Diabetes eine starke Steigerung des Insulinbedarfs bedingen. Bei diabetischen Kindern im Ferienlager sieht man nicht selten das Auftreten einer Ketose als Folge von Heimweh, Sehnsucht nach Post u. ä.

Umgekehrt haben ausgeglichenes Wesen, Freude, Erfolg etc. oft eine erstaunliche Besserung des Stoffwechselgeschehens und mitunter eine beträchtliche Verringerung des Insulinbedarfes zur Folge. Vom praktischen Gesichtspunkt her ergeben sich hieraus zwei Folgerungen:

a) Der im Verlauf eines mehrtägigen Krankenhausaufenthaltes steigende Insulinbedarf muß nicht Zeichen einer sich verschlechternden Pankreasleistung sein, sondern kann auch durch Unbehagen und durch den Wunsch nach normalen Lebensbedingungen hervorgerufen sein. Dem muß bei der Entlassung aus dem Krankenhaus ggf. durch eine Senkung der Insulindosis Rechnung getragen werden, damit nicht durch den umgekehrten Prozeß (Besserung der Stoffwechsellage durch Freude und Zufriedenheit) zuhause eine Insulinüberdosierung und schwerere Hypoglykämien verursacht werden.

b) Wenn Angst eine auslösende Ursache für den Diabetes sein kann, ist bei diabetesverdächtigen Menschen mit einer nur gering von der Norm abweichenden Glukoseblastungsprobe eine Beunruhigung des Patienten nach Möglichkeit zu vermeiden, um nicht unnötig das verfrühte Auftreten eines klinisch manifesten Diabetes zu provozieren.

II. Die Diagnose des Diabetes mellitus

A) Grundsätzliches

In bereits ausgeprägten Fällen macht die Diagnose des Diabetes mellitus keine größeren Schwierigkeiten. Findet man neben den typischen Erscheinungen wie Polyurie, Polydipsie, Abmagerung etc. eine anhaltende Ausscheidung von Glukose im Urin, vielleicht sogar mit Azetonurie kombiniert, eine Erhöhung der Blutzuckerwerte im Tagesprofil über die Altersnorm hinaus und kann man die im Abschnitt über die Differentialdiagnose angeführten Erkrankungen ausschließen, ist am Vorliegen eines Diabetes mellitus kaum zu zweifeln.

Leichtere Fälle von Diabetes mellitus hingegen sind oft nur schwer oder überhaupt nicht mit Sicherheit zu diagnostizieren. Das ist nicht verwunderlich, wenn man bedenkt, von wie vielen Faktoren die Blutzuckerhöhe beeinflußt wird und wie groß bereits die Streubreite des Nüchternblutzuckers innerhalb einer gesunden Population ist (siehe Tabelle 5).

Wenn heute von manchen Autoren feste Blutzuckerwerte beim Glukosebelastungsversuch als Grenzwerte angegeben werden, bei deren Überschreitung auch ohne das Vorliegen klinischer Symptome und ohne Berücksichtigung des Alters ein Diabetes mellitus angenommen werden müsse, so ist das eine unzulässige Vereinfachung.

In Zweifelsfällen empfiehlt es sich vielmehr, unter Berücksichtigung und möglichst auch Ausschaltung aller Faktoren, die eine Hyperglykämie verursachen können, ruhig abzuwarten, bis ein Diabetes mellitus mit Sicherheit diagnostiziert oder ausgeschlossen werden kann.

Voreilige Diagnosen sind leider nicht selten. Sie haben nicht nur höchst unangenehme Konsequenzen für den betroffenen Menschen, sondern führen auch zu Statistiken, die ein falsches Bild von Häufigkeit und Prognose des Diabetes mellitus geben.

B) Symptome, die zur Entdeckung eines Diabetes mellitus führen

Im wesentlichen führen vier Möglichkeiten zur Entdeckung eines Diabetes mellitus:

1. Der Patient kommt wegen Beschwerden, die unmittelbar durch die Blutzuckererhöhung verursacht sind, in Behandlung;
2. Der Patient sucht den Arzt wegen diabetischer Komplikationen auf, deren eigentliche Ursache erst gefunden werden muß;
3. Gelegentlich einer anderweitig bedingten Untersuchung wird eine Glukosurie festgestellt und ein Diabetes vermutet;
4. Der Patient kommt im Coma diabeticum in ärztliche Behandlung.

Zu 1) Unmittelbare Folgen der Blutzuckererhöhung. Die hier angeführten Erscheinungen bilden insofern eine Einheit, als sie alle durch den erschwerten Eintritt der Glukose in die Zellen und die dadurch bedingte Hyperglykämie direkt verursacht sind.

Große Harnmengen, vor allem wenn sie nachts auftreten oder gar beim Kind zum Einnässen führen, beunruhigen den Patienten bzw. dessen Eltern und lenken die Aufmerksamkeit des Arztes auf einen möglicherweise bestehenden Diabetes. Sie sind Ausdruck einer osmotischen Diurese und bedingt durch die Zuckerausscheidung durch die Nieren, wobei Harnmenge, Zuckerausscheidung und Blutzuckererhöhung in einer gewissen Korrelation stehen. Die Harnmenge liegt meistens im Bereich von 2–5 Litern pro Tag, ausnahmsweise auch höher.

Starker Durst als unmittelbare Folge der großen Urinausscheidung führt ebenfalls oft zur Entdeckung eines Diabetes. Er kann so gebieterisch sein, daß der betroffene Mensch ihn mit jeder nur erreichbaren Flüssigkeit stillen muß. Zusammen mit der Polyurie kann er eine erhebliche Beeinträchtigung des Schlafes und des täglichen Lebens verursachen.

Dauernder Hunger, bedingt durch den laufenden Zuckerverlust mit dem Urin, gehört zwar zu den Zeichen des unbehandelten Diabetes, tritt als Einzelsymptom aber weniger hervor. Er findet sich vor allem beim Diabetes des Erwachsenen, fehlt aber sehr häufig beim Kind und ganz allgemein bei den azidoketotischen Formen mit rascher Progression.

Die Abmagerung ist kein Frühsymptom des Diabetes, sondern tritt erst in Erscheinung, wenn der Insulinmangel und die dadurch bedingte Hyperglykämie zu einer so starken Zuckerausscheidung im Urin führen, daß diese nicht mehr durch die erhöhte Nahrungszufuhr kompensiert werden kann und nun Körperfett und -eiweiß zur Glukoneogenese herangezogen werden müssen.

Die Abmagerung hängt also wesentlich vom Schweregrad des Diabetes ab und findet sich beim Diabetes vom jugendlichen Typ, der ohnehin einen eher mageren Personenkreis betrifft, früher und auch ausgeprägter als bei dem des älteren, übergewichtigen Erwachsenen. Kommt es erst einmal zur Abmagerung, schreitet diese im allgemeinen rasch fort und ist ein Zeichen, daß unverzüglich eine aktive Behandlung einsetzen muß.

Die Asthenie geht der Abmagerung oft schon voraus und betrifft den psychischen Bereich ebenso wie den körperlichen. Der letztere ist aber meist stärker betroffen, und die allgemeine Schwäche kann so ausgeprägt sein, daß schon die kleinsten Anstrengungen zu unerträglichen Qualen werden.

Die genannten Erscheinungen kommen meist in verschiedener Kombination vor. Während in einem Fall der Arzt nur wegen des eigenartigen Durstes und der entsprechenden Polyurie aufgesucht wird, ist bei anderen neben diesen beiden Symptomen auch noch die unaufhaltsame Abmagerung und allgemeine Schwäche das Zeichen eines schwereren Krankheitsverlaufes.

Zu 2) Die diabetischen Komplikationen. Während die eben genannten Hauptsymptome des Diabetes beim Kind und jüngeren Erwachsenen meist so stürmisch in Erscheinung treten, daß sie sofort die richtige Diagnose ermöglichen, können vor allem bei älteren Menschen diabetische *Komplikationen* das erste auffallende Symptom sein. Die dabei in Frage kommenden Möglichkeiten sollen hier nur kurz angeführt werden.

Infektiöse Komplikationen. Man findet vor allem hartnäckig rezidivierende Haut und Schleimhautprozesse wie Furunkulosen, Zahnfleischeiterungen u. a., die häufig durch Staphylokokken bedingt sind, ferner Entzündungen oder Juckreiz im Genitalbereich (wohl verursacht durch den Zucker, mit dem diese Region immer wieder in Berührung kommt), Infektionen der Harnwege (der glukosehaltige Urin ist ein guter Nährboden für Bakterien), schließlich kann auch eine Lungentuberkulose durch einen latenten Diabetes unterhalten werden.

Komplikationen von Seiten der Sinnesorgane und Nerven. Eine akut auftretende Kurzsichtigkeit von wechselnder Stärke muß stets an einen Diabetes denken lassen, da ein veränderter Zuckergehalt der Augenflüssigkeit auch zu Veränderungen der Brechkraft im optischen System des Auges führen kann. Die in ihrer Ätiologie noch etwas ungeklärte Retinopathia diabetica mit den entsprechenden Augenhintergrundsveränderungen gehört ebenfalls hierher. Ferner kommen Neuralgien, Wurzel- und Polyneuritiden, sowie einige komplexere Nervenerkrankungen in Frage.

Komplikationen von Seiten der Blutgefäße. Häufig handelt es sich hierbei um arteriosklerotische Veränderungen an den Beingefäßen, die schlecht heilende Geschwüre verursachen, ferner um Verengungen der Nierengefäße mit all ihren schwerwiegenden Folgen für die Nierenfunktion und den Blutdruck. Aber auch die Herzkranzgefäße, die Gehirnaterien u. a. können betroffen sein.

Ob die zuletzt genannten Komplikationen, nämlich die der Blutgefäße, bei gleichzeitigem Vorliegen eines Diabetes tatsächlich immer dessen Folge sind, oder aber umgekehrt der Diabetes als Folge von arteriosklerotischen Veränderungen im Rahmen einer allgemeinen Arteriosklerose zu deuten ist, oder schließlich – wie es heute diskutiert wird – beide Störungen auf einer gemeinsamen, noch nicht faßbaren Wurzel beruhen, muß dahingestellt bleiben.

Zu 3) Feststellung von Zucker im Urin. Die zufällige Entdeckung von Zukker im Urin wird ein um so häufigerer Faktor, als Routineuntersuchungen, z. B. in der Schule, bei Antritt einer Stelle, beim Militär usw. und systematische Reihenuntersuchungen zur Aufdeckung unbekannter Diabetesfälle die Bevölkerung mehr und mehr erfassen.

Folgende Probleme sind hier zu klären:

- Wenn es sich bei dem gefundenen Zucker um Traubenzucker handelt, ob dieser das Zeichen eines renalen Diabetes, eines »Überlastungsdiabetes« bei plethorischem Habitus oder bei Übergewicht, einer kompensatorischen Blutzuckererhöhung bei Arteriosklerose oder aber einer leichten, noch ohne klinische Symptome verlaufenden teilweisen Pankreasinsuffizienz ist.
- Wenn es sich nicht um Glukose handelt, welche der verschiedenen in Frage kommenden Meliturien – die nichts mit Diabetes zu tun haben – vorliegt.

Zu 4) Das Coma diabeticum. Dieser schwerste und stets lebensbedrohliche Zustand ermöglicht – selbst wenn er im ersten Augenblick differentialdiagnostische Schwierigkeiten bietet – am schnellsten und sichersten die Diagnose eines Diabetes mellitus. Er tritt ja erst auf, wenn das Ausmaß des Insulinmangels bereits eine starke Blutzuckererhöhung und eine erhebliche Zuckerausscheidung im Urin herbeigeführt hat, und sich schließlich als Folge der zunehmenden Produktion von Ketonkörpern eine Übersäuerung und Vergiftung des Organismus dazugesellt. Auf die Einzelheiten der hierbei notwendigen diagnostischen und differentialdiagnostischen Maßnahmen wird im Abschnitt über das Koma genauer eingegangen.

C) Sicherung der Diagnose und Kontrolluntersuchungen

Sobald auf Grund der vorstehend genannten Erscheinungen der Verdacht auf Diabetes mellitus gegeben ist, muß die Diagnose so gründlich wie möglich gesichert werden. Leider sind die Methoden, die den Gehalt des Blutes an wirksamem Insulin auf einfache und verläßliche Weise direkt bestimmen lassen, bisher nur spezialisierten Laboratorien vorbehalten und für den Routinebetrieb nicht geeignet. So sind wir zunächst weiterhin auf die herkömmlichen Untersuchungen von Urin und Blut angewiesen.

1. Die Urinuntersuchung

Im Urin des Gesunden finden sich normalerweise Zucker und Azeton nur in geringsten Spuren. Beide Stoffe werden aber durch die Nieren in größerer Menge ausgeschieden, sobald ihr Wert im Blut eine gewisse Höhe erreicht. Vor allem für den Zucker existiert hier eine kritische Grenze, die sog. Nierenschwelle, die durchschnittlich bei 180 mg% liegt. Genauer gesagt, sie bewegt sich bei den einzelnen Menschen in einer physiologischen Streuung um diesen mittleren Wert und hängt vor allem von Alter, Intensität der augenblicklichen Nierendurchblutung (die zwischen 50 und 200 ccm pro Minute schwanken kann) sowie von der Rückresorptionsfähigkeit der Tubulusepithelien für Zucker ab. Der Urin ist somit in gewisser Weise ein Spiegel der im Blut vorliegenden Verhältnisse, und zwar in Abhängigkeit von der genannten Nierenschwelle.

Die Bedeutung der Urinuntersuchung für die Diagnose, vor allem aber für die laufende Überwachung des Diabetes wird häufig unterschätzt. Dabei ist die Urinuntersuchung in wesentlichen Punkten der Blutzuckeruntersuchung überlegen und kann diese bei einmal bekanntem Diabetes und bei normaler Nierenschwelle für Zucker weitgehend überflüssig machen. Sie besitzt folgende Vorzüge:

a) Während die Blutzuckerbestimmung nur einen bestimmten Augenblick erfaßt und für sich allein keine Aussage über den Wert eine Stunde früher oder später erlaubt, zeigt die Urinuntersuchung, ob zu irgend einem Zeitpunkt des Sammelzeitraums der Blutzucker die Nierenschwelle überschritten hat.

b) Aus Urinmenge und Zuckerkonzentration läßt sich abschätzen, ob die mittlere Blutzuckerhöhe in dem betreffenden Zeitraum die Nierenschwelle nur unwesentlich oder aber erheblich überschritten hatte.

c) Die Urinuntersuchungen sind rasch und einfach durchzuführen, bedeuten keine große Belastung des Patienten, sind nicht schmerzhaft und dadurch – gerade auch bei Kindern – viel öfter zumutbar als Blutuntersuchungen.

d) Wegen ihrer Einfachheit können sie nach entsprechender Belehrung auch von Laien durchgeführt werden, d. h. von den Patienten selbst oder bei Kindern von deren Angehörigen. Das hat für die laufende Überwachung des Diabetes, wie wir noch sehen werden, eine außerordentliche Bedeutung.

a) Menge und Aussehen

Bei dem engen Zusammenhang zwischen Blutzucker, Urinzucker und Harnmenge ist es wichtig, die 24-Stunden-Urinmenge zu kennen, da sie ein wichtiges Symptom für die Diagnose des Diabetes mellitus und für die Qualität der Behandlung darstellt und aus ihr zusammen mit der Zuckerkonzentration ggf. die Tageszuckerausscheidung errechnet werden kann. Urinausscheidungen von mehr als 1 bis 1 ½ Liter pro Tag sind im allgemeinen nicht mehr als normal zu betrachten.

Das Aussehen des zuckerhaltigen Harns ist meist sehr hell, oft wasserklar, denn die ziemlich konstante Tagesmenge an Urochromogenen muß sich ja auf eine entsprechend größere Urinmenge verteilen.

Das spezifische Gewicht ist in Abhängigkeit von der Zuckerkonzentration erhöht. Dies kann bei dem gelegentlich vorkommenden Zusammentreffen von Diabetes mellitus und Diabetes insipidus zu differentialdiagnostischen Schwierigkeiten führen, da für den letzteren ja das niedrige spezifische Gewicht des Harns typisch ist.

b) Untersuchung auf Zucker

Ob der Anlaß zu der Untersuchung ein gezielter Diabetesverdacht oder nur eine Routineuntersuchung aus anderen Gründen ist, immer sind folgende Fragen zu beantworten:

- Enthält der Urin überhaupt reduzierende Substanzen?
- Wenn ja, handelt es sich dabei um Traubenzucker, der allein im Zusammenhang mit dem Diabetes interessiert?
- Ist die festgestellte Glukoseausscheidung nur leicht oder erheblich?

Eine ideale Bestimmungsmethode, welche die gestellten Aufgaben in einfacher Weise erfüllen würde, gibt es nicht. So ist es notwendig, mehrere Methoden zu kennen, deren jede ihre Vor- und Nachteile hat und die sich gegenseitig ergänzen müssen.

Wir unterscheiden qualitative Methoden, die teils erkennen lassen, ob überhaupt zuckerartig reagierende Stoffe im Urin vorhanden sind, teils die Unterscheidung des Traubenzuckers von anderen reduzierenden Substanzen erlauben, ferner halbquantitative Methoden, die auf einfache Weise eine ungefähre Bestimmung der Zuckerkonzentration im Urin gestatten, und schließlich quantitative, genaue Meßmethoden.

Qualitative Methoden

Sie finden Anwendung vor allem bei der Erstdiagnose des Diabetes sowie bei der Überwachung des leichten, nicht insulinpflichtigen Diabetes.

Die schon seit etwa 100 Jahren gebräuchlichen Reduktionsproben (Fehling, Trommer, Benedict, Nylander etc.) stellen eine für Routineuntersuchungen geeignete, sichere und billige Untersuchungsmethode auf Zucker dar. Befindet sich Zucker oder eine andere reduzierende Substanz im Urin, verläuft die Reaktion positiv. Ein negativer Ausfall trotz Vorhandenseins von Glukose (z. B. nach Einnahme von Tabletten oder Früchten) ist nicht zu befürchten.

In der Handhabung einfacher, ebenso sicher, dafür aber teurer sind die auf der gleichen Basis beruhenden Fertigreagenzien wie Clinitest und Clinoreaktiv-Glukose, auf die wir bei den halbquantitativen Untersuchungsmethoden noch zurückkommen werden.

Routine- und Erstuntersuchungen des Urins sollten stets mit einer der genannten Reduktionsproben durchgeführt werden, da sie kein fälschlich negatives Ergebnis liefern (die enzymatischen Proben sind hier nicht so zuverlässig) und darüberhinaus auch die sog. Meliturien erkennen lassen, was für den Patienten (bes. bei Säuglingen) von Bedeutung sein kann.

Ist eine der genannten Reaktionen positiv verlaufen, muß festgestellt werden, um welche reduzierende Substanz es sich handelt.

Hier liegt der Anwendungsbereich der seit einigen Jahren zur Verfügung stehenden enzymatischen Proben (z. B. Clinistix oder Glukotest), die streng spezifisch nur auf Glukose ansprechen und in ihrer Handhabung ebenfalls äußerst einfach sind. Bei positivem Ausfall der Reaktion liegt also mit Sicherheit Glukose in der untersuchten Urinprobe vor.

Umgekehrt kann man aber – und das ist der Nachteil dieser Methode – bei negativem Ausfall der Proben nicht sicher sagen, daß keine Glukose vorhanden sei. Der Verzehr von Zitrusfrüchten oder größeren Fruchtsaftmengen sowie die Einnahme von bestimmten Medikamenten können auch bei Vorliegen von Glukose zu einem negativem Ausfall führen. Außerdem läßt die Empfindlichkeit der Testsubstanzen mit der Zeit nach, ohne daß ihnen das anzusehen ist.

Dies ist einer der Gründe, warum die heute zur Verfügung stehenden enzymatischen Reagenzien normalerweise weder für Routineuntersuchungen auf Zukker bei Gesunden noch für halbquantitative, also mengenmäßige Zuckerbestimmungen bei bekanntem Diabetes empfohlen werden können.

Ausgezeichnete Dienste leisten sie aber bei bereits erbrachtem Nachweis einer reduzierenden Substanz im Urin zur Beantwortung der Frage, ob es sich dabei um Glukose handelt oder ob in einer anderen Richtung geforscht werden muß. Auch bei der Überwachung des bereits bekannten, nicht insulinpflichtigen leichten Diabetes sind sie zur groben Orientierung, ob mit dem Urin Zucker ausgeschieden wird oder nicht, geeignet.

Ein weiteres Anwendungsgebiet ist die Schwangerschaft bei diabetischen Frauen, während der oftmals neben der Glukose noch andere reduzierende Substanzen ausgeschieden werden.

Halbquantitative Methoden

Zwar finden sie auch bei der Erstdiagnose des Diabetes mellitus Verwendung, da stets ein gewisses Interesse dafür besteht, ob es sich um eine nur geringe oder aber um eine erhebliche Glukoseausscheidung handelt. Ihr Hauptverwendungsgebiet ist aber die Überwachung des bereits bekannten, schweren, insulinpflichtigen Diabetes, bei dem man aus Sicherheitsgründen – vor allem bei Kindern –

stets eine gewisse Zuckermenge (ca. 1 %) im Urin belassen sollte und diesen dreimal täglich kontrollieren muß.

Zu empfehlen sind hier die sehr einfach zu handhabenden Präparate Clinitest oder Clinoreaktiv-Glukose. Es handelt sich um Reduktionsproben, mit deren Hilfe Zuckerkonzentrationen zwischen 0 und 2 % mit ausreichender Genauigkeit abgeschätzt werden können. Durch entsprechende Verdünnungen könnte der Meßbereich noch erweitert werden, doch ist dies für praktische Zwecke im allgemeinen nicht nötig.

Quantitative Methoden

Glukose verursacht parallel zu ihrer Konzentration in einer Lösung eine Drehung der Polarisationsebene im polarisierten Licht nach rechts (daher auch der Name Dextrose für den Traubenzucker, während der Fruchtzucker, die Laevulose, die Ebene nach links dreht). Die auf dieser Basis entwickelten Polarisationsgeräte messen ziemlich genau die Konzentration der Glukose im Urin, vor allem auch Konzentrationen über 2 %, welche mit den halbquantitativen Methoden nur noch schlecht zu erfassen sind.

Da die früher vermutete und behauptete Existenz einer Kohlehydrat-Toleranz, welche die genaue Ermittlung der ausgeschiedenen Zuckermenge notwendig gemacht hätte, heute nicht mehr anerkannt werden kann, dient die exakte Bestimmung der Zuckerkonzentration im Urin eigentlich nur noch zur gelegentlichen Kontrolle der vom Laien durchgeführten halbquantitativen Messungen.

c) Untersuchung auf Azeton

Azeton ist der häufig gebrauchte Sammelbegriff für die drei »Ketonkörper«, die in unserem Zusammenhang wichtig sind, nämlich Azeton, Azetessigsäure und Beta-oxy-buttersäure.

Die früher üblichen Untersuchungsmethoden (die Gerhardsche und die viel spezifischere Legalsche Probe) sind in ihrer Handhabung so umständlich, daß die auf der Grundlage der Legalschen Probe beruhenden Schnellteste (Acetest, Ketostix, Clinoreaktiv-Aceton) unbedingt zu bevorzugen sind. Sie alle weisen hauptsächlich die Azetessigsäure, in geringerem Umfange auch das Azeton nach. Die Beta-oxy-buttersäure wird durch sie nicht erfaßt.

Das Auftreten von Azeton im Urin ist keineswegs ein unerläßliches Symptom des Diabetes mellitus, jedoch macht das Zusammentreffen von Azeton und starker Glukoseausscheidung im Urin – das allerdings auch beim renalen Diabetes vorkommen kann – die Diagnose wesentlich wahrscheinlicher.

Beim bereits bekannten Diabetes mellitus ist das Auftreten von Azeton im Urin bei gleichzeitiger Hyperglykämie und Glukosurie das Zeichen eines erheblichen Insulinmangels und des sich anbahnenden Stoffwechselzusammenbruches.

Aber auch bei Überinsulinierung und dadurch bedingter Hypoglykämie kann es zur Azetonbildung kommen, und zwar immer dann, wenn die Leber in ihrer Produktionsfähigkeit für Glukose überfordert ist und es zusätzlich noch zur Ketogenese kommt.

Da vieles dafür spricht, daß die Ketonkörper ein fördernder Faktor für das Auftreten der diabetischen Spätkomplikationen sind, ist die laufende, möglichst dreimal tägliche Urinuntersuchung auf Azeton, zumindest beim schweren Diabetes vom jugendlichen Typ, dringend erforderlich.

d) Technik der Urinuntersuchungen

Die im Folgenden vorgeschlagenen Untersuchungsmethoden sind so einfach, daß sie – soweit sie für die laufende Überwachung des Diabetes notwendig sind – auch von Laien durchgeführt werden können.

Bei der Anleitung der Patienten bzw. deren Angehörigen ist es notwendig, auf die Bedeutung sauberer Hände (vor allem bei Benützung enzymatischer Proben) und unter fließendem Wasser gespülter Sammel- und Untersuchungsgefäße hinzuweisen.

SAMMELN DES 24-STUNDEN-URINS: Man sammelt zweckmäßigerweise in drei Portionen, d. h. den Vormittagsurin, den Nachmittagsurin und den Nachturin. Dies geschieht, indem man den ersten Morgenurin weggießt und sodann alle Urinausscheidungen einschließlich der letzten Entleerung vor dem Mittagessen in einem großen Gefäß sammelt und mißt. Die zweite Portion betrifft die Urinentleerungen nach dem Mittagessen einschließlich der letzten Entleerung vor dem Abendessen, die letzte Portion den Nachturin einschließlich des folgenden Morgenurins.

BESTIMMUNG DER TAGES-ZUCKERAUSSCHEIDUNG: Man entnimmt jeder der drei wie obenstehend gewonnenen Urinportionen vor dem Weggießen eine Probe und untersucht sie quantitativ auf Zucker. Aus Zuckerkonzentration und Urinmenge läßt sich dann die Zuckerausscheidung in der betreffenden Urinportion berechnen:

$$\text{Zuckerausscheidung} = \frac{\text{Zuckerkonzentration (\%)} \times \text{Urinmenge (ccm)}}{100}$$

DIE NYLANDERSCHE PROBE: Man kocht einige ccm Urin mit etwa $^1/_{10}$ seines Volumens Nylanderscher Lösung (bestehend aus Seignettesalz, Natronlauge und einem Wismutsalz). In Gegenwart von reduzierenden Substanzen erfolgt eine Braun- bis Schwarzfärbung durch Ausfällung von metallischem Wismut.

CLINISTIX (AMES): Ein Stäbchen wird mit der durch einen Pfeil bezeichneten Reaktionsfläche in den Urin eingetaucht und sofort wieder herausgezogen. Die in Gegenwart von Glukose ablaufende Glukose-oxydase-Reaktion führt zur Blaufärbung.

Wasserstoffsuperoxyd, Bleichlauge und gewisse Reinigungsmittel an Händen oder im Untersuchungsgefäß können fälschlich zu einer Blaufärbung führen, weshalb bei dieser Probe (wie auch bei dem ähnlichen Glukotest) besondere Sorgfalt auf sauberes Arbeiten gelegt werden muß.

Längere Lagerung führt zu einer nachlassenden Empfindlichkeit der enzymatischen Proben, vor allem wenn der Behälter der Stäbchen nicht rasch und korrekt wieder verschlossen wird.

CLINITEST (AMES): Es handelt sich hier um eine einfach durchzuführende Modifikation der Benedict'schen Reaktion. Die Besteckpackung enthält neben einem Gläschen Clinitest-Tabletten die notwendigen Utensilien: ein kleines Reagenzglas und einen Tropfenzähler. Die Auffüllpackung enthält nur die Tabletten.

Man gibt mit dem senkrecht gehaltenen Tropfenzähler 5 Tropfen Urin in das in seinem Ständer verbleibende, saubere Reagenzglas, spült anschließend den Tropfenzähler mit etwas Wasser durch und gibt zum Urin 10 Tropfen Wasser. Zuletzt läßt man – mit trockenen Händen, einer Pinzette oder mit Hilfe des Deckels – 1 Tablette Clinitest ins Reagenzglas fallen und wartet das selbsttätige Aufkochen der Mischung ab. 15 Sekunden nach Beendigung des Kochvorganges nimmt man das Reagenzglas aus dem Ständer, schüttelt es leicht und vergleicht die entstandene Farbe mit der auf dem Prospekt abgedruckten Farbskala. Der Meßbereich liegt zwischen negativ (= 0) und 2% (= ++++). Als über 2% ist das Ergebnis immer dann zu werten, wenn am Ende der Reaktion oder irgendwann während des Aufkochens die gelb-orange Farbe aufgetreten ist, selbst wenn sie anschließend wieder in eine andere Farbe (meist ein schmutziges Grün) übergeht.

Bei höheren Zuckerprozenten (über 2%) kann man auch nur einen einzigen Tropfen Urin verwenden und die erhaltene Prozentzahl mit 5 multiplizieren, jedoch leidet dadurch die Genauigkeit beträchtlich.

Sofort nach Entnahme der Tablette muß das Fläschchen wieder verschlossen und sodann kühl und trocken (nicht im Eisschrank) aufbewahrt werden, da die Substanz sonst Wasser zieht und verdirbt. Dies zeigt sich dadurch, daß das normalerweise vorhandene blaugesprenkelte Weiß in Blau übergeht.

Da die Clinitest-Tabletten ätzende Substanzen enthalten, sind sie nach Möglichkeit nicht mit Kleidungsstücken oder feuchter Haut in Berührung zu bringen. Ggf. müssen die Kontaktstellen unter fließendem Wasser gereinigt werden.

Sorgfältig vor Kindern verwahren! Bei Kontakt der Tabletten mit den Augen sofort die Lider von den Augäpfeln wegziehen und mit Wasser (nach Möglichkeit lauwarm, notfalls auch kalt) mindestens 10 bis 15 Minuten spülen. Anschließend mit Borsäurelösung nachspülen. Werden die Tabletten verschluckt, können sie in der Speiseröhre hängenbleiben und zu Verätzungen und Strikturen führen. Deshalb sofort reichliche Mengen Flüssigkeit (Milch, Zitronensaft, Essigwasser) zu trinken geben, damit die Tabletten in den Magen gespült werden. Dort sind sie, vor allem in Anwesenheit von viel Flüssigkeit, im allgemeinen unschädlich. Einer Magenreizung kann durch Zitronensaft entgegengewirkt werden.

Magenspülungen sind unnötig, Erbrechen ist ungünstig, da hierdurch die ätzenden Substanzen wieder in die Speiseröhre befördert werden können.

Nach Einleitung der genannten Sofortmaßnahmen ist das Kind notfalls ins Krankenhaus zu bringen.

Die Zuckerpolarisation: Hier soll auf Einzelheiten nicht eingegangen werden, da der technische Vorgang der jedem Gerät beiliegenden Beschreibung entnommen werden kann. Wichtig ist das vorherige Filtrieren des Urins, die peinliche Sauberhaltung des Polarisationsröhrchens sowie des Gerätes selbst, sowie die Überprüfung des Leerwertes vor dem Einlegen des Röhrchens. Eine Fruktosurie nach Genuß größerer Mengen Fruktose kann zu einer Verfälschung der Ergebnisse führen.

Acetest (Ames): Man legt mit trockenen Händen eine Tablette Acetest auf ein Stück weißes Papier und läßt darauf (zweckmäßigerweise zugleich mit den Vorbereitungen für die Clinitestreaktion) einen Tropfen frischen Urin fallen. Bei Anwesenheit von Azetessigsäure bzw. Azeton kommt es zu einer Violettfärbung, die mit Konzentration der genannten Ketonkörper an Intensität zunimmt. Die Ablesung erfolgt entsprechend der Farbskala auf dem Prospekt als o = negativ, (+) = schwach, + = mittel, ++ = stark positiv.

Auch bei Acetest muß nach Entnahme der Tablette das Fläschchen sofort wieder verschlossen sowie kühl und trocken aufbewahrt werden. Farbänderungen der normalerweise weißen Tabletten zeigen an, daß die Substanz verdorben ist.

Acetest enthält als toxische Bestandteile Nitroprussidnatrium (in unbedeutender Menge) und Natriumborat. Bei Vergiftungsfällen (Kleinkinder!) sofort Erbrechen auslösen und Kind zur Magenspülung ins Krankenhaus bzw. in die Praxis des Arztes schaffen. Anschließend Leber- und Nierenfunktion etc. überwachen lassen.

e) Zeitpunkt der Urinuntersuchungen

Bei Routineuntersuchungen auf Zucker bei Gesunden bzw. bei bestehendem Diabetesverdacht empfiehlt es sich, die Urinuntersuchungen etwa 2 Stunden nach einer kohlehydratreichen Mahlzeit vorzunehmen. Wenn man damit auch manchmal positive Ergebnisse bei Menschen erhält, die keineswegs zuckerkrank sind, so erfaßt man damit auch mit größerer Sicherheit Diabetiker, die vielleicht nachts mit dem Blutzucker so niedrig liegen, daß im Morgenurin kein Zucker nachweisbar ist.

Für die laufende Kontrolle des bereits bekannten Insulinmangeldiabetes hingegen interessiert der »Nüchternurin«, d. h. die Urinportion vor den Hauptmahlzeiten. Denn hier wollen wir ja nicht so sehr wissen, ob nach einer Mahlzeit der Blutzucker die Nierenschwelle übersteigt, sondern ob die durch den Insulinmangel bedingten hyperglykämischen Schwankungen sich etwa im Bereich der Nierenschwelle halten. Danach richten wir die Insulindosis.

2. *Die Blutuntersuchungen*

Wenn anamnestische Befragung und klinisches Bild des Patienten sowie der Nachweis von Glukose im Urin das Vorliegen eines Diabetes mellitus wahrscheinlich machen, muß die Diagnose durch entsprechende Blutuntersuchungen, vor allem durch die Blutzuckerbestimmung, bestätigt werden.

a) Die Blutzuckerbestimmung

Für die Diagnose des Diabetes ist die Bestimmung des Blutzuckers insofern von besonderer Bedeutung, als die erste und unmittelbarste Folge sowohl von Insulinmangel aus auch der anderen Diabetesursachen eine Erhöhung des Blutzuckers sein muß.

Außerdem läßt sich aus dem Verhältnis zwischen Blutzuckerhöhe und Zuckerausscheidung im Urin ungefähr die Höhe der Nierenschwelle für Zucker erkennen. Dies ist wichtig sowohl für die Diagnose eines nicht durch Insulinmangel bedingten Diabetes renalis, als auch für die Beurteilung der Glukosurie bei der laufenden Überwachung des Diabetes. Ist nämlich die Nierenschwelle infolge einer diabetischen oder nichtdiabetischen Nierenerkrankung oder im Rahmen des Alterungsprozesses erhöht, muß dies bei der Beurteilung des Blutzuckerspiegels mit Hilfe des Urinbefundes berücksichtigt werden. Andererseits ist die Kombination eines Diabetes mellitus mit einem Diabetes renalis nicht unmöglich und in diesen Fällen ist die Gefahr einer Überinsulinierung besonders groß, wenn der erniedrigten Nierenschwelle für Glukose nicht Rechnung getragen wird.

Schließlich kann die Blutzuckerbestimmung in Zweifelsfällen zur Unterscheidung eines hypoglykämischen Schocks von einem hyperglykämischen Koma herangezogen werden.

Von den zahlreichen Methoden zur Blutzuckerbestimmung werden heute eigentlich nur noch die sogenannten Mikromethoden angewandt, die in Genauigkeit und Arbeitsaufwand den früheren Methoden durchaus gleichwertig und mit einer nur kleinen Blutmenge – die durch eine Schnepperwunde leicht zu gewinnen ist – durchführbar sind. Wir wollen hier anführen:

HAGEDORN-JENSEN: Sie ist eine der gebräuchlichsten Methoden und liefert gute Ergebnisse. Da sie neben der Glukose aber auch die anderen reduzierenden Substanzen im Blut bestimmt, sind die Werte stets etwas überhöht und liegen beim Gesunden in Nüchternheit meistens zwischen 80 und 115 mg%.

SOMOGYI-NELSON: Sie mißt lediglich die reduzierenden Zucker im Blut und ist insofern etwas genauer. Die Nüchternwerte des Gesunden liegen also tiefer und zwar bei 70–80 mg%.

DIE GLUKOSE-OXYDASE-REAKTION (z. B. Glucostat der Worthington Biochemical Corporation): Sie ist streng spezifisch auf Glukose und gibt somit noch genauere

Ergebnisse als die beiden genannten Methoden. Der Untersuchungsgang ist allerdings etwas störungsempfindlich und setzt ein gut eingerichtetes Laboratorium und exakte Arbeit voraus. Die Zeitersparnis gegenüber den Reduktionsproben ist beachtlich.

DEXTROSTIX (AMES): Hier handelt es sich um eine Blutzucker-Schnellbestimmungsmethode, die den Vorteil besitzt, daß man das Ergebnis bereits nach 1 Minute erhält und daß sie streng spezifisch auf Glukose ist.

Wie die glukosespezifischen Harnreagenzien kann auch sie durch reduzierende Substanzen (hoher Askorbinsäurespiegel im Blut) abgeschwächt werden und erlaubt nur die Feststellung, ob der Blutzucker normal, stärker erniedrigt oder stärker erhöht ist. Für genaue quantitative Bestimmungen ist sie nicht geeignet.

Dennoch kann sie in bestimmten Situationen unschätzbare Dienste leisten, denn

- sie erlaubt innerhalb einer Minute die Unterscheidung eines hyperglykämischen von einem hypoglykämischen Zustand;
- sie ermöglicht die rasche Differentialdiagnose zwischen einem Diabetes mellitus und einer Galaktosämie bzw. Fruktoseintoleranz und kann dadurch falsche und schwerwiegende therapeutische Konsequenzen vermeiden helfen;
- sie ermöglicht dem überlasteten praktischen Arzt auf einfache und schnelle Weise eine grobe Orientierung über die Blutzuckerlage und macht so in vielen Fällen umständlichere Bestimmungen unnötig, die dann allerdings in Zweifelsfällen oder bei abnormen Ergebnissen zu Rate gezogen werden müssen;
- sie erleichtert in besonders schwierigen Situationen (Operationen, Schwangerschaft und Geburt, Säuglingsdiabetes) die Insulinadaptation an den augenblicklichen Bedarf;
- sie gibt dem intelligenten Diabetiker die Möglichkeit, selbst ein Blutzuckertagesprofil unter den normalen häuslichen und beruflichen Umständen durchzuführen.

Zur exakten Beurteilung der Blutzuckerwerte gehört nicht nur die Kenntnis der angewandten Bestimmungsmethode, sondern auch die Berücksichtigung der Art der Blutentnahme. Wie bereits gezeigt wurde, bestehen zwischen venösem Blut und Kapillarblut nicht unbeträchtliche Unterschiede (der Zuckerwert des Venenblutes liegt durchschnittlich 10 bis 20 mg% tiefer), und auch zwischen Kapillarblut und arteriellem Blut besteht noch eine gewisse, wenn auch normalerweise zu vernachlässigende Differenz.

b) Der Nüchternblutzucker

Beim nichtbehandelten Diabetiker ist der Nüchternblutzucker je nach Alter meistens auf Werte über 130–150 mg% erhöht. Infolge der verminderten Glukoneogenese der Leber während des geringeren nächtlichen Glukosebedarfes der Gewebe, evtl. auch infolge einer gewissen Erholung des durch die Anforderungen des Tages erschöpften Pankreas und dadurch zeitweiliger Wiederaufnahme einer körpereigenen Insulinproduktion beim beginnenden Insulinmangeldiabetes, schließlich infolge der vorausgehenden mehrstündigen Nüchternheit beim adipösen Diabetiker mit Insulinüberschuß können aber auch normale oder nur unwesentlich erhöhte Werte vorkommen, und zwar sogar bei Patienten, die zu einer anderen Tageszeit eine erhebliche Hyperglykämie aufweisen.

Eine einzelne, normal ausgefallene Nüchternblutzuckerbestimmung kann also niemals einen Diabetes ausschließen. Umgekehrt sind deutlich erhöhte Nüchternblutzuckerwerte nahezu beweisend für den Diabetes mellitus. Die Normwerte ergeben sich aus Tabelle 7.

	Durchschnitt	1. SD	+ 2,6 SD	– 2,6 SD
Kinder	84 mg%	± 11	112	56
jüng. Erwachsene	96	± 10	122	70
ält. Erwachsene	101	± 19	150	52

Tabelle 7: Nüchternblutzucker in verschiedenen Altersstufen mit 1. und 2,6. Standarddeviation in mg% (Bestimmung nach Somogyi-Nelson)

c) Das Blutzucker-Tagesprofil

Es gibt einen guten Einblick in die mittlere Blutzuckerhöhe und in den Verlauf der Blutzuckerkurve. Man nimmt dabei den Blutzucker mehrmals am Tage ab, und zwar morgens nüchtern sofort nach dem Aufstehen sowie im folgenden in möglichst großen Abständen von der jeweils vorhergehenden Mahlzeit, also zweckmäßigerweise vor dem Mittag- und vor dem Abendessen, zuletzt noch einmal gegen Mitternacht und am folgenden Morgen wiederum beim Aufstehen vor dem Frühstück. Auch postprandiale Werte können mitunter von Interesse sein.

Die Erhöhung der Blutzuckerwerte im Tagesprofil über die Altersnorm hinaus ist im Augenblick wohl das sicherste Kriterium für das Vorliegen eines Diabetes mellitus. Der Verlauf des Tagesprofils gibt im übrigen gleich einen gewissen Anhalt für die Wahl des am besten geeigneten Insulins.

Zur Überprüfung der Stoffwechsellage beim bereits behandelten Diabetiker sollte wenigstens 1 mal jährlich ein Blutzuckertagesprofil unter *normalen* Lebensbedingungen (also möglichst nicht im Verlaufe eines stationären Krankenhausaufenthaltes) und einschließlich der postprandialen Werte durchgeführt werden.

d) Glukosebelastungsproben

α) Die perorale Glukosebelastungsprobe: Nach einer Empfehlung des Expertenkomitees der Weltgesundheitsorganisation für Diabetes aus dem Jahre 1964 ist sie der intravenösen Glukosebelastungsprobe vorzuziehen und soll einheitlich nach folgendem Muster durchgeführt werden:

Man entnimmt dem Probanden, der die drei vorhergehenden Tage eine ausgewogene, kohlehydratreiche und nicht begrenzte Kost erhalten und seine übliche Körperbewegung gehabt haben muß, ferner über Nacht 12 Std. nüchtern war und zuletzt 30 Minuten ruhig gesessen hat, morgens eine Blutprobe zur Bestimmung des Nüchternblutzuckers. Sofort anschließend werden ihm 50 g Glukose in 250 ccm Wasser verabreicht. Bei Kindern und stark untergewichtigen Erwachsenen gibt man 30 g Glukose pro qm Körperoberfläche. (Siehe Tabelle 9 und 10)

Weitere Blutabnahmen zur Blutzuckerbestimmung nach 30, 60, 90 und 120 Minuten. Während dieses Zeitraumes bleibt der Proband sitzen und darf nicht rauchen.

Personen mit akuten oder chronischen Infekten, mit Leberschädigungen oder mit vorausgegangener Insulinbehandlung sowie Schwangere sind für diesen Test a priori ungeeignet, da sie auch ohne Diabetes häufig »pathologische« Werte zeigen.

Wie im Abschnitt über Physiopathologie ausgeführt, erhält man bei der peroralen Glukosebelastungsprobe die Resultierende aus Glukoseresorption im Darm, Drosselung der Glukoneogenese in der Leber und Glukoseaufnahme in den Geweben. Die beiden letzteren Faktoren stehen zwar in Zusammenhang mit der in der Extrazellulärflüssigkeit vorhandenen Insulinmenge, aber es spielen darüberhinaus noch eine Reihe anderer Faktoren mit eine Rolle, so daß man eigentlich nur diejenigen Werte als pathognomonisch für Diabetes betrachten kann, die außerhalb der 3. Standarddeviation der betreffenden Altersgruppe liegen (siehe Tabelle 8).

Da in diesem Falle auch alle klinischen Symptome des schweren Diabetes mel-

Alter	0'	30'	60'	180'	120'	Untersucher
6–12 Jahre	94 ± 11 (127)	150 ± 25 (225)	117 ± 20 (177)	111 ± 16 (159)	94 ± 19 (151)	Pickens
jüngere Erwachsene (Durchschn. 26 Jahre)	96 ± 10 (126)		131 ± 25 (206)	105 ± 24 (177)		Jackson
ältere Menschen	101 ± 19 (158)		162 ± 32 (259)	115 ± 31 (208)		Jackson

Tabelle 8: Perorale Glukosebelastungsproben in Abhängigkeit vom Alter (Blutzuckerbestimmung aus dem Kapillarblut nach Somogyi-Nelson), in Klammern jeweils 3. Standarddeviation nach oben.

litus vorhanden sein dürften und vor allem das Blutzuckertagesprofil eine eindeutige Erhöhung zeigt, findet der Test eine dankbare und weniger problematische Aufgabe im Ausschluß eines Diabetes. Hier ist ein normaler Kurvenverlauf beweiskräftig.

Bei der heute noch immer sehr unterschiedlichen Durchführung der Glukosebelastungsproben in den verschiedenen Ländern (Unterschiede in der zugeführten Glukosemenge, der Art der Blutentnahme und der Blutzuckerbestimmung, Körperlage des Probanden etc.) müssen dagegen Empfehlungen, die ohne Berücksichtigung dieser Kriterien, des Alters des jeweiligen Probanden und der erheblichen physiologischen Streuungsbreite einen Diabetes mellitus bei Blutzuckerwerten über 180 mg% nach 1 Std. und über 120 mg% nach 2 Std. annehmen, kritisch überprüft werden.

β) Intravenöse Glukosebelastung: Man injiziert rasch 0,33 g Glukose/kg Körpergewicht und bestimmt den Blutzucker direkt vor sowie in 10-minütigen, später halbstündigen Abständen nach der Injektion. Von Bedeutung ist nicht so sehr die initiale Blutzuckerhöhe als vielmehr die Zeitdauer, die bis zur Normalisierung des Blutzuckers vergeht. Sie beträgt bei Kindern je nach Alter 30 bis 60 Minuten, bei Erwachsenen bis zu 75 Minuten.

Bei diesem Test werden alle von der Magen-Darmpassage abhängigen Faktoren ausgeschaltet und es bleiben im Wesentlichen nur die beiden Komponenten übrig, die für die Blutzuckerhöhe am ausschlaggebendsten sind, nämlich die Glukoneogenese durch die Leber bzw. ihre Drosselung und die Glukoseaufnahme durch die Gewebe.

Leider haben wir keine Möglichkeit, auf einfache Weise das Ausmaß der Glukoneogenese zu messen. Ebensowenig können wir die periphere Glukoseaufnahme – die neben der Insulindurchtränkung der Gewebe von Qualität und Quantität des Fettpolsters, von Gefäßsystem, Alter, Aktivität der Nebennieren, Serumspiegel der freien Fettsäuren u. a. abhängt – exakt beurteilen. So kann man auch hier nur sagen, daß ein normaler Kurvenverlauf einen Diabetes weitgehend ausschließt, ein pathologischer Kurvenverlauf für sich allein und ohne andere klinische oder biologische Diabeteszeichen einen solchen nicht beweisen kann.

γ) Die Staub-Traugott'sche Doppelbelastung: Man geht hier von der Vorstellung aus, daß eine zweite Zuckergabe zu einem Zeitpunkt, an dem die Hyperglykämie eine zusätzliche Insulinproduktion angeregt hat, eine Beurteilung des Ausmaßes dieser Insulinproduktion ermögliche.

Tatsächlich stellt die Staub-Traugott'sche Doppelbelastung aber weniger ein Kriterium für die Reaktionsfähigkeit des Pankreas dar als vielmehr einen Test, der die Fähigkeit des Organismus zur Glukoseaufnahme in den verschiedenen Geweben (Leber, Fettgewebe etc.) erkennen läßt und somit für die Diagnose des Insulinmangeldiabetes ohne größeren Vorteil, von Interesse dagegen für die Erkennung eines durch Überernährung bedingten Diabetes ist. Aber auch bei der Glukose-Doppelbelastung spielen so viele nicht faßbare Faktoren mit herein, daß

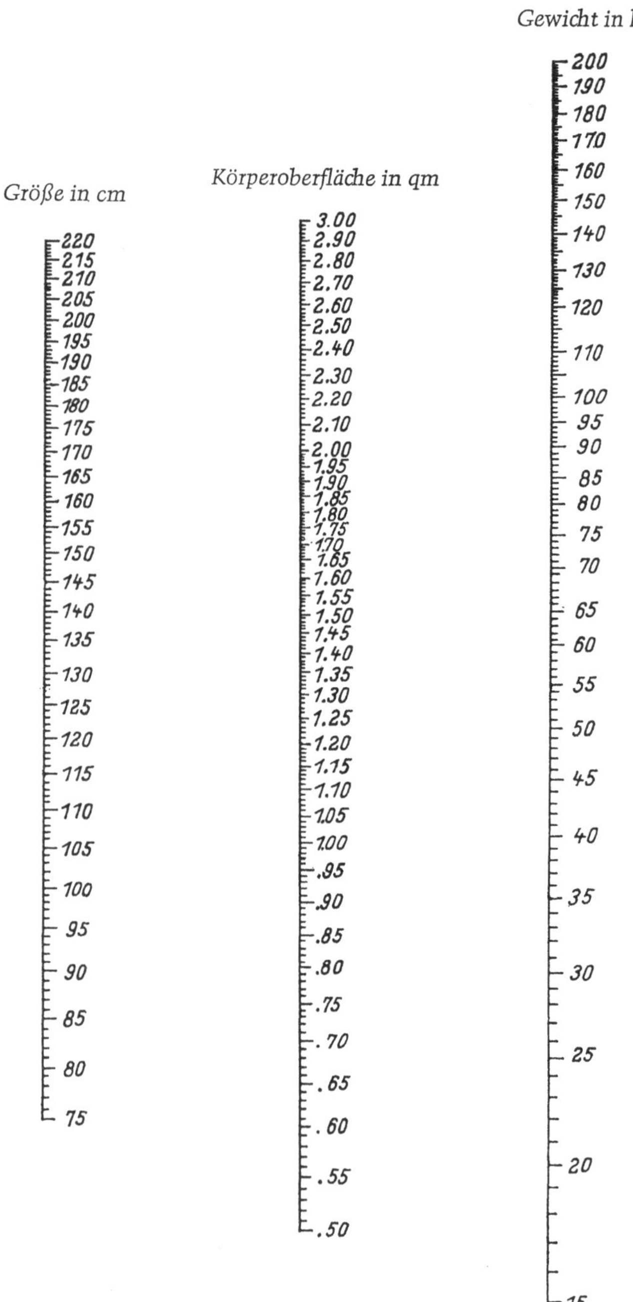

Tabelle 9: Nomogramm zur Bestimmung der Körperoberfläche aus Größe und Gewicht (Erwachsene)

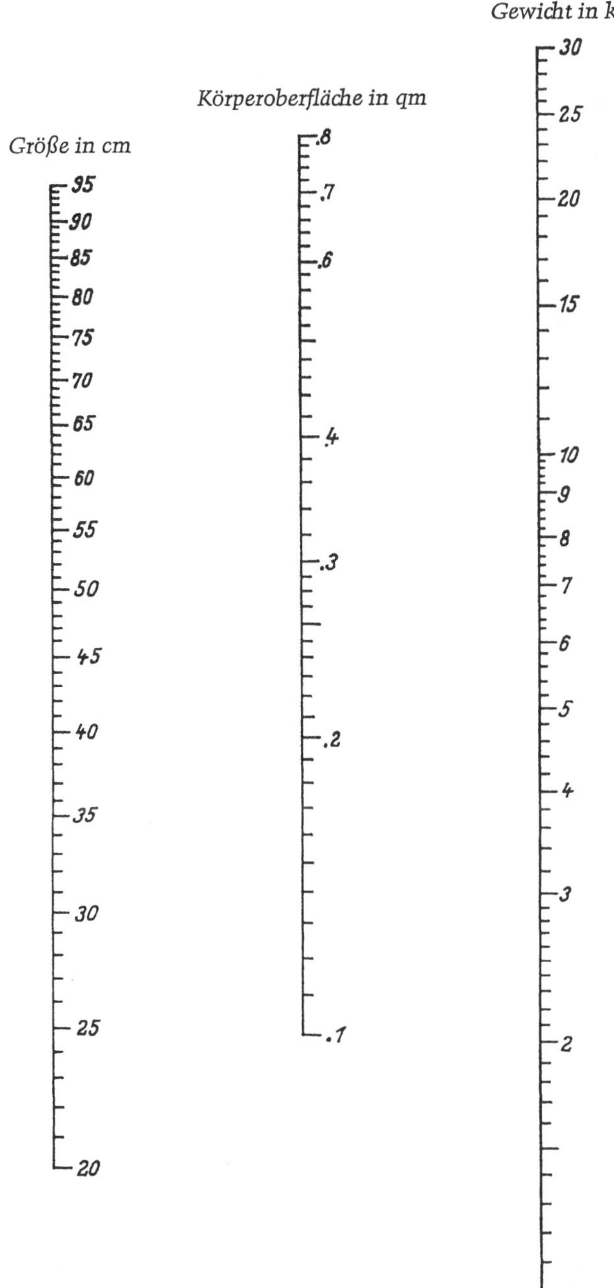

Tabelle 10: Nomogramm zur Bestimmung der Körperoberfläche aus Größe und Gewicht (Kinder)

ein pathologischer Kurvenverlauf ohne ein gleichzeitiges erhöhtes Blutzuckertagesprofil für einen Diabetes mellitus nicht beweisend sein kann.

δ) Der Kortison-Glukosebelastungsversuch

Je nach Autor wird hier in einem bestimmten Abstand vor der Glukosegabe die ein- bzw. zweimalige Verabreichung eines Kortisonpräparates empfohlen. Damit glaubt man eine gewisse provokatorische Wirkung gegenüber diabetischen Symptomen zu erreichen.

Nach dem auf S. 25 u. 52 über das Kortison Gesagten ergibt sich aber, daß nicht nur die Vorgänge, die eine Diagnose ermöglichen, sondern auch die Faktoren, welche die Diagnose verwischen und erschweren können, durch die Kortisongabe gleichermaßen verstärkt werden, so daß diesem Test vorläufig wohl keine größere Bedeutung zukommt.

Wenn wir die Bilanz der genannten Blutzuckeruntersuchungen ziehen, kommen wir zu folgendem Ergebnis:

- Besteht neben den klinischen Zeichen eines Diabetes mellitus eine Erhöhung der Blutzuckerwerte im Tagesprofil über die Altersnorm hinaus und liegen weder Zeichen für eine schwere Arteriosklerose noch für eine Störung des Zuckerzentrums vor, muß ein Diabetes mellitus angenommen werden.
- Hat ein Blutzuckertagesprofil bereits eine Erhöhung des mittleren Blutzuckerwertes gezeigt, ergeben sich aus den anderen Blutzuckeruntersuchungen keine neuen Gesichtspunkte.
- Fehlen klinische Erscheinungen und eine Erhöhung der mittleren Blutzuckerhöhe, so spricht ein normaler Glukosebelastungsversuch ziemlich sicher gegen einen Diabetes, während ein pathologischer Glukosebelastungsversuch – selbst wenn er die 3. SD der Altersnorm aus irgendwelchen ungeklärten Gründen in einem oder mehreren Punkten überschreiten sollte (was aber wohl nur sehr selten der Fall sein wird) – einen Diabetes nicht beweisen kann.
- Ein erhöhter Nüchternblutzuckerwert spricht, vor allem im Wiederholungsfall, für einen Diabetes, während normale Nüchternblutzuckerwerte einen Diabetes niemals ausschließen können.

Zum *Nachweis* eines Diabetes mellitus werden wir also das Blutzuckertagesprofil heranziehen, während wir zum *Ausschluß* eines Diabetes eine Glukosebelastungsprobe durchführen.

e) Die Azetonbestimmung im Blut

Sie interessiert nur, wenn kein Urin gewonnen werden kann, und erlaubt bei positivem Ausfall die gleichen Schlüsse wie der Nachweis von Azeton im Urin.

Der folgende, einfache, halbquantitative Test kann empfohlen werden:

Man füllt ein feines Glasröhrchen oder einen Tropfenzähler mit Clinoreaktiv-Aceton (Labor. Clin-Comar, Paris.) und läßt in die feine Öffnung einen Tropfen Blut einfließen. Sobald das Serum sich vom Blutkuchen abgesetzt hat und in das Pulver einsickert, entsteht bei Anwesenheit von Ketonkörpern eine violette Färbung, wie wir sie von der Urinuntersuchung auf Azeton her kennen. Das Ergebnis ist nach wenigen Minuten ablesbar.

Etwas umständlicher, weil nur mit Serum oder Plasma möglich, ist die Azetonbestimmung mit Ketostix (Ames), die ebenfalls eine halbquantitative Beurteilung erlaubt.

3. Sonstige Untersuchungen

Um die Wirksamkeit der therapeutischen Maßnahmen und den Verlauf der Erkrankung etwas besser beurteilen zu können, empfiehlt es sich, bei der Erstdiagnose des Diabetes und in der Folgezeit in 6- bis 12monatigen Abständen eine Reihe von Untersuchungen durchzuführen, die zwar für den Diabetes nicht spezifisch sind, aber einen Einblick in Vorgänge erlauben, die mit ihm in Zusammenhang stehen können.

Folgende Untersuchungen kommen dafür in Frage:
im *Blut:* Cholesterin, Rest-Stickstoff, Gesamtlipide und freie Fettsäuren, Proteine, Elektrophorese;
im *Urin:* Eiweiß, Kältealdehyd, Sedimentbefund.
Herz- und Kreislauf: Augenfundus, Blutdruck, Konjunktivalmikroskopie bei Diabetikern unter 30 Jahren, EKG bei solchen über 30 Jahren.
Sonstiges: Lebergröße, Gewichtskontrolle, Zustand des Gebisses, Größenkontrolle beim Kind und beim Jugendlichen.

III. Die Differentialdiagnose des Diabetes mellitus

A) Polyurie und Polydipsie

Außer beim Diabetes mellitus findet man sie

- bei der Potomanie, einem krankhaften Trinkzwang;
- beim Diabetes insipidus hypophysarius, bei welchem der Mangel an Pitressin eine höhere Konzentration des Urins unmöglich macht und Urinmengen bis zu 15 Litern und mehr pro Tag ausgeschieden werden;
- beim angeborenen pitressinresistenten Diabetes insipidus, der schon bald nach der Geburt – und zwar in seiner schweren Form nur bei Knaben – auftritt und durch eine mangelhafte Ansprechbarkeit der Nieren auf Pitressin verursacht ist;
- beim erworbenen pitressinresistenten Diabetes insipidus, der als Folge komplexer Nierenschädigungen beim Menschen jeden Alters auftreten kann;
- beim Hyperparathyreoidismus;
- bei der Hyperthyreose.

B) Reduzierende Substanzen im Urin

1. Glukose

a) Glukosurie ohne Blutzuckererhöhung

Hat ein Blutzuckertagesprofil normale oder niedrige Werte ergeben und findet sich trotzdem in sämtlichen Urinportionen Glukose, liegt eine renale Ursache der Glukosurie vor.

Beträgt die 24-Stundenausscheidung an Glukose mehr als 10 g, fehlen Albuminurie und sonstige Zeichen einer Nierenerkrankung und liegt das Serum-Ionogramm im Normbereich, kann man mit ziemlicher Sicherheit einen Diabetes mellitus renalis annehmen. Es handelt sich dabei um ein erbliches Leiden, das mit dem echten Diabetes mellitus nichts zu tun hat und auf einer Störung der tubulären Glukose-Rückresorption beruht. Bei einer stärkeren Aktivierung der Glukoneogenese infolge des laufenden Zuckerverlustes können Glukosebelastungsproben zu sehr hohen Blutzuckerwerten führen und die Differentialdiagnose dem echten Diabetes mellitus gegenüber erschweren. Das Vorkommen eines Diabetes mellitus renalis in der Aszendenz erleichtert die Diagnose.

Leichte Glukosurien findet man vor allem bei gewissen Tubulopathien, z. B. im Gefolge der Galaktosämie und Fruktosurie (s. u.), des de Toni-Debré-Fanconisyndroms u. a. m. Hier besteht neben der Glukoseausscheidung meist auch eine Aminazidurie und Phosphaturie, häufig sind die Konzentrationsfähigkeit und die Säure-Eliminierung der Nieren gestört.

Während der Schwangerschaft kann infolge einer stärkeren Nierendurchblutung die Nierenschwelle für Zucker erniedrigt sein, so daß Glukosurien auftreten können.

Schließlich ist auch noch an die alimentäre Glukosurie zu denken. Etwa 5 % der gesunden Bevölkerung haben nach dem »Tee«, einer kohlenhydratreichen und die Nierendurchblutung fördernden Mahlzeit, etwas Zucker im Urin.

b) Glukosurie mit Blutzuckererhöhung

Neben einem echten Diabetes mellitus kommen hierfür folgende Störungen in Frage:

- Unreife des Zuckerzentrums beim jungen Säugling (ein Diabetes mellitus vor dem 6. Lebensmonat ist extrem selten);
- Gefäßmißbildungen im Bereich des Zuckerzentrums;
- Intoxikationen und Infektionen (vor allem Staphylokokkenerkrankungen und Röteln) bei kleineren Kindern;
- Reaktive Hyperglykämien mit Glukosurie im Anschluß an das azetonämische Erbrechen bei Kindern;
- Akute Dehydratationen, sekundäre Hypokaliämie nach langanhaltendem Erbrechen, Vergiftungen mit Salizylaten, Kohlenoxyd, Barbituraten u. a.;
- Gehirntumoren, Gehirntraumen, Basalmeningitiden und Enzephalitiden (hier manchmal Hyperglykämien von mehreren 100 mg%);

- Der Myokardinfarkt, bei dem man oft schlagartig eine Erhöhung des Blutzuckers finden kann, wohl als Ausgleich gegenüber der verminderten Herzleistung und damit schlechteren Blutversorgung des Gehirns;
- Leberzirrhosen und schwere Hepatitiden. Sie können – vor allem postprandial – Blutzuckererhöhungen und pathologische Verläufe der Glukosebelastungsproben, allerdings kaum eine Erhöhung des Nüchternblutzuckers hervorrufen;
- Schließlich kann auch ein Phäochromozytom auf dem Weg über die Adrenalinausschüttung zu Hyperglykämien und zu Glukosurie führen.

Da mit verschiedenen Blutzuckerbestimmungsmethoden nicht nur die Glukose, sondern auch die Galaktose und Fruktose erfaßt werden, können die im nächsten Abschnitt genannten Verwertungsstörungen dieser Substanzen – vor allem da sie in schweren Fällen mit einer Glukosurie einhergehen können – einen Diabetes mellitus vortäuschen.

2. *Andere reduzierende Substanzen*

Die ALKAPTONURIE ist die Folge einer erblich bedingten Störung des Tyrosinabbaus.

Bei der GALAKTOSÄMIE, einem ebenfalls erblichen Leiden, besteht bereits bei der Geburt ein Mangel an Glukotransferase, der zur Anhäufung von Galaktose-1-Phosphat in allen Geweben und dadurch zu deren Schädigung führt.

Nach verschieden langer Zeit, meist bereits wenige Tage oder Wochen nach der Geburt, kommt es zu folgenden Erscheinungen: Als Frühsymptome schwer deutbare Unverträglichkeitszeichen oder hypoglykämische Zustände *nach* den Mahlzeiten, später finden sich Enzephalopathien mit Erregungszuständen und schlechter geistiger Entwicklung, Leberzirrhose und Ikterus, Aminazidurie und evtl. Glukosurie, Albuminurie, Anämie, Katarakt und Störungen des Allgemeinbefindens.

Das klinische Bild kann verschieden sein. Man unterscheidet

- schwere Formen mit allen genannten Symptomen, die ohne Behandlung bereits nach Monaten zum Tod führen;
- mittelschwere Formen, bei denen vor allem die Zirrhose und die Katarakt im Vordergrund stehen;
- leichte Formen, die durch Wachstumsstörungen oder Magendarmerscheinungen (Erbrechen, Unverträglichkeit von Milch) gekennzeichnet sind.

Die Diagnose der Galaktosämie beruht vor allem auf dem papierchromatographischen oder chemischen Nachweis von Galaktose im Urin und der Neigung zu Hypoglykämien bei gleichzeitiger Hypergalaktosämie. Da die üblichen Blutzuckerbestimmungsmethoden (HAGEDORN-JENSEN, SOMOGYI-NELSON) neben der Glukose auch die Galaktose mitbestimmen, muß bei Verdacht auf das Vorliegen einer Galaktosämie neben den genannten Methoden auch noch eine glukosespezifische Reaktion (z. B. die halbquantitative Schnellbestimmungsmethode Dextrostix AMES oder die Glukoseoxydase – bzw. Hexokinasemethode) durchgeführt werden. Unterläßt man diese Kontrolle und übersieht dadurch die bestehende

Hypoglykämie, kann man fälschlicherweise zur Diagnose eines Diabetes mellitus (hohe Werte der Blutzuckerbestimmung nach HAGEDORN, Glukose im Urin als Folge der Tubulusschädigung) kommen. Bei der bereits vorliegenden hypoglykämischen Ausgangslage können dann Insulingaben den Tod herbeiführen.

Die FRUKTOSURIE ist ebenfalls Folge einer erblich bedingten Enzymstörung. Man unterscheidet zwei Formen:

- Die essentielle Fruktosurie, bedingt durch einen Mangel an Leberfruktokinase. Es erfolgt keine Umwandlung der Fruktose in Fruktose -1- Phosphat, die Fruktose reichert sich im extrazellulären Raum an und wird durch die Nieren ausgeschieden. Die Störung ist selten, harmlos und bedarf keiner Behandlung
- Die FRUKTOSEINTOLERANZ. Sie beruht auf einem Mangel an Phospho-fruktoaldolase bei normaler Fruktokinase, so daß sich das Fruktose-1-Phosphat in den Geweben anreichert und dort seine toxische Wirkung entfaltet. Die klinischen Erscheinungen ähneln denen der schweren Galaktosurie, im Vordergrund stehen Hypoglykämien, die ein bedrohliches Ausmaß annehmen können. Auch sonst gilt sinngemäß das für die Galaktosämie Gesagte.

Nach starkem Verzehr von Fruktose oder Saccharose kann es auch beim Gesunden zu einer leichten Ausscheidung von Fruktose mit dem Urin kommen.

DIE PENTOSURIEN. Es handelt sich um eine harmlose, besonders bei der jüdischen Rasse häufiger vorkommende Störung im Glukuronsäurestoffwechsel, welche die fälschlich behauptete Diabeteshäufigkeit bei Juden erklärt.

Eine Pentosurie kann auch bei Gesunden nach Verzehr größerer Obstmengen vorkommen.

IV. Klinische Formen des Diabetes mellitus

Wie in früheren Kapiteln wiederholt dargelegt, muß der Ausdruck »Diabetes mellitus« als symptomatischer Begriff betrachtet werden und sagt zunächst nichts über die tieferen Ursachen der Erkrankung im Einzelfalle aus.

Diese Ursachen eindeutig festzustellen, ist mit unseren heutigen diagnostischen Mitteln manchmal nicht möglich. Außerdem können sie sich kombinieren und bei unzureichender Behandlung gegenseitig verstärken.

Der behandelnde Arzt hat also nicht immer einen pathogenetisch eindeutig geklärten Fall vor sich, sondern meist ein klinisches Bild, das zwar erfahrungsgemäß einer oder mehreren »Diabetesursachen« zugeordnet werden kann, bei dem aber im Einzelfall oft erst aus dem Erfolg oder Mißerfolg der Behandlung das ursächlich vorherrschende Element erkannt wird.

Im Folgenden sollen die wichtigsten klinischen Formen des Diabetes mellitus sowie die ihnen meist zugrunde liegende Störung und die sich daraus ableitende Behandlungsrichtung aufgeführt werden.

A) Der »Diabète maigre«, der schwere Diabetes vom jugendlichen Typ

Er befällt, wie sein Name sagt, vorwiegend normal- oder untergewichtige Menschen in den ersten Lebensjahrzehnten, kann, wenn auch extrem selten, bereits beim wenige Wochen alten Säugling vorkommen und tritt nach dem 40. Lebensjahr, im Gegensatz zu den anderen Diabetesarten, immer seltener auf. Patienten mit einer Erstmanifestation des Diabetes vor dem 15. Lebensjahr gehören praktisch immer, solche, bei denen das Leiden vor dem 40. Lebensjahr auftritt, zu einem beträchtlichen Teil in die genannte Gruppe. Insgesamt macht sie etwa 20 % aller Diabetesfälle aus.

Zugrunde liegt dieser Form ein Versagen der Insulinproduktion, das einen zunächst mehr oder weniger ausgeprägten Mangel, nach wenigen Jahren aber meist ein völliges Fehlen von endogenem Insulin zur Folge hat.

Unter den auslösenden Momenten spielt die Fettsucht eine völlig untergeordnete Rolle, von Bedeutung sind aber alle übrigen bereits genannten Faktoren (Infektionen, Unfälle, Operationen, hormonale Störungen, Schwangerschaft, seelische Belastung etc.).

Der Beginn ist meist akut, erste Kennzeichen pflegen Polyurie, Polydipsie, und schließlich eine zunehmende Abmagerung zu sein. Unterbleibt in diesem Zustand die Diagnose, kann sich – durch zusätzliche körperliche oder psychische Belastungen oft beschleunigt – rasch eine Ketose bzw. ein diabetisches Koma entwickeln.

Die Behandlung muß in der ein- bis mehrmals täglichen, dem Bedarf möglichst sorgfältig angepaßten Insulinzufuhr bestehen.

Der Verlauf ist durch eine mehr oder weniger ausgeprägte Labilität gekennzeichnet. Es besteht eine deutliche Insulinempfindlichkeit, die Gefahr von Hypoglykämien einerseits und starken Hyperglykämien mit Ketoseneigung andererseits ist groß und kann bis zum Bild des »Brittle-Diabetes« führen.

Als Spätkomplikationen drohen vor allem Mikroangiopathien (Retinopathie, Nephropathie).

Eine Prophylaxe dieser Diabetesform scheint derzeit nicht möglich.

B) Der »Diabète gras«, der Diabetes des Plethorikers

Er befällt vorwiegend übergewichtige Menschen jenseits des 40. Lebensjahres und stellt den größten Teil der nach diesem Zeitpunkt auftretenden Diabetesfälle sowie etwa 75 % sämtlicher Erkrankungen an Diabetes mellitus.

Sein Auftreten steht fast immer in ursächlichem Zusammenhang mit einer ausgeprägten Fettsucht. Die anfangs in den meisten Fällen stark erhöhten Seruminsulinwerte und der sich nach längerem Fasten normalisierende Blutzuckerwert sprechen dafür, daß eine gewisse Überlastung der peripheren Glukoseaufnahme am Beginn der Störung steht, wobei dann die anhaltenden Hyperglykämien zu einer starken Reizung und schließlich sekundär zu einer Erschöpfung der insulinproduzierenden Pankreaszellen führen.

Der Beginn pflegt langsam, schleichend zu sein, oft führen erst Diabetesfolgen wie rezidivierende Pyelitiden, Neuritiden, Hautinfektionen wie Furunkel, Zahnbetteiterungen etc. zum Arzt.

Die Behandlung besteht in erster Linie in einer restriktiven Diat, welche eine Normalisierung des Körpergewichtes zum Ziel hat und auch durch gleichmäßige Verteilung der Mahlzeiten über den Tag stärkere postprandiale Hyperglykämien zu vermeiden sucht.

Bleibt auch bei normalisiertem Körpergewicht der Diabetes bestehen, ist durch äußere Insulinzufuhr bzw. durch den Versuch einer Steigerung der endogenen Insulinproduktion mittels Sulfonylharnstoffen dem in diesen Fällen gleichzeitig bestehenden bzw. sekundär entstandenen Insulinmangel Rechnung zu tragen.

Die Einleitung einer Insulinbehandlung vor Normalisierung des Körpergewichtes ist insofern problematisch, als dadurch die Fettsucht gefördert werden und ein circulus vitiosus entstehen kann.

Der Verlauf zeichnet sich durch eine relativ ausgeprägte Stabilität der Stoffwechsellage und die fehlende Neigung zu Hypoglykämien und Ketosen aus.

Durch Normalisierung des Körpergewichtes kann in vielen Fällen – wie die mageren Kriegs- und Notjahre gezeigt haben – der Diabetes zum Verschwinden gebracht werden.

Als Spätkomplikationen drohen neben den diabetes-spezifischen Augen- und Nierenschäden vor allem arteriosklerotische Gefäßveränderungen in den verschiedenen Bereichen.

Bei Menschen, die erhöhte postprandiale Blutzuckerwerte, aber einen normalen Nüchternblutzucker aufweisen, kann prophylaktisch durch eine konsequent durchgeführte Normalisierung des Körpergewichtes der Ausbruch eines klinisch manifesten Diabetes häufig verhindert werden.

C) Der Altersdiabetes

Mitunter findet man bei älteren, arteriosklerotischen Menschen gelegentlich einer anderweitig bedingten Untersuchung eine leichte Erhöhung des Blutzuckers, manchmal mit Glukosurie kombiniert. Oder es bestehen infolge einer erhöhten Nierenschwelle für Glukose trotz fehlender oder nur geringer Glukosurie Blutzuckerwerte, die nach den Mahlzeiten einiges über 200 mg% betragen können. Oft liegt gleichzeitig eine Blutdruckerhöhung vor, manchmal tritt die Blutzuckererhöhung aber erst auf, wenn der Blutdruck infolge nachlassender Herzleistung oder als Ergebnis einer Hochdruckbehandlung absinkt.

Nicht selten bestehen bereits »diabetische« Spätkomplikationen (Zerebralsklerose, periphere Durchblutungsstörungen), die aber in vielen Fällen mehr als direkte Folgen der Arteriosklerose denn als diabetische Erscheinungen betrachtet werden müssen.

Ursache der Hyperglykämie ist hier vor allem die mangelhafte Glukoseversorgung der Gewebe infolge arteriosklerotischer Verengerungen der Arterien, welche vom Organismus zunächst durch eine Blutdruckerhöhung und dann oftmals durch eine »Anreicherung« des Blutes mit Glukose kompensiert werden muß. Neben dieser gefäßbedingten Komponente ist aber in vielen Fällen zusätzlich eine alters-, bzw. arteriosklerosebedingte Pankreasschwäche und oft auch Übergewicht ursächlich von Bedeutung.

Therapeutisch ergeben sich bei dieser Diabetesform folgende Konsequenzen:

Ist der Patient übergewichtig, kann eine Normalisierung des Körpergewichtes zu einer Besserung des Stoffwechselgleichgewichtes führen.

Ist er aber normal- oder untergewichtig, d. h. kann die Stoffwechselarbeit von dieser Seite her nicht erleichtert werden, muß man darauf Rücksicht nehmen, daß eine leichte Hyperglykämie für den alten, arteriosklerotischen Menschen ein notwendiger Ausgleichsmechanismus sein kann. Ähnlich wie forcierte Blutdrucksenkungen können auch zu starke Blutzuckersenkungen (sei es durch Insulin, sei es durch andere blutzuckersenkende Substanzen) die ohnehin kritische Ernährung der Gewebe, vor allem des Gehirns und der Extremitäten, erschweren und zu beträchtlichen Störungen führen (Zerebralinsulte, Gangrän etc.).

Erste Zeichen der mangelhaften Glukoseversorgung der Gewebe sind – trotz erhöhter Blutzuckerwerte – Müdigkeit und Abgeschlagenheit, und bereits bei Blutzuckerwerten von 150 mg% und darüber sind bei Arteriosklerotikern schwere hypoglykämische Schocks beobachtet worden.

Ist bei solchen Patienten die Glukoneogenese infolge einer Leberzirrhose oder aus anderen Gründen beeinträchtigt, muß die Erfordernishyperglykämie sogar mit äußeren Maßnahmen (z. B. häufigen kleinen glukosehaltigen Mahlzeiten) aufrecht erhalten werden.

D) Der Diabetes des Neugeborenen und des jungen Säuglings

Er ist äußerst selten und stellt diagnostisch und differentialdiagnostisch ein großes Problem dar. Da eine Polydipsie meist wegen der festgelegten Milchmenge nicht zum Ausdruck kommt und eine Polyurie leicht übersehen wird, bleiben als hinweisende Momente:

- das Vorkommen von Diabetes mellitus in der Aszendenz;
- Dehydratationszustände, die weder durch Erbrechen noch durch Dyspepsie erklärbar sind;
- ein geringes Geburtsgewicht;
- Abmagerung trotz guten Trinkens;
- unstillbarer Hunger bzw. Durst.

Differentialdiagnostisch ist in erster Linie an eine Galaktose – bzw. Fruktoseintoleranz zu denken, die beide auch mit einer Glukosurie und einer vermeintlichen Hyperglykämie einhergehen können (siehe Abschnitt Differentialdiagnose).

Eine Sicherung der Diagnose ist oft erst aus dem Verlauf möglich, da auch transitorische Dehydratationen hohe Blutzuckerwerte, Neigung zu Glukosurie und Ketonurie aufweisen können und durch Insulin evtl. beeinflußbar sind.

Therapeutisch kommen laufende kleinste Insulingaben unter häufiger Kontrolle des Blutzuckers (Dextrostix) in Frage.

Daß durch die Schwierigkeiten von Diagnose und Therapie die Prognose eines in den ersten Lebensmonaten auftretenden Diabetes mellitus wesentlich verschlechtert wird, ist selbstverständlich.

E) Der leichte kindliche Diabetes

Wenngleich für den kindlichen Diabetes die Schwere der Erscheinungen und die absolute Notwendigkeit einer Insulinbehandlung typisch sind, gibt es dennoch ganz vereinzelt klinisch und biologisch gesicherte Fälle, die keine oder nur eine ganz geringe Insulinzufuhr benötigen und nicht einmal während der Entwicklungsjahre eine Erhöhung der Insulindosis notwendig machen.

F) »Flüchtige« Diabetesformen

Es kann vorkommen, daß ein eindeutig diagnostizierter Diabetes mellitus nach längerer oder kürzerer Zeit wieder verschwindet. Man findet dies vor allem unter den folgenden Bedingungen:

- Beim älteren, übergewichtigen Diabetiker. Hier kann, wie oben gezeigt wurde, eine Normalisierung des Körpergewichtes zu einem Abklingen aller diabetischen Symptome führen.
- Ein klinisch manifester Schwangerschaftsdiabetes kann nach Beendigung der Schwangerschaft wieder verschwinden.
- Bei Kindern wird manchmal eine Zweiphasigkeit der Erkrankung beobachtet. Man findet zunächst alle Zeichen eines vielleicht sogar schweren Diabetes, bei dem die Einleitung einer Insulinbehandlung zu einer Besserung und unter Umständen sogar zu einem Abklingen aller Diabeteszeichen führt.

In diesen Fällen handelt es sich zum Teil nur um eine momentane Erholung des Pankreas, das nach einem verschieden langen Zeitraum – beim schweren Diabetes des Jugendlichen nach Wochen oder Monaten, beim Schwangerschaftsdiabetes erst nach Jahren oder überhaupt nicht mehr – erneut dekompensiert.

Neben den durch einen vorübergehenden Insulinmangel bedingten Diabetesformen gibt es aber auch solche, die entweder vaskulär (beeinträchtigte Kreislaufleistung nach einem Herzinfarkt, starke Dehydratation) oder zerebral (Tumor, Enzephalitis, Traumen etc.) bedingt sind. Hier findet sich neben der Hyperglykämie keine Ketonkörperausscheidung, während der Insulinspiegel stets erhöht ist. Und die Blutzuckererhöhung klingt mit Beseitigung ihrer Ursache wieder ab.

BEHANDLUNG DES DIABETES MELLITUS

I. Ziel und Möglichkeiten der Behandlung

Bereits Jahrzehnte alte therapeutische Gewohnheiten haben bei der Behandlung des Diabetes mellitus zu einer gewissen Einheitlichkeit und damit zu einem Gefühl der Sicherheit geführt: Die *Diät*, mit oder ohne Insulin, bzw. seit neuestem mit oder ohne blutzuckersenkende Substanzen, wird als Grundlage der Behandlung betrachtet. (Diese Einheitlichkeit ist übrigens nur scheinbar, denn bei genauerer Analyse der verschiedenen »Schulen« innerhalb der Diabetologie sind mitunter starke Abweichungen zu bemerken.)

Wenn man davon ausgeht, daß sich das Bemühen des Arztes darauf richten muß, den durcheinander geratenen Stoffwechsel des Diabetikers zu normalisieren und die *Krankheit* zu überwachen, fällt es auf, daß dies häufig mit einer fast ausschließlichen *Überwachung der Diät* verwechselt wird.

Dabei kann nur das Herbeiführen möglichst physiologischer Bedingungen dem Zuckerkranken ein weitgehend normales Leben gestatten und wahrscheinlich sogar das Auftreten degenerativer Komplikationen, wenn schon nicht verhindern, so doch wenigstens hinausschieben (wenngleich auch hier merkwürdige Tatsachen, wie das gleichzeitige Auftreten von sogenannten degenerativen Komplikationen mit den üblichen Erscheinungen des Diabetes zur Vorsicht bei der Interpretation dieser Komplikationen mahnen).

Um diese physiologische Einstellung muß sich nicht nur der Arzt, sondern vor allem der Patient bemühen, und dieser sollte deshalb – wir werden noch darauf zurückkommen – dazu erzogen werden, seine Behandlung so weitgehend wie möglich selbst in die Hand zu nehmen.

Die Mittel, die uns zur Behandlung eines Diabetes grundsätzlich zur Verfügung stehen, sollen an einem kleinen Beispiel verdeutlicht werden:

Wenn ein Pferdefuhrwerk im Sumpf stecken bleibt, kann man

- einen Teil der Ladung über Bord werfen, soweit es sich um entbehrliche Güter handelt;
- von der Peitsche Gebrauch machen, falls die Pferde noch Kraftreserven besitzen und nicht bereits am Zusammenbrechen sind;
- ein weiteres Pferd vorspannen, bzw. das erschöpfte Gespann vorübergehend oder ganz durch ein anderes ersetzen;
- die genannten Möglichkeiten teilweise oder insgesamt kombinieren.

Beim Auftreten eines Diabetes mellitus haben wir therapeutisch die Möglichkeit,

- dem Organismus ganz allgemein »das Leben zu erleichtern«, d. h. alle psychischen und physischen Belastungen (z. B. jedes Übergewicht) auszuschalten;

- das Pankreas mit Hilfe blutzuckersenkender Substanzen »anzuregen«, falls diese Substanzen – wie es zumindest heute im allgemeinen angenommen wird – dazu in der Lage sind und überhaupt noch eine Leistungsreserve des Pankreas besteht;
- die fehlende Insulinmenge von außen zuzuführen und dadurch das Pankreas zu entlasten;
- die Kombination der genannten Möglichkeiten zu versuchen.

Die therapeutischen Maßnahmen müssen dabei im Einzelfall der jeweils vorliegenden Art von Diabetes entsprechen:

- Soweit lediglich ein Mangel an wirksamem Insulin vorliegt, – und darum handelt es sich bei rund 20% der Diabetiker, nämlich bei praktisch allen Jugendlichen und einem kleineren Teil der Erwachsenen – besteht die Behandlung in der äußeren Zufuhr von Insulin. In diesen Fällen eine restriktive Diät zu verordnen wäre ein Fehler, und selbst die genaue Berechnung der Kost erübrigt sich.
- Im Gegensatz dazu ist beim übergewichtigen Diabetiker, dessen Gewebe trotz reichlichen endogenen Insulinangebotes nicht in der Lage sind, die im Überschuß aufgenommene Nahrung rasch genug zu assimilieren, eine restriktive, unterkalorische Kost die Grundlage der Behandlung und Voraussetzung aller sonstigen therapeutischen Maßnahmen.
- Eine infolge arteriosklerotischer Gefäßveränderungen notwendig gewordene Erhöhung des Blutzuckerniveaus muß respektiert werden, wenngleich man sich auch hier bemühen wird, postprandiale Zuckerspitzen zu vermeiden (daher die Bedeutung häufiger, kleiner, kohlehydrathaltiger Mahlzeiten). Ähnliches gilt für einen Teil der Hyperglykämien, die durch zerebrale oder kardiale Prozesse bedingt sind.

Die Wirksamkeit der Behandlung läßt sich am besten an ihrem Erfolg bemessen. Es ist deshalb notwendig, alle faßbaren Kriterien regelmäßig zu überprüfen und sich nicht nur auf gelegentliche Blutzuckeruntersuchungen zu beschränken:

- Allgemeinzustand, körperliche Leistungsfähigkeit und geistige Spannkraft geben einen guten, summarischen Überblick über die Wirtschaftlichkeit des Energiehaushaltes.
- Die in bestimmten Abständen notwendigen biologischen Untersuchungsmethoden, die auf S. 73 im einzelnen angeführt sind, erlauben einen gewissen Einblick in Einzelfunktionen des Stoffwechsels, die beim Diabetes mitbetroffen sein können.
- Eine besondere Bedeutung, vor allem beim schweren insulinpflichtigen Diabetes, kommt den regelmäßigen, mehrmals am Tag durchzuführenden Untersuchungen des Urins auf Glukose und Azeton zu. Mit ihrer Hilfe können wir die durch die Unzulänglichkeit der Behandlung bedingten Blutzuckerschwankungen erfassen, sich anbahnende Stoffwechselzusammenbrüche sowie die Gefahr hypoglykämischer Zustände frühzeitiger erkennen und mit den entsprechenden Maßnahmen für eine Wiederherstellung des Stoffwechselgleichgewichtes sorgen.

Das therapeutische Ziel hängt jeweils von der Diabetesart ab:

a) Beim »Überlastungsdiabetes« muß die Glukosurie vollständig und anhaltend zum Verschwinden gebracht werden und man kann von einer zufriedenstellenden Behandlung nur sprechen, wenn der Blutzucker weitgehend der Altersnorm angepaßt ist.

b) Beim Insulinmangeldiabetes muß man trotz aller Bemühungen um eine Normalisierung des Stoffwechsels die Tatsache berücksichtigen, daß hier – vor allem beim Kind – stärkere Blutzuckerschwankungen unvermeidbar sind. Hier wird man die Qualität der Behandlung etwa folgendermaßen klassifizieren:

- Gute Behandlung: Fehlen jeden Auftretens von Azeton, leichte Glukosurie von 10–20 g pro Tag, möglichst gleichmäßig über den Tag verteilt (auf die man beim Erwachsenen ohne Hypoglykämieneigung und mit nur geringem Insulinbedarf verzichten kann), vor den Mahlzeiten weitgehend normaler Blutzuckerwert, postprandiale Hyperglykämie unter 250 mg%, Cholesterin und Lipidspiegel im Serum normal, Fehlen von Durst und Polyurie, beim Kind normale Größen- und Gewichtsentwicklung. Gelegentliche leichte Hypoglykämien sind unbedeutend und manchmal der notwendige Preis für eine scharfe Einstellung.
- Mittelmäßige Behandlung: Zuckerausscheidung öfters über 20–40 g pro Tag, gelegentliches Auftreten von Azeton im Urin, Durst und Polyurie, sowie häufigere hypoglykämische Zustände.
- Schlechte Behandlung: Häufiges Auftreten von Azeton, Durst und Polyurie, Vorkommen von Azidoketosen und schweren Hypoglykämien.

II. Die Diät

A) Die Abmagerungsdiät

Die Durchführung einer Abmagerungskur ist immer sehr langwierig und keineswegs einfach. Voraussetzung für einen Erfolg ist die aktive Mitarbeit des Patienten, der die biologischen Grundlagen der Diät verstehen und daraus feste Lebensgewohnheiten formen muß.

Man wird ihm also nicht eine bis ins einzelne detaillierte Kostvorschrift mitgeben, sondern ihm eingehend erklären, auf welche Weise er selbst für eine ausgeglichene und seiner Lage angepaßte Ernährung sorgen kann. Grundsätzlich soll diese eine genügende Menge an Eiweiß, essentiellen Fettsäuren und Vitaminen enthalten, dagegen nur so wenig Kohlehydrate und Fett, daß der Organismus auf seine eigenen Reserven zurückgreifen muß.

Der Eiweißbedarf des Erwachsenen liegt bei rund 1 g/kg Körpergewicht pro Tag, der des Kindes höher. Die tägliche Eiweißmenge soll dabei nicht auf einmal, sondern auf die Mahlzeiten verteilt zugeführt werden.

Die Fettzufuhr soll 1 g/kg Sollgewicht pro Tag nicht überschreiten, wobei der Fettgehalt des Fleisches, der Eier, der Wurstwaren (der 30 bis 40 g pro Tag ausmachen kann) berücksichtigt werden muß. Viele Ernährungswissenschaftler messen der Zufuhr ungesättigter Fettsäuren – selbstverständlich im Rahmen der Gesamtfettmenge – Bedeutung zu.

Der Kalorienbedarf eines gesunden Erwachsenen von 70 kg beträgt bei mittlerer Aktivität pro Tag etwa 2000 Kalorien. Diätvorschriften, die auf einer Basis von 2400 oder noch mehr beruhen, sind unter normalen Arbeitsbedingungen zu hoch und enthalten meistens zu viel Fett. Eine überhöhte Fettzufuhr ist aber nach Ansicht vieler Autoren für Gefäßveränderungen verantwortlich.

Praktische Durchführung

Wenn der Organismus eines Erwachsenen ein Eiweißminimum von etwa 1 g/kg *Sollgewicht* und höchstens die gleiche Fettmenge benötigt, bedeutet dies für einen Menschen mit einem *Sollgewicht* von beispielsweise 70 kg eine Eiweißration von 70 g sowie rund 40 g sichtbares Fett (die restliche Fettmenge findet sich unsichtbar in den Nahrungsmitteln).

Die Kalorienzahl beträgt damit bereits

70 g Eiweiß	70 × 4	= 280 Kalorien
70 g Fett	70 × 9	= 630 Kalorien
		910 Kalorien

Will man dem betreffenden Menschen eine Kost von 2000 Kalorien täglich verordnen, bleiben für Kohlehydrate noch etwa 1100 Kalorien = rund 270 g übrig.

Ist mit dieser Kalorienzahl die erwünschte Gewichtsabnahme von etwa 0,5 bis 1 kg pro Monat nicht zu erzielen, kann die Kohlehydratmenge um 50 oder sogar 100 g pro Tag reduziert werden, was dann einer Tageskalorienzahl von 1800 bzw. 1600 entspricht.

Erweist sich schließlich eine noch weitergehende Kostverminderung als nötig, kann man durch vorübergehenden Verzicht auf die 40 g sichtbares Fett nochmals 360 Kalorien täglich einsparen. In diesem Falle wird aber die zusätzliche Zufuhr von fettlöslichen Vitaminen (vor allem von Vit. A, B_1, B_2 und D) erforderlich.

Der Patient soll sich, besonders in der ersten Zeit, täglich wiegen und das Gewicht sowie die genaue Nahrungsmenge in einem Heft vermerken. Auf diese Weise hat er stets eine Kontrolle über den Erfolg seiner Bemühungen und wird die oft sehr mühsame Abmagerungskur mit mehr eigener Verantwortung und vielleicht auch mit mehr Freude durchführen.

Vielfach wird aus psychologischen Gründen empfohlen, wenigstens in den ersten Wochen das Salz völlig aus der Nahrung wegzulassen, um damit eine rasche Gewichtsabnahme zu erzwingen. Dieses Vorgehen ist aber nicht unbedingt ratsam, da die eigentliche Schwierigkeit ja nicht darin besteht, dem Organismus rasch einige Liter Extrazellulärflüssigkeit zu entziehen und damit während der ersten Wochen eine eindrucksvolle Gewichtsabnahme zu erreichen, sondern vielmehr darin, dem betreffenden Patienten neue Ernährungsgewohnheiten beizubringen, damit die überflüssigen Fettpolster im Rahmen einer verstärkten Glukoneogenese abgebaut werden. Es genügt also, eine salz*arme* Kost zu empfehlen und vom Genuß natriumreicher Mineralwässer abzuraten. Der Patient selbst braucht aber Geduld und die Einsicht, daß ein tägliches Defizit von 360 Kalorien nur zu einer täglichen Gewichtsabnahme von 360 : 9 = 40 g führen kann und man sich somit begnügen muß, wenn die Gewichtsabnahme pro Monat nicht viel mehr als 1 kg beträgt.

Wasser kann in beliebiger Menge getrunken werden, Alkohol und süße Getränke sollten wegen ihres Kalorienreichtums (1 Liter Bier enthält ca. 500 Kalorien, 1 Liter Wein etwa gleich viel, 1 Liter Branntwein oder Whisky das 5- bis 6fache) überhaupt nicht genossen werden.

Abmagerungsmittel sind im allgemeinen überflüssig und nach Möglichkeit nicht zu verordnen.

Körperliche Bewegung sollte weder übertrieben noch verboten werden. Sicher ist es günstig, wenn sich der Patient durch eine mäßige bis starke sportliche Betätigung in Form hält. Übergewichtige aber zu sportlichen Spitzenleistungen zu zwingen führt meist nur zu verstärktem Appetit und der Patient gerät in einen circulus vitiosus. Denn wenn 1 Std. raschen Gehens etwa 300 Kalorien, d. h. etwa 33 g Fett verbrennt, so wird diese Kalorienzahl bereits durch 150 g Brot dem Körper wieder zugeführt.

Aufgabe des Arztes bei einer Abmagerungskur ist es,

- dem Patienten den Einfluß des Übergewichtes auf den Diabetes anschaulich zu erklären und ihn zur Mitarbeit zu gewinnen;
- ihm ein Gefühl für Zweckmäßigkeit bzw. Unzweckmäßigkeit der verschiedenen Nahrungsstoffe zu vermitteln (z. B. ist ein hartgekochtes Ei nicht mit einem weichgekochten Ei zu vergleichen. Auch die Verdauung ist ein energiefordernder Prozeß und der Kalorienverbrauch durch die Verdauung schwerverdaulicher Stoffe beachtlich!);
- ihm die Berechnung der Kost beizubringen und die Bedeutung dieser Maßnahme überzeugend darzulegen;
- den Verlauf der Abmagerung ärztlich zu überwachen.

Der Patient aber muß sich die Mühe machen, an Hand einer der zahlreichen im Handel befindlichen Nahrungsmitteltabellen * solange die Zusammensetzung seiner Kost zu berechnen, bis sein Ernährungsstil sich auf die oben beschriebenen Grundsätze einer Normalkost eingespielt hat und sein Gewicht etwas unter das Alterssoll zurückgegangen ist (siehe Tabelle 12).

* z. B. Kleine Nährwerttabelle der Deutschen Gesellschaft für Ernährung, Umschau-Verlag; H. Schall, Kleine Nahrungsmittel-Tabelle, Verlag Johann Ambrosius Barth, Leipzig.

	erlaubt	*verboten*
Milchprodukte	Magermilch, Magerkäse, Magerquark, Joghurt (wenig)	Vollmilch, Kondensmilch, Käse mit mehr als 50% Fett i. T., Rahm
Fleisch	Rind, Kalb, Leber Kaninchen, gegrilltes Huhn, Magerschinken	Schwein, fetter Hammel, anderes fettes Fleisch, Gans, Ente, Truthahn, Wurstwaren, Ragou
Fisch	alle mageren Fische	alle fetten Fische
Eier	hart- und weichgekocht, verlorene Eier	Spiegel- und Rührei, Omelette, Mayonnaise-Eier
Fette	nur Pflanzenmargarine und Öle in berechneter Menge	alles übrige Fett
Teigwaren	Kartoffeln und altbackenes Brot in berechneter Menge	frisches Brot, Teigwaren, Pommes-frites etc.
Früchte	frisches Obst in berechneter Menge	Trockenobst (Nüsse, Backpflaumen, Feigen, Datteln, Mandeln, Bananen, Kastanien, Rosinen, Sirup und Marmeladen)
Gemüse	alle außer Oliven	Oliven, Trockengemüse
Nachtisch	frisches Obst	Süßigkeiten
Getränke	Wasser, Tomatensaft, Zitronensaft	Alkohol, Fruchtsäfte, fette Fleischbrühe etc.

Tabelle 11: Erlaubte und unerlaubte Nahrungsmittel bei einer Abmagerungskur

Ist das Übergewicht einmal verschwunden, klingt häufig auch die Hyperglykämie teilweise oder sogar ganz ab (77% nach JOSLIN), Blutdruck und Cholesterinspiegel zeigen ebenfalls eine fallende Tendenz und die Insulin- bzw. Tablettendosis kann verringert werden bzw. wird überflüssig.

Selbstverständlich ist es von größter Bedeutung, das einmal erreichte Sollgewicht nicht wieder zu überschreiten und damit eine erneute Verschlechterung des Diabetes zu provozieren. Deshalb sind auch weiterhin regelmäßige Gewichtskontrollen, Disziplin im Essen, notfalls sogar Fortführung der genauen Kostberechnung notwendig.

Körpergröße	Männer	Frauen
148		43.8–48.9
149		44.1–49.4
150		44.5–50.0
151		45.1–50.5
152		45.6–51.0
153		46.1–51.6
154		46.7–52.1
155		47.2–52.6
156		47.7–53.2
157	53.3–58.2	48.2–53.7
158	53.8–58.9	48.8–54.3
159	54.3–59.6	49.3–54.8
160	54.9–60.3	49.9–55.3
161	55.4–60.9	50.4–56.0
162	55.9–61.4	51.0–56.8
163	56.5–61.9	51.5–57.5
164	57.0–62.5	52.0–58.2
165	57.6–63.0	52.6–58.9
166	58.1–63.7	53.3–59.8
167	58.6–64.4	54.0–60.7
168	59.2–65.1	54.7–61.5
169	59.9–65.8	55.4–62.2
170	60.7–66.6	56.1–62.9
171	61.4–67.4	56.8–63.6
172	62.1–68.3	57.5–64.3
173	62.8–69.1	58.3–65.1
174	63.5–69.9	59.0–65.8
175	64.2–70.6	59.7–66.5
176	64.9–71.3	60.4–67.2
177	65.7–72.0	61.1–67.8
178	66.4–72.8	61.8–68.6
179	67.1–73.6	62.5–69.3
180	67.8–74.5	63.3–70.1
181	68.5–75.4	64.0–70.8
182	69.2–76.3	64.7–71.5
183	69.9–77.2	65.4–72.2
184	70.7–78.1	66.1–72.9
185	71.4–79.0	66.8–73.6
186	72.1–79.9	
187	72.8–80.8	
188	73.5–81.7	
189	74.4–82.6	
190	75.3–83.5	
191	76.2–84.4	
192	77.1–85.3	
193	78.0–86.1	
194	78.9–87.0	
195	79.8–87.9	

Je nach Schwere des Knochenbaues können die Werte um 3 bis 4 kg nach oben bzw. unten abweichen.

Tabelle 12: Idealgewicht (in kg) in Abhängigkeit von der Körpergröße bei Männern und Frauen (nach Metropolitan Life Insurance Company, Statistical Bulletin, Bd. 40 (1959)

B) Die Kohlehydratbeschränkung

Wenn wir bisher von einer allgemeinen Einschränkung der Kalorienzahl gesprochen haben, wie sie bei rund 75 % der Diabetiker erforderlich ist, so galt diese Einschränkung selbstverständlich auch für die Kohlehydratmenge.

Nun kann aber auch eine spezielle Einschränkung der Kohlehydratzufuhr therapeutisch von Bedeutung sein, und zwar beim nichtketotischen Diabetes vom »Überlastungstyp« des normalgewichtigen oder normalgewichtig gewordenen Erwachsenen.

Die verminderte Zufuhr von Glukose (und deren Vorstufen) ist hier aus zwei Gründen von Bedeutung:

1. Vom klinischen Standpunkt her hat das Unterdrücken der postprandialen Hyperglykämie und Glukosurie zweifellos den Vorteil, daß dadurch Durst und Urinmenge zurückgehen, was für den Patienten eine große Erleichterung bedeutet, und der lästige Pruritus und die durch die Glukosurie begünstigten aufsteigenden Harnwegsinfektionen zum Verschwinden gebracht werden.
2. Biologisch gesehen verhindert das Fehlen der postprandialen Hyperglykämien die Schübe von reaktiver Hyperinsulinämie, die für den Augenblick zu einer Appetitsteigerung und auf die Dauer eventuell zu einer Erschöpfung der insulinbildenden Pankreaszellen führen kann.

Eine Diät, die arm an Glukose und deren Vorstufen (z. B. Stärke) ist, die jedoch eine relativ große Menge Fruktose enthalten kann, findet ihre Rechtfertigung in einer Besserung des Blutzuckertagesprofils, im Fehlen stärkerer Blutzuckeranstiege nach den Mahlzeiten und damit auch im Fehlen einer Glukosurie.

Nur in den Fällen, in denen trotz korrekter Durchführung der besprochenen Diät der Blutzucker sich nicht ausreichend der Altersnorm annähert, oder aber bei Patienten, die sich nicht mit der erforderlichen Disziplin an die ihnen verordnete Diät halten, ist es sinnvoll, eine Zusatzbehandlung mittels blutzuckersenkender Tabletten zu versuchen. Die eigentliche Behandlung des »Überlastungsdiabetes« bleibt in jedem Falle die Diät.

III. Die Tablettenbehandlung

Der blutzuckersenkende Effekt verschiedener Stoffe (Walnuss, Blaubeere, Eukalyptus sowie einer Reihe synthetischer Drogen) ist seit langem bekannt. Bei den verschiedenartigen Nachteilen, die der Insulinbehandlung anhaften, bemüht man sich seit Jahrzehnten um die Entwicklung von Präparaten, die in Tablettenform eine Behandlung des Diabetes mellitus ermöglichen und die Zufuhr von Fremdinsulin überflüssig machen. Rein empirisch und ohne genauere Kenntnis ihres Wirkungsmechanismus wurden von den verschiedensten Forschern (Frank, Loubatières, Franke, Fuchs u. a.) eine größere Zahl von »blutzuckersenkenden Substanzen« versucht. Teilweise ist man wieder von ihnen abgekommen, weil sie schwere Nebenwirkungen erkennen ließen (z. B. das zunächst sehr verheißungsvoll erscheinende Synthalin, ein Guanidinpräparat), teilweise wurden sie weiterentwickelt und nehmen heute in der Diabetesbehandlung einen breiten Raum ein.

Bei diesen Substanzen können wir grundsätzlich zwei Gruppen unterscheiden, nämlich die Sulfonamide und die Biguanide. Die Meinungen über ihre Anwendbarkeit und Zweckmäßigkeit gehen weit auseinander und reichen von enthusiastischem Optimismus bis zu größter Zurückhaltung. Letztere wird vor allem damit begründet, daß man den genaueren Wirkungsmechanismus der Sulfonamide nur unvollkommen und den der Biguanide überhaupt nicht kennt, und daß man bei beiden Stoffen noch keine ausreichenden Erfahrungen mit der langdauernden Behandlung und den dadurch möglicherweise bedingten Schäden hat.

Einigkeit hingegen besteht darin, daß eine Behandlung mit blutzuckersenkenden Substanzen von vorneherein nur bei einem Teil der Diabetiker in Frage kommt und bei schwereren Diabetesfällen niemals das Insulin ersetzen kann. Nach einer Empfehlung des Expertenkomitees der Weltgesundheitsorganisation für Diabetes aus dem Jahre 1964 ist vor Einleitung einer Tablettenbehandlung zunächst der Versuch zu machen, durch eine Normalisierung des Körpergewichtes (kalorienmäßige Berechnung der Kost beim übergewichtigen Diabetiker) das Stoffwechselgleichgewicht wiederherzustellen. Diätetische Maßnahmen können durch die blutzuckersenkenden Substanzen allenfalls ergänzt, niemals aber ersetzt werden.

A) Die blutzuckersenkenden Sulfonamide

Allgemein nimmt man an, daß sie eine fördernde Wirkung auf die Insulinfreisetzung im Pankreas besitzen, soweit dieses überhaupt noch eine restliche Funktionsfähigkeit aufweist. Von manchen Autoren wird auch eine Insulinersparnis durch Hemmung der Insulinase bzw. die Aktivierung von an Eiweiß gebundenem Insulin vermutet.

In erster Linie kommt es aber zu einer Drosselung des Zuckerausstoßes aus der Leber und es kann durch neueste Untersuchungen (Reaven und Dray) als ziemlich gesichert gelten, daß die hepatogene Blutzuckererniedrigung sekundär zu einer Verringerung des Seruminsulinspiegels führt (und nicht zu dessen Erhöhung, wie man vermuten müßte, wenn die allgemein vertretene Auffassung von der pankreasanregenden Wirkung der Sulfonamide im Vordergrund stünde.

Im Handel sind mehrere Präparategruppen:

- das *Carbutamid* (BZ 55, Nadisan, Invenol, Antidiabeticum Haury, Glycidoral),
- das *Tolbutamid* (D 860, Rastinon, Artosin, Orinase, Dolipol),
- das *Chlorpropamid* (Diabenese, in Deutschland nicht im Handel),
- das *Glycodiazin* (Redul, ein Sulfapyrimidinabkömmling).

Ziel der Behandlung mit blutzuckersenkenden Sulfonamiden muß es sein, den Diabetes mindestens ebenso gut unter Kontrolle zu bekommen wie mit Insulin.

Ist das nicht oder nicht mehr möglich, darf die kleine Unannehmlichkeit der Spritze kein Hindernis sein, die Tablettenbehandlung abzubrechen und zur Insulinbehandlung zurückzukehren.

Es ist deshalb unerläßlich, auch bei der Tablettenbehandlung Urinuntersuchungen und sonstige biologische Kontrollen, die – zumindest in den ersten Monaten – öfters durch ein Blutbild ergänzt werden müssen, durchzuführen und kritisch zu beurteilen. Die Einfachheit der Tablettenbehandlung verführt leicht dazu, daß man ihr den Vorzug vor der Insulinbehandlung gibt, oder glaubt, mit ihrer Hilfe sich eine Abmagerungskur ersparen zu können, und viele Diabetiker haben schon dafür gebüßt, daß die Grundsätze der Indikationsstellung gerade in der ambulanten Praxis manchmal zu wenig beachtet werden.

I. *Indikation für die Sulfonamidbehandlung*

Ein Behandlungsversuch sollte nur beim leichten, nicht ketotischen Diabetes des über 40 Jahre alten Menschen gemacht werden, bei dem durch eine Normalisierung des Körpergewichtes die Hyperglykämie nicht beseitigt werden konnte. Die Erfolgsaussichten sind dabei beim sthenischen Patienten besser als beim asthenischen und verschlechtern sich mit der Dauer einer vorhergehenden Insulinbehandlung sowie überhaupt mit der Dauer des Diabetes bei Beginn der Sulfonamidmedikation.

Dennoch kann gerade bei älteren Menschen, bei denen die Insulinbehandlung nur unbefriedigende Ergebnisse gebracht hat, durch die Sulfonamide eine rasche Normalisierung der Blutzuckerverhältnisse herbeigeführt werden, manchmal allerdings nur vorübergehend.

2. *Gegenindikationen*

- Der Diabetes des Kindes und des jüngeren Menschen. Ausgedehnte Untersuchungen bei mehreren hundert diabetischen Kindern und Jugendlichen haben bei kritischer Betrachtung ausnahmslos Versager ergeben. Bei Erwachsenen unter 35–40 Jahren sind die Ergebnisse nur in seltenen Ausnahmefällen besser.
- Diabetiker, die bereits mehr als 25–30 E Insulin pro Tag benötigen. Bei ihnen ist die restliche Funktionsfähigkeit des Pankreas zu gering, als daß durch die Sulfonamide noch ein ausreichender Behandlungserfolg erzielt werden könnte. Hier gibt es aber Ausnahmen, nämlich jene Diabetiker, die zu Unrecht mit großen Dosen Insulin behandelt werden, während sie vor allem eine streng restriktive Diät benötigt hätten, und bei denen dann selbstverständlich – soweit die Abmagerung nicht ganz zum Ziele führt – ein Versuch mit Sulfonamiden gerechtfertigt erscheint.
- Die Tendenz zu Ketosen. Hier liegt die ausschließliche Domäne der Insulinbehandlung, wenn das Risiko eines Komas vermieden werden soll.

- Die Schwangerschaft, die eine außerordentlich sorgfältige Insulinsubstitution notwendig macht.
- Nierenschäden sowie alle sonstigen schwereren Erkrankungen.
- Jede stärkere Leucopenie, da unter der Sulfonamidbehandlung Agranulozytosen auftreten können.

3. *Anwendung und Dosierung*

Soweit die Indikation für die Sulfonamidbehandlung entsprechend den genannten Gesichtspunkten gestellt wurde, erübrigen sich im allgemeinen die Testverfahren zur Beurteilung der Behandlungsaussichten. Sichere Auskunft kann hier nur ein Behandlungsversuch geben.

a) Erstbehandlung des Diabetes

Sobald die Diagnose des Diabetes eindeutig gestellt ist, die Normalisierung des Körpergewichtes nicht gleichzeitig zur Normalisierung des Blutzuckers geführt hat und der Patient unter das Indikationsgebiet der Sulfonamide fällt, kann ambulant, wenn auch unter strenger ärztlicher Kontrolle, 3mal täglichen Urinuntersuchungen auf Zucker und Azeton sowie einigen Blutzuckerbestimmungen ein Behandlungsversuch gemacht werden.

Bei Verwendung von Carbutamid (z. B. Nadisan und Invenol, die je Tablette 0,5 g wirksamer Substanz enthalten) verabreicht man für 1 bis 2 Tage je 2 × 2 Tabletten, die nach dem Frühstück und nach dem Abendessen einzunehmen sind, und geht in den folgenden Tagen unter Kontrolle der Urin- und Blutzuckerbefunde entsprechend der eingetretenen Besserung mit der Dosis zurück. Die Erhaltungsdosis sollte 0,5 g (= 1 Tablette) täglich nicht überschreiten.

Für Tolbutamid (z. B. Rastinon, Artosin, welche ebenfalls pro Tablette 0,5 g wirksamer Substanz enthalten), gelten die gleichen Richtlinien, doch kann bei ihnen die Erhaltungsdosis 1 g (= 2 × 1 Tablette) täglich betragen.

Diabenese enthält pro Tablette 100 bzw. 250 mg wirksamer Substanz. Normalerweise kann die Gesamtdosis morgens verabreicht werden, bei Unverträglichkeitserscheinungen von Seiten des Magens kommt unterteilte Verabreichung nach den Mahlzeiten in Frage. Die Anfangsdosis liegt je nach Alter und Gewicht sowie Schwere der Erkrankung zwischen 250 und 500 mg täglich mit Rückgang bzw. Steigerung der Dosis um 50–100 mg alle 3–5 Tage je nach Ansprechen. Die Maximaldosis beträgt 500 mg pro Tag.

Bei Redul (1 Tablette = 0,5 g) beginnt man mit 6 Tabletten pro Tag, reduziert täglich um 1 Tablette bis auf eine Dosis von 3 Tabletten täglich. Bleibt der Stoffwechsel damit ausgeglichen, kann man nach einigen Tagen weiter reduzieren. Nach Möglichkeit sollte man mit 1 bis 2 (maximal 3) Tabletten pro Tag als Erhaltungsdosis auskommen, denn höhere Dosen führen kaum jemals zu einer gesteigerten Wirkung.

Im allgemeinen hat die Fortführung einer Sulfonamidbehandlung nur dann Sinn, wenn rasch ein eindeutiger Erfolg zu sehen ist. Patienten, die bereits zu

Beginn der Behandlung nur mangelhaft auf die Sulfonylharnstoffe ansprechen, entwickeln sich meist zu den sogenannten »Spätversagern«, die im Laufe von einigen Monaten dann doch auf Insulin umgestellt werden müssen.

Eine Kombination der Sulfonamidbehandlung mit Insulin erweist sich nur selten als zweckmäßig, solche Versuche sollten deshalb nicht zu lang ausgedehnt werden.

b) Umstellung von Insulin- auf Sulfonamidbehandlung

Sie sollte nur stationär erfolgen unter strenger Kontrolle von Blutzucker und Urinbefunden.

Soweit die ursprüngliche Insulinmenge nur gering ist (weniger als 10 E täglich), kann man sie abrupt weglassen und gleichzeitig die volle Dosis Sulfonamide verabreichen. Bei höheren Insulindosen empfiehlt sich am Tag des Behandlungsbeginnes mit Sulfonamiden die Verabreichung der halben Insulindosis.

Ist an diesem Tag der Urin zucker- und azetonfrei und der Blutzucker im Normbereich, kann man in jedem Falle am folgenden Tage mit der alleinigen Sulfonamidbehandlung fortfahren.

Zeigt sich dagegen eine Verschlechterung der Blutzuckerwerte und des Urinbefundes, muß – unter eventueller Fortführung der Sulfonamidmedikation – zunächst die Insulindosis gesteigert werden, bis zufriedenstellende Blut- und Urinwerte vorliegen.

Ist nach 3 bis 4 Tagen noch immer eine größere Insulinmenge nötig, kann der Versuch als ergebnislos abgebrochen und zur alleinigen Insulinbehandlung zurückgekehrt werden.

Nur in den Fällen, in denen durch eine Kombination von Insulin und Sulfonamiden eine erhebliche Insulineinsparung möglich wird und in denen durch die alleinige Insulinbehandlung keine befriedigende Einstellung möglich war, nun aber unter einer Kombinationsbehandlung erreichbar erscheint, ist die gleichzeitige Behandlung mit Insulin und Sulfonamiden sinnvoll.

Ergab hingegen die bloße Insulinbehandlung ein gutes Stoffwechselgleichgewicht, sollte von einer gemischten Behandlung abgesehen werden.

4. Komplikationen der Sulfonamidbehandlung

Sie sind ziemlich selten und im allgemeinen harmlos. Im einzelnen handelt es sich um:

- Leichte hypoglykämische Reaktionen, die vor allem in den ersten Behandlungstagen auftreten können. Ganz vereinzelt sind aber auch schwerste Hypoglykämien beobachtet worden, die eine sofortige Verabreichung von Glukagon bzw. eine intravenöse Glukosegabe notwendig machten;
- Relativ häufig treten – wie bei allen Sulfonamiden – allergische Erscheinungen auf, die sich (meist 8–10 Tage nach Behandlungsbeginn, aber auch später) in generalisierten scarlatiniformen Exanthemen, als Ekzeme oder als Urtikaria äußern und ein Absetzen des betreffenden Präparates erforderlich machen;

- Als große Seltenheit kann auch eine Leucopenie bzw. eine Agranulozytose auftreten;
- Die Möglichkeit von Leber- und Nierenschäden wird ebenfalls diskutiert.

Eine später evtl. notwendige Insulinbehandlung scheint durch die vorhergehende Sulfonamidbehandlung nicht erschwert zu werden.

B) Die Biguanide

Auch sie besitzen zweifellos eine blutzuckersenkende Wirkung, deren Mechanismus aber nicht eindeutig geklärt ist. Experimentelle Untersuchungen und klinische Beobachtungen sprechen noch immer in erster Linie für eine Blockierung von Zytochromen mit daraus folgender Steigerung der Milchsäurebildung. Dies hätte zwar einen verstärkten Glukoseeintritt in die Zellen, zugleich aber auch eine verringerte Energieausbeute, eine Beeinträchtigung der Glukoneogenese und eine Behinderung der Glykogenbildung in Leber und Muskulatur zur Folge. Nachdem unlängst bei Jugendlichen, bei denen die Konjunktivalmikroskopie eine genauere Analyse der Bindehautgefäße erlaubt, Gefäßalterationen unter der Biguanidbehandlung (bei sonst anscheinend ausgezeichnet eingestelltem Diabetes) festgestellt werden konnten, sind die Vorbehalte gegen ein Medikament, dessen Wirkung nur an einem einzigen Symptom, nämlich dem Blutzuckerspiegel, gemessen werden kann und sonst ungeklärt ist, weiter gewachsen.

Die Biguanide wirken nicht nur beim älteren Erwachsenen, sondern auch beim Jugendlichen – hier aber meist nur vorübergehend – blutzuckersenkend. Die von manchen Autoren behauptete günstige Wirkung bei stark schwankenden Blutzuckerwerten wird keineswegs allgemein anerkannt.

Wegen der häufig auftretenden Unverträglichkeitserscheinungen vor allem von seiten des Magens und Darmes mit Übelkeit, Erbrechen, Abgeschlagenheit und auch Durchfällen ist eine vorsichtig einschleichende Behandlung notwendig.

Man beginnt mit täglich 50 mg (1 Tablette Silubin, DB-comb etc., zur Mahlzeit einzunehmen) und steigert langsam bis zur Maximaldosis, die schon wegen der Nebenwirkungen meist auf 300 mg tgl. begrenzt ist.

Für die Biguanidbehandlung kommt der gleiche Patientenkreis in Frage wie für die Sulfonamidbehandlung, jedoch erst, wenn mit dieser alleine keine ausreichende Stabilisierung der Stoffwechsellage erreicht werden konnte.

Soweit in diesen Fällen nicht dem Insulin der Vorzug gegeben werden muß, wird – zusätzlich zu einer wirksamen, aber nicht ganz ausreichenden Sulfonamidbehandlung – vielfach die Gabe von kleinen Mengen Biguaniden empfohlen.

Eine alleinige Biguanidtherapie dürfte wohl kaum ratsam sein.

IV. Die Insulinbehandlung

A) Das Insulin

Es wurde von Banting und Best im Jahre 1921 entdeckt, von Abel 1925 erstmalig in Kristallform und von Hagedorn 1936 in Verbindung mit Verzögerungsstoffen hergestellt. Die chemische Struktur wurde von Sanger 1956 analysiert (siehe Abb. 12).

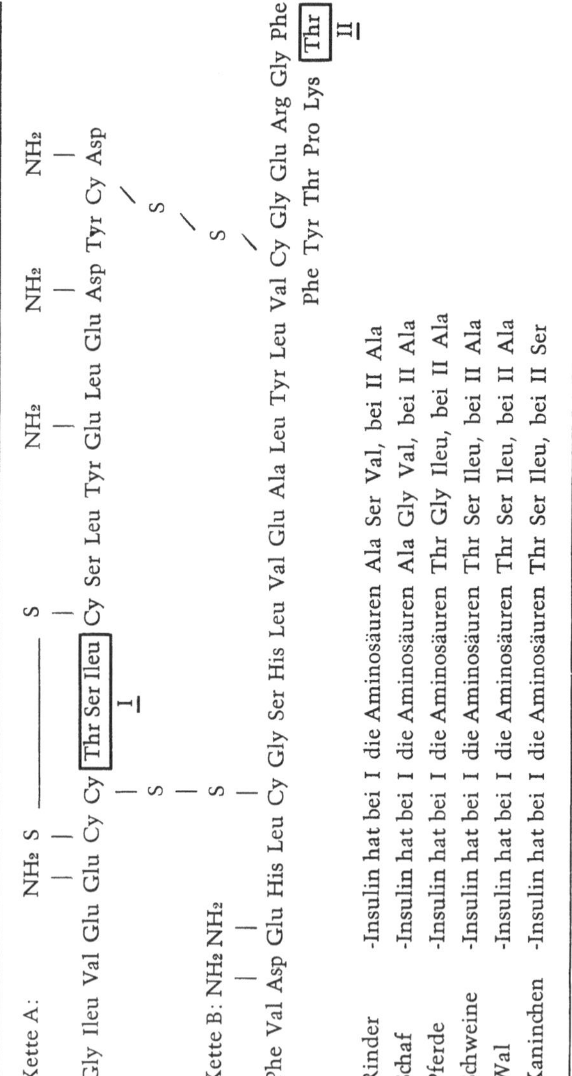

Abb. 12: Strukturformel des menschlichen Insulins (aus Sanger, in: Brit. Med. Bull. 1960).

1 Insulineinheit soll nach einer internationalen Vereinbarung die blutzuckersenkende Wirkung von 0,04082 mg Insulin besitzen, d. h. in 1 mg Kristallinsulin sollen 24,5 E enthalten sein. Dieser Reinheitsgrad wird heute von den meisten Firmenpräparaten erreicht.

Die Synthese des menschlichen Insulins scheint weitgehend gelungen zu sein, jedoch kann noch nicht daran gedacht werden, es auf den Markt zu bringen. Bis dahin haben wir zur Unterstützung bzw. zum Ersatz des körpereigenen Insulins das Insulin vom Rind, vom Schwein, in besonderen Fällen vom Hammel und – in Japan – vom Fisch zur Verfügung. Sie alle haben die gleiche chemische Grundstruktur wie das menschliche Insulin, unterscheiden sich aber von diesem und untereinander durch verschiedene Aminosäuren in Stellung 8, 9 und 10 der A-Kette.

Für die Gewinnung von 1000 E Insulin sind die Bauchspeicheldrüsen von etwa 2 Rindern, 8 Schweinen oder 12 Kälbern nötig. Der jährliche Weltbedarf liegt bei mehr als 5 Milliarden Einheiten.

Die Haltbarkeit des Insulins ist relativ gut. Bei Temperaturen um + 4 Grad verliert Altinsulin im Verlaufe eines Jahres nichts von seiner Wirksamkeit, bei Zimmertemperatur dagegen etwa 10 %.

Die Depotinsuline sind gegen Wärme und lange Lagerzeiten etwas empfindlicher, aber auch sie behalten im Kühlschrank bei Temperaturen um + 4 Grad lange eine gleichbleibende Wirkung. Die Verfallsdaten sind auf den Packungen vermerkt, wechseln von Präparat zu Präparat und überschreiten selten 2 Jahre.

Bei klaren Insulinlösungen zeigt sich durch Verfärbung, Schlierenbildung und Ausflockung, bei Insulinsuspensionen durch grobflockige Ausfällung an, daß das Präparat verdorben ist.

Bei Entnahme von Insulin mit in Wasser ausgekochten oder in Alkohol gelagerten Nadeln und Spritzen können Wasser- bzw. Alkoholreste in das Fläschchen gelangen und die Zusammensetzung der Lösung verändern, so daß die Insulinwirkung nachläßt. Dies ist wichtig vor allem bei Patienten, die nur kleine Insulinmengen spritzen und deshalb aus einer einzigen Flasche häufig Insulin entnehmen.

Insulin ist in Fläschchen zu 10 ccm im Handel, und zwar in einer Konzentration von 40 E/ccm oder 80 E/ccm (Vorsicht vor Verwechslung!). Es muß vor Temperaturen über 15 Grad und unter 0 Grad geschützt werden. Suspensionen sind vor Gebrauch gut zu schütteln, um die Teilchen gleichmäßig in der Flüssigkeit zu verteilen.

B) Die verschiedenen Handelsinsuline

Wir unterscheiden zwei Gruppen von Insulinen: die Altinsuline und die Verzögerungsinsuline.

1. Die Altinsuline

Sie werden meistens vom Rind gewonnen und sind als wasserklare Lösungen im Handel. Bei subkutaner Injektion tritt die Wirkung nach ca. 30 Minuten ein. Das Wirkungsmaximum ist nach etwa 2 Stunden erreicht, die Wirkungsdauer beträgt 6–8 Stunden. Bei intramuskulärer Injektion kommt es zu keiner, bei intravenöser Applikation zu einer deutlichen Beschleunigung des Wirkungseintritts und auch des Abbaus.

Wegen des normalerweise niedrigen pH-Wertes der Insulinlösungen (um 3) ist die Infusion per Dauertropf unzweckmäßig, da das Insulin in der weniger sauren Infusionsflüssigkeit ausfällt und sich am Boden der Flasche absetzen kann.

Eine gewisse Ausnahme macht das Aktrapid Novo. Es wird aus Schweinepankreas gewonnen und hat einen pH-Wert von etwa 7. Es hat vielleicht eine etwas weniger antigene und eine rascher eintretende Wirkung als die anderen Präparate.

Die Anwendungsgebiete der Altinsuline sind das Coma diabeticum, die Ersteinstellung eines Diabetikers sowie die Umstellung auf ein anderes Depotpräparat, akute Komplikationen wie chirurgische Eingriffe etc., vor allem aber auch das Auftreten von stärkeren Ketosen (die eine zusätzliche Altinsulinverabreichung notwendig machen) und die Bereitung von Misch- und Kombinationsinsulinen.

Altinsuline werden in Deutschland von den Firmen Brunnengräber, Hoechst, Hormon-Chemie, Novo und Organon hergestellt.

2. Die Verzögerungsinsuline

Ihre Herstellung erfolgt durch komplexe Bindung des Insulins an andere Substanzen wie Zink oder Protamin bzw. durch Kristallisationsverfahren, die zu einer reversiblen Ausfällung und dadurch langsameren Resorption an der Injektionsstelle führen oder aber das Insulinmolekül vorübergehend etwas verändern und so Beginn und Ablauf der Wirkung verlangsamen.

Auch die Depot-Insuline stammen größtenteils aus Rinderpankreas, können bei Bedarf und auf besondere Anforderung aber meist auch aus Schweinepankreas hergestellt werden. Das Insulin Semilente Novo stammt vom Schwein.

Über den Wirkungsablauf orientiert Abb. 13. Die Angaben können aber nur ein grober Anhaltspunkt sein, da die Wirkungsweise von Patient zu Patient Unterschiede aufweist.

Die Applikation kann subkutan erfolgen, bei den meisten Depotinsulinen ist aber die intramuskuläre Verabreichung vorzuziehen, da hier die Resorption gleichmäßiger verläuft und dem Auftreten von Lipodystrophien weitgehend vorgebeugt wird. Der Wirkungsablauf ist bei der intramuskulären und subkutanen Injektion gleich. Eine intravenöse Verabreichung hebt den Depotcharakter weitgehend auf.

Die Empfehlung, nicht mehr als 80 E täglich zu spritzen, ist insofern richtig, als man bei den meisten Patienten diesen Wert nicht zu überschreiten braucht. Ergibt sich aber bei Beachtung der weiter unten dargelegten Behandlungsgrundsätze die Notwendigkeit einer höheren Dosierung, bestehen dagegen keine ernstlichen Bedenken. Selbstverständlich erfordern so hohe Insulindosen dann eine ganz besondere Sorgfalt!

Der Anwendungsbereich der Depotinsuline liegt in der Dauerbehandlung des insulinpflichtigen Diabetes.

Beim Übergang von Alt- auf Depotinsulin ist normalerweise eine Erniedrigung der Dosis um 25–30 % notwendig.

Wir unterscheiden im einzelnen folgende Depotinsuline:

- Protamin-Zink-Insuline, die in Form einer Suspension im Handel sind. Handelsnamen: Deposulin Brunnengräber, Zink-Protamin-Insulin Novo;
- Die Insulin-Zink-Verbindungen, die in amorpher (schneller wirkend) oder kristalliner Form (langsamer wirkend) als Suspension vorliegen. Handelsnamen: Semilente Novo bzw. Ultralente Novo;
- Eine Insulin-Surfen-Verbindung, die als schwach saure, klare Lösung vorliegt und bei welcher der Insulin-Surfen-Komplex erst an der Injektionsstelle ausfällt. Handelsname: Depot-Insulin Hoechst klar;
- HG-Insulin. Eine klare Lösung von an Humanglobin gebundenem Insulin. Handelsname: HG-Insulin Hoechst;
- Iso-Insulin. Durch Oxycyanat vorbehandeltes Insulin, das nur in Kombination mit Altinsulin unter dem Namen Di-Insulin Novo im Handel ist;
- Reines kristallines Insulin. Eine Suspension von Insulinkristallen, die ohne Zusatz von Depot-Hilfsstoffen gewonnen werden. Ist nur in Mischung mit Aktrapid unter dem Namen Rapitard Novo im Handel.

3. Kombinations- und Mischinsuline

Da die genannten Insuline den im einzelnen sehr unterschiedlichen Bedürfnissen nicht immer gerecht werden können, ist es oftmals notwendig, sie untereinander zu mischen.

Um die für den Laien etwas umständliche Mischung von zwei verschiedenen Insulinen unnötig zu machen, hat die Industrie eine ganze Reihe von Kombinations- bzw. Misch-Insulinen entwickelt. Die Wirkung der beiden Insuline kann sich dabei einfach addieren (= Kombinations-Insulin), oder aber die entstehende Mischung besitzt einen neuen Wirkungsablauf, der zwischen dem der kurzwirkenden und dem der längerwirkenden Insulinkomponente liegt (= Misch-Insulin). Folgende Insulinmischungen bzw. -kombinationen sind bei uns im Handel:

- Komb-Insulin Hoechst, Mischung aus 1 Teil Alt- und 2 Teilen Depot-Insulin Hoechst klar (Misch-Insulin);
- Long-Insulin Hoechst, Mischung aus kristallinem und amorphem Insulin sowie Surfensalzen des Insulins;
- Depot-Insulin Horm, Mischung aus Kristallinsulin und Protamin-Zink-Insulin;

- Novo-Lente, Kombination von 30 % amorphem (Semilente) und 70 % kristallinem (Ultralente) Insulin (Kombinationsinsulin);
- Rapitard Novo, bestehend aus 75 % zusatzfreier Insulinkristalle und 25 % Aktrapid (Kombinationsinsulin);
- Di-Insulin Novo, in dem Altinsulin und Iso-Insulin im Verhältnis 1 : 1 vorliegen (Kombinations-Insulin).

In manchen Fällen erweist es sich als vorteilhaft, wenn vom Patienten selbst nicht nur die Gesamtmenge, sondern auch die Zusammensetzung des Insulins jeden Morgen aufgrund der noch zu besprechenden Kriterien neu festgelegt und dem vermutlichen Tagesbedarf angepaßt wird. Dieses Vorgehen verleiht der Insulinadaptation eine größere Geschmeidigkeit.

Technisch haben wir hierzu drei Möglichkeiten:

a) Man verabreicht gleichzeitig, aber an zwei verschiedenen Stellen des Körpers, eine Injektion Altinsulin und eine Injektion Depotinsulin, wobei man sicher geht, daß die beiden Insuline einzeln für sich wirken. Die Methode ist lästig und umständlich und wird deshalb nur ausnahmsweise angewandt.

b) Ähnlich ist die Verabreichung der beiden Insuline in getrennten Spritzen, aber mit Hilfe einer einzigen Injektion. Man injiziert zunächst das Depotinsulin tief intramuskulär, zieht sodann die Nadel ins subkutane Gewebe zurück, wechselt die Spritze und injiziert das Altinsulin.

c) Man mischt die beiden Insuline in einer einzigen Spritze und injiziert sie gemeinsam. Unproblematisch ist diese letztere Methode bei Verwendung von Insulinen, deren Wirkung durch das Zusammenmischen nicht verändert wird, z. B. bei Rapitard und Aktrapid, oder Semilente und Lente sowie Lente und Ultralente.

Verwendet man hingegen Insuline, die sich gegenseitig modifizieren, z. B. ein Protamin-Zink-Insulin und Altinsulin, oder Surfen-Insulin und Altinsulin, erhält man einen Wirkungsablauf, der nicht den beiden Einzelkomponenten entspricht und je nach Individuum und Mischungsverhältnis sein eigenes Gepräge hat. In diesem Falle wird nämlich ein Teil des Altinsulins an den Depot-Insulin-Komplex gebunden, so daß seine Wirkung sich verzögert. Auch hier läßt sich aber mit ein wenig Erfahrung im Einzelfall die Gesamtwirkung durch Änderung der Mengenverhältnisse der beiden Komponenten gut dem Bedarf anpassen, und die genannten Mischungen sind leicht zu handhaben und seit langem bewährt.

Andere Mischungen als die hier angeführten sind nicht zu empfehlen und bei der bestehenden Auswahl auch nicht notwendig. Nur Insuline der gleichen Firma sollten gemischt werden.

Die Kombination von Insulinen kann schließlich auch auf die Weise erfolgen, daß man bei zwei Insulininjektionen zu verschiedenen Tageszeiten jeweils ein anderes, dem Zweck besonders angepaßtes Insulin bzw. Insulingemisch verwendet, z. B. morgens eine Injektion Komb-Insulin mit dem etwas rascheren Wirkungsschwerpunkt und abends eine Injektion Depot-Insulin. Die Notwendigkeit für zwei tägliche Injektionen besteht aber bei guter Insulinauswahl und sorgfältiger Anpassung der Menge an den augenblicklichen Bedarf relativ selten.

Um die Wahl der geeignetsten Insuline zu erleichtern, bringt die Abb. 13 eine Übersicht über die verschiedenen Insulinarten und ihren etwaigen Wirkungsablauf.

C) Praktische Durchführung der Insulinbehandlung

Da dem Coma diabeticum ein eigener Abschnitt gewidmet ist, wird zunächst nur die Insulinbehandlung des nichtkomatösen Diabetikers besprochen.

Die Grundregeln dieser Behandlung sollen am Beispiel des schweren jugendlichen Diabetes erläutert werden, da bei ihm die Schwierigkeiten am deutlichsten sind und an Verständnis und Können des Arztes (und auch des Patienten bzw. dessen Eltern) die größten Anforderungen stellen. Die Erleichterungen und Vereinfachungen, die man sich beim Diabetes des Erwachsenen manchmal erlauben kann, lassen sich aus dem Gesagten sinngemäß ableiten und werden außerdem im Text kurz erwähnt.

Selbstverständlich wäre die Senkung des Blutzuckers auf normale Werte das ideale Behandlungsziel, wenn dabei nicht ständig die Gefahr von Hypoglykämien bestünde. So ist es, vor allem beim schweren Diabetes des jüngeren Menschen, wünschenswert – und auch das ist oft nur schwer zu verwirklichen –, den Blutzucker mit möglichst kleinen Schwankungen etwas unter der Nierenschwelle (soweit diese im Normbereich von 180 mg% liegt) zu halten. Damit liegt man bei der diabetesbedingten Unvermeidbarkeit von Blutzuckerschwankungen nicht zu nahe dem hypoglykämischen Bereich, ohne daß diese mäßige Hyperglykämie für den Organismus bereits eine zu große Belastung darstellte.

Die Verwirklichung unseres Zieles wird insofern erleichtert, als wir mit Hilfe der Urinuntersuchung beliebig oft und auf einfachste Weise feststellen können, ob der Blutzucker sich etwa in der gewünschten Höhe hält. Dies ist ein nicht zu unterschätzender Vorteil, der sich auf die Güte der Einstellung auswirkt.

Wir müssen bei der Behandlung zwei Perioden unterscheiden, die der *Einleitung* und die der *fortlaufenden Adaptation* der Insulinsubstitution.

1. Einleitung der Behandlung

Sie sollte nach Möglichkeit unter den normalen Lebensbedingungen des Patienten, also ambulant in der Praxis des Arztes, im Ambulatorium eines Krankenhauses oder in einer speziellen Diabetikerambulanz erfolgen. Macht dies größere Schwierigkeiten, ist der Krankenhausaufenthalt auf den unbedingt notwendigen Zeitraum zu beschränken.

Die Ersteinstellung eines Diabetikers muß mit einer gründlichen und wiederholten Belehrung des Patienten bzw. seiner Angehörigen einhergehen. Denn auch diese müssen die physiopathologischen Vorgänge bei Insulinmangel in ihren Grundzügen verstehen und es erfordert viel Einfühlungsvermögen und Geschick, hier nicht mit einer zu »wissenschaftlichen« Erklärung die Aufnahmefähigkeit des Laien zu überfordern.

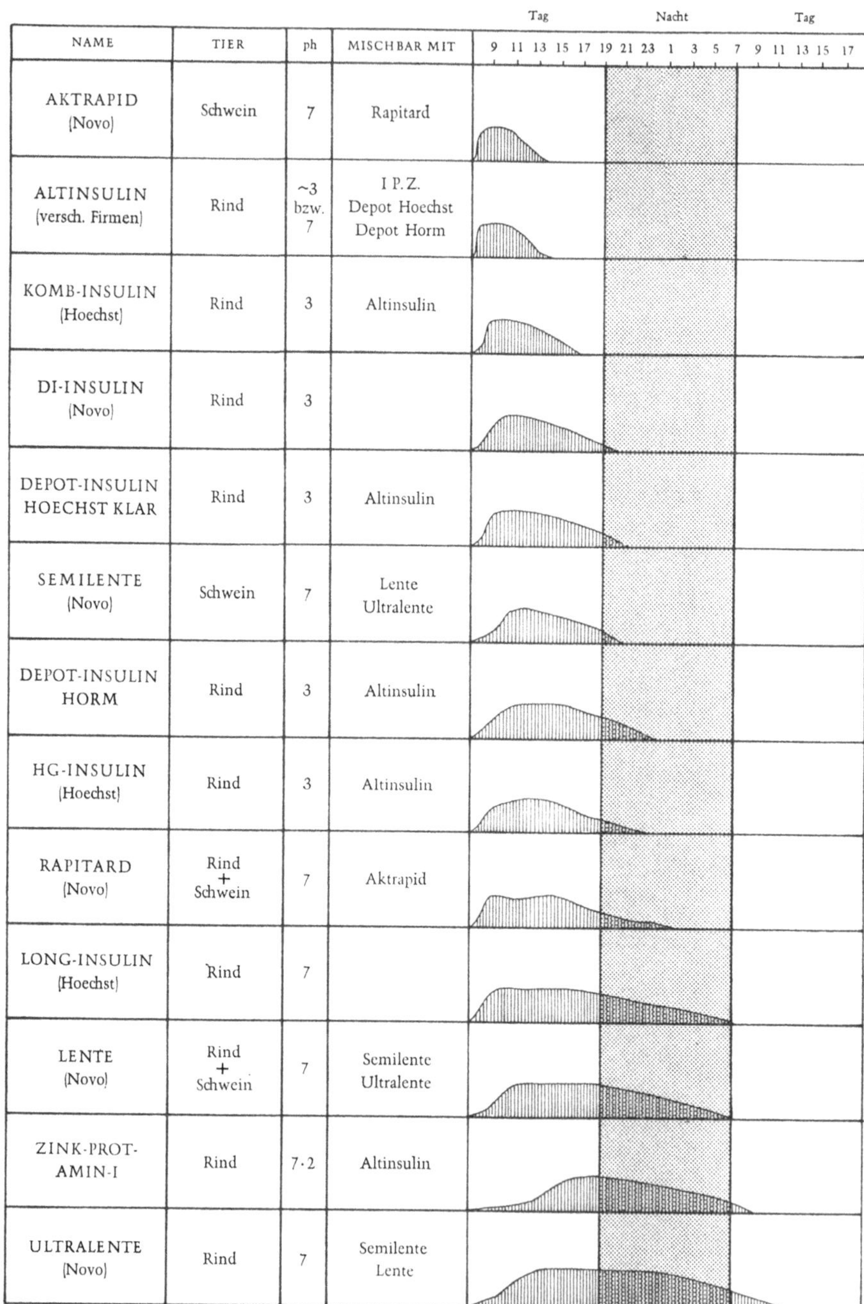

NAME	TIER	ph	MISCHBAR MIT	Tag / Nacht / Tag: 9 11 13 15 17 19 21 23 1 3 5 7 9 11 13 15 17
AKTRAPID (Novo)	Schwein	7	Rapitard	
ALTINSULIN (versch. Firmen)	Rind	~3 bzw. 7	I P.Z. Depot Hoechst Depot Horm	
KOMB-INSULIN (Hoechst)	Rind	3	Altinsulin	
DI-INSULIN (Novo)	Rind	3		
DEPOT-INSULIN HOECHST KLAR	Rind	3	Altinsulin	
SEMILENTE (Novo)	Schwein	7	Lente Ultralente	
DEPOT-INSULIN HORM	Rind	3	Altinsulin	
HG-INSULIN (Hoechst)	Rind	3	Altinsulin	
RAPITARD (Novo)	Rind + Schwein	7	Aktrapid	
LONG-INSULIN (Hoechst)	Rind	7		
LENTE (Novo)	Rind + Schwein	7	Semilente Ultralente	
ZINK-PROT-AMIN-I	Rind	7·2	Altinsulin	
ULTRALENTE (Novo)	Rind	7	Semilente Lente	

Abb. 13: Die wichtigsten Handelsinsuline und ihre wesentlichsten Eigenschaften

Die Belehrung des Patienten bedeutet einen Zeitaufwand von vielen Stunden für den Arzt. Kann dieser sich nicht die notwendige Zeit nehmen, resultiert daraus fast zwangsläufig eine unkorrekte Einstellung mit all ihren schwerwiegenden Sofort- und Dauerfolgen.

Von Geschick und Erfahrung des Arztes hängt auch die richtige Auswahl des für den einzelnen Fall geeigneten Insulins bzw. der zweckmäßigsten Insulinmischung ab. Infolge Änderungen des Krankheitscharakters kann dabei nach einer gewissen Zeit ein Wechsel des Insulins notwendig werden.

Folgende Ziele müssen in der ersten Zeit der Behandlung erreicht werden:

- Behebung einer evtl. bestehenden Ketose;
- Beseitigung von Polyurie und Polydipsie;
- Einpendeln auf eine Sicherheitsglukosurie von ca. 20 g in 24 Stunden, zumindest beim Kind und jüngeren Erwachsenen, um Hypoglykämien nach Möglichkeit zu verhindern;
- Abschätzen des Insulinmangels und der Höhe der Nierenschwelle für Glukose sowie Kontrolle der Einstellung mit Hilfe eines oder – in schweren Fällen – mehrerer Blutzuckertagesprofile;
- Durchführung einer Allgemeinuntersuchung unter besonderer Berücksichtigung der auf S. 73 genannten Punkte;
- gründliche Belehrung des Patienten bzw. seiner Familie über Wesen der Krankheit und Einzelheiten der in den verschiedenen Situationen zu ergreifenden Maßnahmen.

Handelt es sich um die Ersteinstellung eines frisch entdeckten und *schweren* Diabetes, so muß – vor allem bei bestehender Ketose – sofort mit der Insulinbehandlung begonnen werden (siehe S. 147).

Anderenfalls injiziert man am folgenden Morgen erstmalig eine Mischung von längerwirkendem Depot-Insulin und Altinsulin, z. B. Zink-Protamin-Insulin und Altinsulin im Verhältnis 1 : 1, oder Rapitard (evtl. mit einer kleinen Beimischung von Aktrapid) in einer Gesamtdosis von – je nach Schwere des Falles – *höchstens* $^1/_2$ E pro kg Körpergewicht, aber nicht mehr als insgesamt 30 Einheiten.

Sodann wird in vierstündigen Abständen der Urin halbquantitativ auf Zucker und Azeton (z. B. mittels Clinitest und Acetest Ames) untersucht.

Solange man bei diesen Untersuchungen noch Zucker und Azeton in unveränderter Menge vorfindet, injiziert man jeweils $^1/_5$ der morgendlichen Gesamtdosis, jetzt aber nur in Form von Altinsulin bzw. Aktrapid.

Sobald man bei einer dieser Untersuchungen einen deutlichen Rückgang des Azetons oder nur noch Glukose vorfindet, sind weitere Insulininjektionen zunächst unnötig.

Wird der Urin trotz Sistierens der Insulinverabreichung völlig zuckerfrei, ist die laufende Zufuhr kleiner Kohlehydratmengen (Obstsäfte, Obst, Brot etc.) erforderlich, bis wieder eine leichte Glukosurie auftritt.

Befindet sich am zweiten Tag noch Azeton und Zucker im Urin, steigert man das am Vortag verabreichte Insulingemisch um einige Einheiten und fährt mit den vierstündlichen Urinuntersuchungen und der entsprechenden zusätzlichen Altinsulingabe nach den im vorstehenden beschriebenen Regeln fort.

Ist das Azeton dagegen bereits verschwunden, werden die Grundsätze der täglichen Insulinadaptation (siehe weiter unten) angewandt.

Handelt es sich um die Umstellung eines früher nach anderen Methoden behandelten Diabetikers, liegt die Aufgabe meist darin, von mehreren Insulininjektionen auf eine einzige überzugehen und zugleich die evtl. unzweckmäßige Ernährungsweise zu korrigieren.

Dies erfolgt in zwei aufeinanderfolgenden Etappen:

Zunächst Normalisierung der Ernährung (siehe S. 127) bei mehrtägiger Verabreichung von 3 Injektionen Altinsulin pro Tag, deren Dosis an Hand der dreimal täglichen Urinuntersuchung und unter Berücksichtigung der bisherigen Insulindosis festgelegt wird. Die gesamte Altinsulindosis muß dabei rund 30% höher als die vorhergehende Depotinsulindosis liegen.

Sodann Übergang auf eine einzige Injektion einer Mischung von Alt- und Depotinsulin.

Kommt es unter 3 Injektionen von Altinsulin wiederholt in den frühen Morgenstunden zur Azetonausscheidung, zusammen mit stärkerer Glukosurie, ist abends anstatt Altinsulin ein nicht zu lange wirkendes Depotinsulin zu verwenden.

Hat sich nach Übergang auf eine Injektion die Wahl des Depotinsulins auch bei mehrtägiger Beobachtung als grober Fehlgriff erwiesen, ist Übergang auf ein Präparat mit günstigerem Wirkungsablauf notwendig.

Befindet sich im Abendurin eines »Umstellungstages« Azeton und viel Zucker, geht man vorübergehend auf die oben beschriebenen vierstündlichen Urinuntersuchungen und die sich daraus ergebenden Konsequenzen über, bis der Urin wieder azetonfrei ist.

Ist mit einer einzigen täglichen Insulininjektion eine befriedigende Stoffwechsellage auf die Dauer nicht zu erreichen, darf nicht gezögert werden, mehrere tägliche Insulininjektionen zu versuchen.

2. *Die tägliche Insulinadaptation*

Ihr Ziel ist die gleichmäßige, dem jeweiligen Bedarf möglichst gut angepaßte Insulinzufuhr. Sie kann und muß durch den Diabetiker selbst (bzw. bei Kindern durch deren Eltern) erfolgen. Aufgabe des Arztes ist es, ihre Durchführung zu überwachen, vor allem aber den Patienten mit den Grundsätzen dieser täglichen Insulinadaptation so vertraut zu machen, daß sie ihm in Fleisch und Blut übergehen, auch wenn dies oft viel Geduld und Zeit erfordert.

Das Prinzip:

Beim Gesunden hält die *Bauchspeicheldrüse* gewissermaßen automatisch einen Blutzuckerspiegel von etwa 100 mg% aufrecht, während der Diabetiker mit Hilfe von *Insulininjektionen* versuchen muß, einen möglichst normalen Blutzuckerspiegel herbeizuführen.

Auch wenn man nie den genauen Bedarf des kommenden Tages voraussagen kann, erleichtert die Berücksichtigung gewisser Umstände (auf die wir gleich zu sprechen kommen) die Festsetzung der morgendlichen Insulindosis und -zusammensetzung.

Nun sind bei der künstlichen Insulinzufuhr größere Blutzuckerschwankungen nicht zu vermeiden. Da die Gehirnzellen auf einen Mindest-Blutzuckerspiegel von durchschnittlich etwa 80–100 mg% angewiesen sind und bei niedrigeren Werten möglicherweise Schaden nehmen, ist es leider meist unvermeidbar, den Diabetiker etwas höher »einzustellen«, selbst wenn damit auf die Dauer gewisse Nachteile verbunden sind.

Im Einzelnen werden bei der Festsetzung der morgendlichen Insulindosis folgende Umstände berücksichtigt:

- Besonderheiten der letzten 24 Stunden wie starker Durst, große Urinmengen, nächtliches Wasserlassen als Zeichen der Hyperglykämie, oder aber starker Hunger bzw. anderweitig sich äußernde Unterzuckerzustände. Es empfiehlt sich, diese Besonderheiten im Behandlungsheft unter Angabe der Tageszeit und der näheren Umstände zu vermerken.
- Das Ergebnis der Urinuntersuchungen auf Zucker und Azeton, und zwar vor allem von Mittag und Abend des Vortages sowie der Morgenurinuntersuchung des betreffenden Tages selbst, das ebenfalls im Behandlungsheft vermerkt werden muß.
- Die Vorschau auf den Tagesablauf, z. B. Wanderungen oder sportliche Betätigung, Erkrankungen, Menstruation etc. Sie wirken sich bei den verschiedenen Diabetikern zwar nicht immer in gleicher Weise auf den Insulinbedarf aus, aber der einzelne Patient lernt seine Reaktion auf derartige Vorkommnisse relativ rasch kennen.

Mit Hilfe der genannten Daten kann man in etwa abschätzen, ob die bisherige Dosis ausreichend, zu gering oder zu hoch für den betreffenden Tag sein wird. Vor allem an Hand der Urinuntersuchungen, die einen recht guten Einblick in den Verlauf der 24-Stunden-Blutzuckerkurve geben, läßt sich ggf. ermessen, ob man nur die schneller wirkende Altinsulinkomponente oder das langsamer wirkende Depotinsulin oder alle beide erhöhen bzw. erniedrigen muß.

a) Steigerung der Insulindosis

Findet man eine stärkere Glukosurie, d. h. eine um oder über 2% liegende Zuckerkonzentration, zusammen mit einer erhöhten Urinmenge (in einer oder mehreren Urinportionen), so besagt dies, daß im betreffenden Zeitraum der Blutzucker um einiges über der Nierenschwelle für Zucker, also über 180 mg% lag und eine Erhöhung der Insulindosis erforderlich ist.

Betrifft die Glukosurie besonders die Vormittags- oder früheren Nachmittagsstunden, wird man die schneller wirkende Insulinkomponente (Altinsulin, Aktrapid, Semilente etc.), bei einer stärkeren Zuckerausscheidung während der Nacht aber die Depot-Komponente steigern.

Soweit nicht gleichzeitig eine Azetonurie besteht, soll die Steigerung der Insulindosis nicht überstürzt durchgeführt werden, denn oft handelt es sich auch bei stärkeren Hyperglykämien um nur kurzfristige Ereignisse. Finden wir aber an zwei aufeinanderfolgenden Tagen, womöglich zur gleichen Tageszeit, eine stärkere Glukosurie, können wir mit gutem Gewissen die Dosis steigern, ohne leichtfertig die Gefahr einer Hypoglykämie hervorzurufen.

Die Steigerung muß selbstverständlich in einem angemessenen Verhältnis zur vorher gespritzten Insulinmenge stehen. Bei einer Tagesdosis unter 10–15 Einheiten wird nur um 1 Einheit, bei einer darüberliegenden Tagesdosis um 2 Einheiten gesteigert. Technische Voraussetzung dafür sind natürlich Spritzen mit einer entsprechend feinen Graduierung.

b) Verringerung der Insulindosis

Ist der Urin zuckerfrei, so besagt dies, daß im entsprechenden Zeitraum der Blutzucker nie die Nierenschwelle erreicht hat und seine Schwankungen in einem darunter liegenden Bereich, vielleicht in nächster Nähe einer Hypoglykämie, ablaufen.

Bei der Gefährlichkeit von Unterzuckerzuständen ist hier im allgemeinen eine Verringerung der Insulindosis um etwa 2 Einheiten angezeigt. Diese Verringerung muß – im Gegensatz zur Steigerung – stets *unverzüglich* erfolgen. Bei einer vom Patienten hergestellten Insulinmischung genügt es, die jeweils verantwortliche Komponente zu reduzieren, soweit nur 1 oder 2 Urinportionen zuckerfrei waren. Andernfalls muß die Gesamtdosis verringert werden.

Trat am Vortag eine schwerere Hypoglykämie auf, muß die Dosis ohne Berücksichtigung des Urinbefundes um mindestens 4 Einheiten reduziert werden.

Schwierig zu beurteilen ist manchmal der Morgenurin. Ist es nämlich nachts im Schlaf unbemerkt zu einer Hypoglykämie gekommen, läuft die reaktive Glukoneogenese morgens noch auf vollen Touren und kann zu einer starken Glukosurie, evtl. sogar mit Azetonurie im Morgenurin führen. Hier würde eine Steigerung der Insulindosis die nächtlichen Hypoglykämien und damit die reaktive Hyperglykämie am Morgen nur verstärken, während bei Reduzierung der Insulindosis, vor allem der Depot-Komponente, der Morgenurin sich wieder normalisiert. Beim Verdacht auf einen derartigen Vorgang, lassen sich die Verhältnisse durch 1 oder 2 Urinuntersuchungen während der Nacht leicht klären.

Im Zweifelsfalle ist immer der Verringerung der Dosis der Vorzug zu geben. Das Nachspritzen von Insulin bei Bedarf stellt nie ein großes Problem dar, während einmal injiziertes Insulin unvermeidlich seine Wirkung entfaltet.

Bei der Verabreichung höherer Insulindosen, vor allem wenn sie über 80 Einheiten täglich liegen, sollte man von Zeit zu Zeit einen vorsichtigen Versuch zur Erniedrigung der Dosis wagen. Mitunter zeigt sich dann, daß eine Verringerung um mehrere Einheiten überhaupt keine Änderung der Glukosurie zur Folge hat.

c) Beibehaltung der Insulindosis

Stellt man in allen Urinportionen eine kleine Zuckerausscheidung (weniger als 1 %) fest, ohne daß schwerere Hypoglykämien aufgetreten sind, und besteht weder stärkerer Durst noch eine gesteigerte Urinausscheidung, kann man – bei normaler Nierenschwelle – annehmen, daß der Blutzucker um einen mittleren Wert unterhalb von 180 mg% schwankt. In diesem Falle wird man die Insulindosis des Vortages unverändert beibehalten.

Wie oft Schwankungen des Insulinbedarfes zur Änderung der Insulindosis zwingen, ist verschieden. Manche Diabetiker können wochen- und monatelang die gleiche Insulindosis beibehalten, während bei anderen der Bedarf sich häufiger oder stärker ändert. Dies gilt gleichermaßen für die Gesamtdosis wie auch für die Einzelkomponenten.

Tabelle 13 zeigt die verschiedenen Möglichkeiten des Urinbefundes (bei Verwendung von Clinitest Ames) und die sich daraus ergebenden Konsequenzen für die Insulindosis des nächsten Tages.

	Zuckerausscheidung		Insulindosis	
Nichts ändern	+ oder ++ oder +++		bleibt gleich	
Dosis erhöhen	+++ +++ oder ++++ ++++	mittags u. abends oder abends u. nächster Morgen an 2 aufeinanderfolgenden Tagen	↗ + 2 E	(bei Mischinsulin evtl. nur die entsprechende Komponente)
	++++ und Durst		↗ + 2 E	(bei Mischinsulin evtl. nur die entsprechende Komponente)
	+++ oder ++++ und starke Urinausscheidung ↘		↗ + 2 E	(bei Mischinsulin evtl. nur die entsprechende Komponente)
	+++ oder ++++ und Azeton		↗ + 2 E	(bei Mischinsulin evtl. nur die entsprechende Komponente)
Dosis senken	∅ oder (+) die ganze Nacht		↘ − 2 E	(Depotkomponente)
	∅ ∅ mittags und abends		↘ − 2 E	(rasch wirkende Komponente)
	∅ und Azeton		↘ − 2 E	
	Heißhunger und leichte Hypoglykämie (ohne Rücksicht auf den Urinbefund)		↘ − 2 E	
	∅ und Hypoglykämie		↘ − 4 E	
	schwere Hypoglykämie		↘ − 4 E	oder mehr

Tabelle 13: Schema der Insulinanpassung an Hand der dreimal täglichen Urinuntersuchung (+ = ½ %, ++ = ¾ %, +++ = 1 %, ++++ = mehr als 2 % Zucker)

Die dreimal tägliche Urinuntersuchung und die tägliche Festsetzung der Insulindosis bleibt bei allen Jugendlichen sowie bei allen schwereren Diabetesformen des Erwachsenen die notwendige Voraussetzung einer möglichst guten Anpassung der Insulinsubstitution.

Nur bei älteren Diabetikern mit einem stabilen Diabetes und nur geringem Insulinbedarf, bei denen offenbar die Langerhans'schen Inseln noch eine gewisse Funktions- und Regulationsfähigkeit besitzen und die meistens keinen so wechselnden Insulinbedarf wie der Jugendliche haben, kann eine einzige tägliche Urinuntersuchung (zweckmäßigerweise morgens) genügen, allerdings auch sie mit der täglichen Neufestsetzung der Insulindosis kombiniert. Ein wochenlang gleichbleibender Insulinbedarf sollte nicht zur Nachlässigkeit verführen!

Neben den täglichen Schwankungen des Insulinbedarfes findet man auch Änderungen desselben im Laufe von Monaten und Jahren. In der präpubertären Periode steigt die notwendige Insulindosis meistens langsam an, um in den Jahren während und nach der Pubertät ihren Höhepunkt mit 80 oder sogar mehr Einheiten pro Tag zu erreichen. Nach Abschluß der körperlichen Entwicklung geht der Insulinbedarf im allgemeinen wieder zurück und wird auch gleichmäßiger.

3. *Maßnahmen beim Auftreten von Azeton*

Das Auftreten von Azeton im Urin besagt, daß die Glukoneogenese der Leber überfordert und somit die Zuckerversorgung des Organismus unzureichend ist. Zwei Möglichkeiten müssen wir hier ins Auge fassen:

a) Azetonurie mit gleichzeitiger starker Glukosurie und Polyurie

Sie ist Ausdruck der für den augenblicklichen Bedarf unzureichenden Insulinversorgung, tritt bei interkurrenten Erkrankungen, bei zu geringer Insulindosis u. a. auf und macht folgende Maßnahmen erforderlich:

Stellt man *morgens* eine deutliche Azetonmenge im Nachturin fest, verbunden mit starker Glukosurie und Polyurie, aber ohne Veränderung des Allgemeinzustandes in Richtung einer Azidose, setzt man die Insulindosis auf Grund der oben beschriebenen Regeln fest, d. h. man trägt der starken nächtlichen Glukosurie durch eine leichte Erhöhung der Depotkomponente bzw. – bei Fertigmischungen – der Gesamtdosis Rechnung.

Nur wenn der Patient bereits präkomatös wirkt, wird zusätzlich eine kleine Altinsulinmenge gesondert injiziert.

4 Stunden später kontrolliert man den Urin. Sind zu diesem Zeitpunkt Azetonurie und Glukosurie im Rückgang begriffen und fühlt sich der Patient besser, können weitere Maßnahmen zunächst unterbleiben.

Haben sich Glukosurie und Azetonurie nicht verändert oder sogar verstärkt, injiziert man nun – ohne Rücksicht auf die Art des morgens gespritzten Insulins – etwa $^1/_5$ der morgendlichen Gesamtinsulindosis als *Altinsulin.*

Solange Zucker und Azeton in größeren Mengen nachweisbar bleiben, wird der Urin weiterhin in 4stündigen Abständen untersucht und bei Bedarf nun jeweils 1/10 der morgendlichen Gesamtdosis als Altinsulin gespritzt. Dies kann mitunter 4 bis 5 mal nötig sein und in Extremfällen bis zu einer Verdoppelung der Insulindosis an dem betreffenden Tag führen. Durch diese Methode kann das Auftreten eines Komas mit weitestgehender Sicherheit verhindert werden.

Tritt *untertags* plötzlich eine stärkere Azetonausscheidung, zusammen mit erheblicher Glukosurie und sich verschlechterndem Allgemeinzustand in Erscheinung, muß ebenfalls versucht werden, mit kleinen Altinsulindosen (Beginn mit 2 bis 4 Einheiten) unter 4stündlicher Kontrolle des Urins die sich anbahnende Stoffwechselentgleisung abzufangen.

Ist der Appetit nicht beeinträchtigt und besteht kein Erbrechen, soll der Patient dabei ruhig die üblichen Mahlzeiten einnehmen. Er kann auch – soweit sein Allgemeinzustand dies erlaubt – seinem normalen Tageslauf nachgehen, allerdings unter einer gewissenhaften Überwachung des Zustandes und unter Vermeidung größerer Anstrengungen.

Bestehen dagegen Appetitlosigkeit und Erbrechen, so hat Nahrungszufuhr keinen Sinn und man wartet damit besser, bis das Insulin zu wirken beginnt und die Ketonurie einen Rückgang zeigt. Zu diesem Zeitpunkt macht die Einnahme von gekühlten Obstsäften oder sonstigen gezuckerten Getränken dann meist keine Schwierigkeiten mehr.

Völlige Nahrungsverweigerung in solchen Situationen (Appetitlosigkeit, Erbrechen) darf nie dazu verleiten, die Insulininjektionen einzustellen. Sehr wohl kann man aber die morgendliche Insulindosis um etwa 1/3 verringern und dann im Verlaufe des Tages den Bedarf in 4stündigen Abständen durch kleine Altinsulinangaben ergänzen.

Wird in Ausnahmefällen der Urin zucker- und azetonfrei, bevor wenigstens die Aufnahme von Getränken möglich wird, muß der Patient sorgfältig beobachtet und bei den geringsten Anzeichen einer Hypoglykämie sofort intravenös mit Zucker versorgt werden.

Am folgenden Tage ist dem erhöhten Insulinbedarf mit einer gewissen Vorsicht Rechnung zu tragen, indem man die Gesamtdosis nur ein wenig erhöht – meist genügen 2 Einheiten – und bei Bedarf lieber im Laufe des Tages nochmals eine kleine Menge Altinsulin nachspritzt. Denn auch ketotische Zustände können sehr flüchtig sein, vor allem wenn sie durch den unbemerkten Verlust von Insulin bei der morgendlichen Injektion verursacht waren.

Ist durch einen beobachteten Insulinverlust die Gefahr einer Ketose gegeben, empfiehlt es sich, die Menge an verlorengegangenem Insulin im Behandlungsheft zu vermerken, während des Tages alle 4 Stunden den Urin zu kontrollieren und ggf. die oben angeführten Grundsätze zu beachten. Wenn das Azeton erst im Morgenurin nachweisbar wird, ist die Insulinmenge zu injizieren, die am Vortage theoretisch hätte gespritzt werden müssen, und dann sind ebenfalls die oben genannten Regeln einzuhalten.

b) Azetonurie ohne starke Glukosurie

Manchmal kann man eine kleinere Menge Azeton auch ohne gleichzeitige Glukosurie und ohne Polyurie und Polydipsie beobachten (wobei eine mäßige Zuckermenge im Urin noch aus einem vorher bestehenden hyperglykämischen Zeitraum stammen und sich in der Blase mit dem neu produzierten Harn gemischt haben kann).

In solchen Fällen ist die Ursache des Azetons eine hypoglykämiebedingte Überforderung der Leber, und die Verabreichung von Insulin wäre nicht nur nutzlos, sondern sogar gefährlich. Man gibt hier vielmehr zuckerhaltige Nahrungsmittel oder Getränke und kann damit meist rasch das Azeton zum Verschwinden bringen.

Selbstverständlich muß immer auch an die Möglichkeit gedacht werden, daß die Reagenzien – in diesem Fall z. B. die Clinitest-Tabletten – unwirksam geworden sind und so eine negative Reaktion vortäuschen.

D) Technik der Insulinbehandlung

Die hier angeführten Punkte sollen dem Arzt bei der Belehrung des Patienten als Gedankenstütze dienen und sind deshalb relativ ausführlich behandelt.

1. Das Behandlungsheft

Zumindest beim schwereren, insulinpflichtigen Diabetes des Kindes und des jüngeren Erwachsenen ist die Führung eines Heftes notwendig, in dem täglich folgendes vermerkt werden muß:

- die morgens verabreichte Insulindosis und -art;
- das Ergebnis der 3mal täglich durchgeführten Urinuntersuchungen auf Zucker und Azeton;
- besondere Vorkommnisse im Laufe des Tages (ggf. unter Angabe der Uhrzeit) wie: Verlust von Insulin, zusätzliche Insulingaben, zusätzliche Urinuntersuchungen; starker Durst, große Harnausscheidungen, Erbrechen, Heißhunger oder sonstige Unterzuckerzeichen;
- ärztliche Untersuchungen oder Beratungen;
- Krankheiten und ihre Hauptsymptome (Temperatur, Darmbeteiligung etc.);
- Ausflüge und sonstige körperliche Betätigungen größeren Ausmaßes;
- zweckmäßigerweise wird in diesem Heft außerdem monatlich das Gewicht (bei Kindern alle 6 Monate auch die Größe) und das Ergebnis von Kontrolluntersuchungen (Urin auf Eiweiß, Tuberkulinproben etc.) eingetragen.

Man beginnt die tägliche Eintragung mit der Insulindosis und vermerkt sodann alle mit dieser Injektion in Beziehung stehenden Fakten. Mit anderen Worten, es folgt die mittägliche, sodann die abendliche Urinuntersuchung und schließlich der Urinbefund des nächsten Morgens, der ja noch von der Insulininjektion des vorhergehenden Tages abhängt. Zuletzt ist in der Spalte »Besonderes« jedes außergewöhnliche Vorkommnis im Laufe des Tages und der Nacht zu vermerken (Beispiele siehe Tabelle 14 und 15).

2. *Die Insulininjektion*

Nicht nur der erwachsene Diabetiker sollte von seiner Umgebung möglichst unabhängig sein und sich selbst spritzen, sondern auch Kinder können sich etwa ab dem 10. Lebensjahr die Injektionen selbst verabreichen (zunächst nur in die Oberschenkel, später wird der Bereich langsam erweitert).

Die Injektionen müssen mit großer Sorgfalt vorbereitet und verabreicht werden, wenn man das Auftreten von Spritzenabszessen, das Verwechseln und »Verspritzen« von Insulin vermeiden und in etwa auch Lipodystrophien vorbeugen will.

Vor der Injektion sind die Hände gründlich mit Wasser und Seife zu waschen.

a) Das Aufziehen des Insulins

- Zunächst vergewissert man sich – vor allem bei erstmaliger Benützung einer Packung – ob Insulinart und Konzentration stimmen. Vorsicht vor Verwechslung von Fläschchen mit 400 und 800 Einheiten.
- Bei erstmaliger Benützung einer Spritze muß diese auf ihre Graduierung geprüft werden, da Spritzen ebenfalls verschieden geeicht sein können. Normalerweise sind Rekordspritzen zu 2 ccm mit einer Graduierung von 40 E/ ccm (mit denen man bis 80 E injizieren kann) zu empfehlen *. Doppelgraduierungen sind unnötig und führen nur zu Verwechslungen.
- Insulinsuspensionen werden vorsichtig homogenisiert, indem man das Fläschchen langsam zwischen den Händen hin- und herrollt. Bei klaren Insulinen erübrigt sich diese Maßnahme.
- Man reinigt den Gummistopfen des Insulinfläschchens mit einem alkoholgetränkten Wattetupfer, durchsticht ihn mit einer kurzen dicken Kanüle so weit, daß die Nadelspitze an der Innenseite des Gummistopfens 1 bis 2 mm sichtbar ist, setzt die Spritze an und spritzt in die Flasche diejenige Menge Luft, die der zu entnehmenden Insulinquantität entspricht. Sodann hält man Spritze und Nadel senkrecht nach oben, so daß das Fläschchen auf dem Kopf steht. Der Überdruck im Fläschchen drückt nun die gewünschte Menge Insulin fast ohne Mitwirkung des langsam zurückzuziehenden Spritzenstempels in die Spritze.
- Will man in einer einzigen Spritze mehrere Insuline mischen, verwendet man für das Aufziehen jeder Einzelkomponente eine eigene Nadel. Außerdem zieht man zuerst immer die Altinsulinkomponente und erst anschließend das Depotinsulin auf, um bei kleinen Unachtsamkeiten nicht die Wirkung des im Fläschchen verbleibenden Altinsulins in Richtung eines Depotinsulins zu verändern.

* z. B. Modell Dr. Constam (Inaltera) der Firma HENKE.

März 1965	Insulin Alt-I.	ZPI	Mittag Z	A	Abend Z	A	n. Morgen Z	A	Besonderes
1.	20	10	++	∅	∅	∅	+	∅	Gewicht 26.2, Größe 125 cm
2.	20	10	(+)	∅	+	∅	(+)	∅	Eiweiß i. Urin ∅
3.	20	10	∅	∅	+	∅	++	∅	
4.	20	10	++	∅	+	∅	++	∅	
5.	20	10	+	∅	∅	∅	+	∅	24-Std.-Urin 950 ccm
6.	20	10	+++	∅	++	∅	++	∅	
7.	20	10	+++	∅	++	∅	+++	∅	
8.	22	10	++++	∅	+++	∅	+++	∅	
9.	22	10	+++	∅	++++	∅	+++	∅	
10.	24	10	++	∅	++++	∅	++	∅	Schnupfen
11.	24	10	++++	∅	+++	∅	++++	∅	nachts 3mal aufgestanden
12.	24	12	+++	∅	+++	∅	+++	∅	leichter Husten
13.	26	12	++	∅	++	∅	++	∅	nachts 2mal Wasserlassen und Durst
14.	26	12	++	∅	+	∅	+++	∅	
15.	26	12	∅	∅	∅	(+)	++++	++	um 12 Uhr Heißhunger, nachts Erbrechen
16.	24	12	++++	++	++++	∅	+++	∅	12 Uhr 6 E Altinsulin, starker Schnupfen
17.	26	12	+++	∅	+++	∅	++++	∅	morgens 37.5, abends 37.7, Schnupfen besser
18.	26	14	++	∅	+++	∅	++	∅	Temp. 7 Uhr 36.5, abends 37
19.	26	14	∅	∅	∅	∅	∅	∅	10 und 16 Uhr Hunger und Schwitzen
20.	24	12	∅	∅	+	∅	(+)	∅	
21.	22	12	+	∅	++	∅	(+)	∅	
22.	22	10	+	∅	++	∅	++++	(+)	Insulin verspritzt (ca. 4 E)
23.	22	10	+++	∅	+	∅	++	∅	
24.	22	10	+	∅	(+)	∅	++	∅	Tuberkulinprobe ∅
25.	22	10	∅	∅	+	∅	++	∅	
26.	20	10	++	∅	+	∅	+	∅	
27.	20	10	(+)	∅	++	∅	+++	∅	
28.	20	10	+	∅	+	∅	++	∅	
29.	20	10	++	∅	+	∅	+	∅	
30.	20	10	(+)	∅	+	∅	+	∅	

Tabelle 14: Auszug aus dem Behandlungsheft eines 9jähr. Buben, behandelt mit einer Mischung Zink-Protamin-Insulin (ZPI) und Altinsulin. Z = Zucker (++++ = üb. 2 %, +++ = 1 %, ++ = ¾ %, + = ½ %), A = Azeton (+++ = stark, ++ = mittel, + = schwach)

März 1965	Insulin Novo-lente	Insulin Ultra-lente	Mittag Z	Mittag A	Abend Z	Abend A	n. Morgen Z	n. Morgen A	Besonderes
1.	36		+	∅	∅	(+)	(+)	∅	Heißhunger um 17.00
2.	34		++	∅	+	∅	++	∅	
3.	34		+++	∅	++	∅	+++	∅	
4.	34		+++	∅	+++	∅	++++	∅	nachts viel Urin
5.	36		+++	∅	+++	∅	++++	+	
6.	38		++++	++	++++	∅	++++	∅	12.00 8 E Aktrapid. 16.00 ++++/∅
7.	40	2	++++	∅	+++	∅	+++	∅	
8.	42	4	+	∅	++	∅	+	∅	
9.	42	4	+	∅	(+)	∅	+	∅	
10.	42	4	+	∅	∅	∅	+	∅	16.00 Unterzucker mit Schwindelgefühl
11.	38	4	+++	∅	++	∅	+	∅	
12.	38	4	+	∅	+	∅	(+)	∅	leichter Unterzucker um 7.00
13.	38	2	(+)	∅	++	∅	∅	∅	
14.	38	–	++	∅	+++	∅	+	∅	
15.	38	–	++	∅	+	∅	+	∅	
16.	38	–	+	∅	(+)	∅	+	∅	
17.	38	–	++	∅	+	∅	++	∅	

Tabelle 15: Auszug aus dem Behandlungsheft eines 10jährigen Mädchens, behandelt mit Insulin Novo-Lente.
Z = Zucker (++++ = über 2 %, +++ = 1 %, ++ = ¾ %, + = ½ %)
A = Azeton (+++ = stark, ++ = mittel, + = schwach)

- Eine Erleichterung beim Aufziehen des Insulins stellen die Doppelkanülen (z. B. Selekta »klein«) dar, bei denen durch einen kleinen Luftkanal die Luft während der Insulinentnahme ins Fläschchen einströmen kann, so daß das Lufteinspritzen mit der – gerade bei Mischung von 2 Insulinen – bestehenden Gefahr von ungewollten Insulinvermischungen im Fläschchen vermieden wird.
- Vor dem Aufziehen des 2. Insulins, bzw. vor der Injektion vergewissert man sich, ob nach Entfernung von evtl. vorhandenen Luftblasen aus der Spritze (an der Glaswand hängende Luftblasen steigen beim Beklopfen der Spritze nach

oben und können dann durch den Nadelansatz herausgedrückt werden) die aufgezogene Insulinmenge stimmt.

b) Ort der Injektion

Um Lipodystrophien nach Möglichkeit vorzubeugen, sollte der Ort der Injektion ständig gewechselt werden. Es empfiehlt sich, für jeden Wochentag systematisch einen eigenen Injektionsbereich festzulegen und auch innerhalb dieses Bereiches jeweils möglichst entfernt von der vorhergehenden Injektion die Nadel einzustechen. Beispiel: Montag Gesäß rechts, Dienstag Gesäß links, Mittwoch Oberschenkel rechts, Donnerstag Oberschenkel links, Freitag Oberarm rechts, Samstag Oberarm links, Sonntag Bauchhaut (siehe Abb. 14). Aber auch andere, für s.c.- oder i.m.-Injektionen geeignete Bereiche (Unterarmmuskulatur, Brusthaut etc.) können benützt werden.

Die Injektion darf nicht zu oberflächlich erfolgen; die intramuskuläre Injektion ist – entgegen einem weitverbreiteten Vorurteil – vorzuziehen, denn in der Muskulatur wird das Insulin gleichmäßiger resorbiert. Außerdem treten bei dieser Injektionsart Lipodystrophien und schmerzhafte Verhärtungen des subkutanen Fettgewebes nur selten auf.

Die intravenöse Verabreichung von Insulin (außer unter klinischer Kontrolle, z. B. beim Koma) ist gefährlich, da die Wirkung überstürzt und verstärkt eintritt.

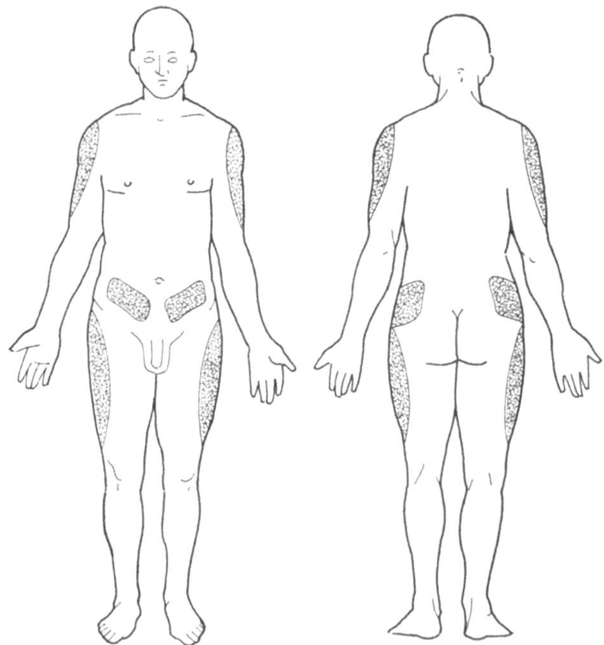

Abb. 14: Für die Insulininjektion geeignete Körperregionen

c) Zeitpunkt der Injektion

Im allgemeinen wird die Insulininjektion im Anschluß an die morgendliche Urinuntersuchung und direkt vor dem Frühstück durchgeführt. Bei Einstellung auf zwei tägliche Injektionen erfolgt die zweite vor dem Abendessen. Die Notwendigkeit von drei täglichen Injektionen (wobei vor dem Mittagessen ebenfalls Insulin gespritzt wird) ist selten. Aber es gibt keine starren Regeln für die Insulinbehandlung, sie muß vielmehr jeweils dem einzelnen Fall angepaßt werden.

d) Technik der Injektion

Will man subkutan injizieren, hebt man mit Daumen und Zeigefinger der linken Hand (bei Linkshändern umgekehrt) Haut und Unterhautfettgewebe von der Muskulatur ab, reinigt die Injektionsstelle mit einem Alkoholtupfer und sticht die Kanüle mit einem Ruck ziemlich senkrecht in den Raum zwischen Muskulatur und den beiden aufgehobenen Hautfalten ein. Sobald man sich durch kurzes Zurückziehen des Kolbens vergewissert hat, daß man nicht in ein Blutgefäß geraten ist, spritzt man langsam das Insulin ein und zieht sodann die Nadel (die dabei an der Spritze verbleibt) rasch wieder heraus. Anschließend wird die Injektionsstelle mit einem sterilen Wattetupfer kurz massiert.

Für die intramuskuläre Injektion spannt man den gewünschten Hautbezirk durch Auseinanderspreizen zwischen Daumen und Zeigefinger, desinfiziert die entsprechende Region und sticht mit einer Nadel, die durch das subkutane Fettpolster noch 0,5 bis 1 cm in die Muskulatur reicht, senkrecht ein.

Manche Diabetiker, besonders Kinder, ziehen es vor, zunächst nur die Nadel einzustechen und erst anschließend die Spritze aufzusetzen.

Injektionsautomaten, die vielleicht für ängstliche Gemüter zu empfehlen sind und allenfalls den Vorteil haben, daß der Patient auch an sonst für ihn schwer zugänglichen Stellen mit ihrer Hilfe die Injektionen selbst vornehmen kann, sind normalerweise entbehrlich.

e) Technische Zwischenfälle

Relativ häufig ist der Verlust von Insulin, z. B. infolge einer verstopften Nadel (weshalb die Nadeln nach der Injektion immer sofort durchgespritzt und mit einem Mandrin versehen werden müssen) oder infolge einer schlecht auf der Spritze aufsitzenden Nadel (was vor allem bei Spritzen mit Glasansatz häufig ist). Schließlich können nach dem Herausziehen der Nadel aus der Haut einige Tropfen Insulin nachsickern und so verloren gehen. Das geschieht besonders häufig, wenn man versehentlich in Lipodystrophien gespritzt hat.

Handelt es sich nur um einen geringen Insulinverlust (einen Tropfen), sind an dem betreffenden Tag lediglich die weiter oben genannten Regeln zu beachten. Bei einem größeren Verlust muß evtl. etwas Insulin nachgespritzt werden, im Zweifelsfall aber lieber etwas zu wenig als zuviel.

In jedem Falle muß der Insulinverlust und die Menge des nachgespritzten Insulins möglichst genau im Behandlungsheft vermerkt werden.

ABBRECHEN DER NADEL: Wenn der in der Haut steckende Teil nicht mit Leichtigkeit herausgezogen werden kann, soll man alle Manipulationen unterlassen, die Injektionsstelle mittels eines Stiftes markieren (kleiner Kreis) und sofort den Arzt aufsuchen.

Ursache für Verbiegen und Abbrechen ist meist die Verwendung zu dünner Kanülen in der irrtümlichen Meinung, daß diese weniger schmerzten. Der Einstichschmerz einer Nadel Nr. 16 und einer solchen Nr. 20 ist gleich. Das Einspritzen von Insulin schmerzt bei einer dünneren Nadel eher mehr, weil bei ihr das Insulin in einem viel rascheren Strahl ins Gewebe eindringt als bei einer dickeren Nadel. Dünne Nadeln sind also nur nachteilig.

Bei VERWECHSLUNG des Insulins oder versehentlicher Injektion einer zu großen Insulinmenge ist unverzüglich der behandelnde Arzt zu verständigen.

3. Sterilisation und Aufbewahrung

Zur Injektion von Insulin muß jedesmal eine sterile Nadel verwendet werden, während es genügt, die Spritze 1 mal wöchentlich zu sterilisieren, wenn sie in der Zwischenzeit entsprechend sauber aufbewahrt wird. Sie soll aber sofort nach jedem Gebrauch mit 96 %igem Alkohol durchgespritzt werden.

a) Die Sterilisation

Drei Möglichkeiten kommen in Frage:

HEISSLUFT. 20 Minuten bei 200 Grad in einem elektrischen Heißluftsterilisator genügen. Spritzen und Nadeln vorher gründlich reinigen und nicht vergessen, den Kolben aus der Spritze zu ziehen, da er das Glas sonst sprengt.

AUSKOCHEN. 10 Minuten in kochendem Wasser belassen. Kalkhaltiges Leitungswasser verdirbt rasch Spritzen und Nadeln, so daß unbedingt destilliertes Wasser (das wiederholt verwendet werden kann) zu empfehlen ist. Auch hier nicht vergessen, die Spritze auseinander zu nehmen! Vor Benützung von Spritze und Nadeln müssen diese jedesmal mit Luft gut durchgespritzt und dadurch von Wasserresten befreit werden, um eine Verdünnung des Insulins zu vermeiden.

AUFBEWAHREN IN 96 %IGEM ALKOHOL. Diese Methode hat die geringste Sterilisationswirkung, so daß auch hier wöchentliches Auskochen zu empfehlen ist. Außerdem können Reste des Alkohols in Spritze und Nadel zu einer Denaturierung von Insulin und evtl. zu lokalen Reaktionen an der Injektionsstelle führen. Deshalb auch hier Spritze und Nadel gut mit Luft durchspritzen und von Alkoholresten befreien! Niederprozentiger Alkohol verdunstet schlechter als 96 %iger und ist somit unzweckmäßig!

b) Die Aufbewahrung

Sie muß zwei Aufgaben erfüllen: Die Sauberkeit der Instrumente erhalten und Beschädigungen (vor allem ein Abstumpfen und Verbiegen der Nadelspitzen) vermeiden.

Die Nadeln werden nach der Sterilisation zweckmäßigerweise in einem kleinen sterilen Nadelhalter oder in einer sterilen, mit steriler Gaze ausgelegten Petrischale aufbewahrt. Die Entnahme erfolgt mit einer sterilen Pinzette.

Die Spritze bewahrt man am besten trocken in einem Metallgefäß auf, das jeweils mit ihr zusammen sterilisiert wird.

4. Für die Insulinbehandlung notwendiges Material

a) Insulin

Stets die gleiche Konzentration verordnen (normalerweise 40 E/ccm) um Verwechslungen zu vermeiden! Die verschriebene Menge soll bis zur nächsten vorgesehenen Beratung ausreichen. Neben dem erforderlichen Depotinsulin muß der Patient stets – auch wenn er normalerweise kein Altinsulin zumischt – wenigstens 1 Fläschchen Altinsulin bei sich haben, um bei Auftreten von Azeton die notwendigen Gegenmaßnahmen ergreifen zu können.

b) Für die Injektion und Sterilisation

- 2 Insulinspritzen (Rekordspritzen!) zu 2 ccm mit einer Graduierung von 40 E/ccm (nur in Ausnahmefällen kommen andere Graduierungen in Frage);
- 6 bis 12 Kanülen zur i.m.-Injektion, deren Länge von der Stärke des Fettpolsters abhängt und somit meist zwischen 2 und 5 cm liegen dürfte. Die Stärke der Nadeln hängt wiederum von ihrer Länge ab. Je länger, desto stärker! Meist genügt die Stärke 14 oder 16. Die Nadeln sollen langgeschliffen sein, um einen möglichst geringen Einstichschmerz zu verursachen. Von Zeit zu Zeit schleifen lassen oder durch neue ersetzen;
- Einige dickere Nadeln zum Insulinaufziehen, da die dünnen Kanülen beim Durchstoßen des Gummiverschlusses rasch abstumpfen. Günstiger sind zwei Doppelkanülen (Selekta »klein«);
- Eine Packung sterile Watte;
- Ein Fläschchen 96%iger Alkohol zum Reinigen der Spritze nach der Injektion und zum Desinfizieren der Haut. Bei Patienten, die nach längerer Desinfektion mit Alkohol eine Verhärtung der Kutis zeigen, sollte man besser Hoffmannstropfen (spiritus aethericus) verwenden;
- Für Reisen empfiehlt sich ein Metallgefäß, in dem die Spritze und einige Nadeln in 96%igem Alkohol aufbewahrt und mitgenommen werden können*;
- Schalen für die Aufbewahrung von Spritzen und Nadeln;
- Ev. ein Heißluft- oder Dampfsterilisator.

c) Für die Urinuntersuchungen

- Ein graduiertes Sammelgefäß (1–2 Liter);

* Ein sehr zweckmäßig zusammengestelltes, kleines und leichtes Taschenbesteck mit allen für die Insulininjektion nötigen Utensilien (Trousse de poche pour diabetiques) ist bei der Firma Socmer, 4 rue Mornay, Paris, erhältlich.

- 1 Besteckpackung Clinitest und einige Auffüllpackungen (Klinikpackung ist wesentlich billiger!);
- Einige Packungen Acetest.

d) Für Unterzuckerzustände (Erklärungen im nächsten Kapitel)

- 3 Spritzampullen Glukagon (Novo) zu 1 mg;
- 5 Ampullen à 20 ccm mit 25 %iger Glukoselösung;
- Eine Rekordspritze zu 20 ccm und einige Nadeln Nr. 12;
- 3 Fläschchen à 100 ccm mit 15 g Glukose in physiologischer Kochsalzlösung, steril;
- Ein Klistierballon.

e) Das Behandlungsheft, in das nach Beispiel der Tab. 14 und 15 alle wesentlichen Vorkommnisse eingetragen werden müssen und das dem Arzt bei jeder Beratung vorgelegt wird.

V. Zwischenfälle und Probleme bei der Insulinbehandlung

A) Hypoglykämische Zustände und ihre Behandlung

Hypoglykämische Erscheinungen treten auf, sobald die Gehirnzellen nicht mehr genügend mit Glukose versorgt werden. Das Gehirn benötigt pro Stunde ca. 3 g Glukose. Da es nur sehr wenig Glykogen besitzt (das Erwachsenengehirn ca. 2 g), ist es auf eine ununterbrochene Zuckerzufuhr durch das Blut angewiesen.

Je nach der Blutmenge, die das Gehirn durchfließt, beginnt der Glukosemangel bei verschiedenen Blutzuckerhöhen. So kommt es, daß der kritische Blutzuckerwert je nach Individuum und Alter unterschiedlich ist und beim Säugling und Kleinkind niedriger liegt (möglicherweise erst bei 10 bis 30 mg%), während beim Arteriosklerotiker bereits bei 150 mg% und darüber Unterzuckererscheinungen zu beobachten sein können.

In Abhängigkeit von Ausmaß und Dauer des Glukosemangels kann es zu flüchtigen, reversiblen »Ernährungsstörungen« des Gehirns bis zu schwersten, bleibenden Schädigungen der verschiedenen Gehirnbereiche, evtl. mit Herdsymptomen, Hemiplegien und entsprechenden EEG-Veränderungen, und schließlich zum Tod durch Atemlähmung kommen.

Hypoglykämien sind auch bei bester Einstellung nicht mit Sicherheit zu verhindern (im Gegensatz zum Koma, dessen Auftreten bei Einhaltung der Behandlungsgrundsätze vermieden werden kann), immerhin verringert die tägliche Anpassung der Insulindosis Häufigkeit und Schweregrad ganz beträchtlich.

Da Unterzuckerzustände meist nicht vorauszusehen sind, führt eine übertriebene Angst vor ihnen manchmal zu einer mangelhaften Insulinversorgung und damit auf lange Sicht zu einer Förderung der diabetischen Spätschäden. Diese Angst kann und muß dem Diabetiker durch eine genaue Belehrung über die Gegenmaßnahmen bei Hypoglykämien genommen werden.

1. Ursachen der Hypoglykämie

Beim insulinspritzenden Diabetiker ist die Ursache von Unterzuckerzuständen fast immer eine Überdosierung, manchmal auch die versehentlich intravenöse Injektion von Insulin. In Ausnahmefällen sind auch nach Überdosierung von blutzuckersenkenden Tabletten Unterzuckerzustände beobachtet worden.

Die Neigung zu Hypoglykämien ist bei den einzelnen Diabetikern verschieden stark ausgeprägt und hängt offenbar von der Leistungsfähigkeit der blutzuckersteigernden Systeme ab (glukagonbildende Alphazellen des Pankreas, Ansprechbarkeit der Hypophyse und der Nebennieren, Fähigkeit der Leber zu rascher Glukoneogenese etc.). Sie ist außerdem beim »stabilen« Diabetes des älteren Menschen viel geringer als bei dem des Jugendlichen mit seinem meist höheren und stärker wechselnden Insulinbedarf und seinen größeren Blutzuckerschwankungen.

Während körperlicher Aktivität, in Kälte und bei sonstigen Zuständen, die mit einer starken Adrenalinproduktion des Körpers einhergehen, sind Hypoglykämien selten, treten aber bei anschließender Beruhigung des Organismus und dem jetzt beginnenden stärkeren Einströmen der Glukose in die Muskelzellen um so häufiger auf.

2. Symptome der Hypoglykämie

Sie sind verschieden, beim einzelnen Individuum aber relativ gleichbleibend und nur in ihrer Intensität schwankend.

Durch Altinsulin verursachte Unterzuckerzustände treten in den ersten Stunden nach der Injektion auf. Sie machen sich etwas dramatischer bemerkbar und sind dadurch verhältnismäßig leicht zu erkennen und abzufangen.

Nach Depotinsulin verläuft die Hypoglykämie dagegen eher schleichend und fällt oftmals in die Nachtstunden und damit in die Zeit des Schlafes. Manche Patienten spüren sie durch den Schlaf hindurch, wachen auf und können etwas Zucker zu sich nehmen, andere hingegen nehmen sie überhaupt nicht oder nur in Form von Alpträumen wahr. Am häufigsten aber sind jene Formen von Hypoglykämien, die den Patienten beim oder nach dem Erwachen überfallen. Ein gegen Morgen abgesunkener Blutzuckerspiegel, der gerade noch ausreichte, die geringen Bedürfnisse des schlafenden Körpers zu versorgen, sinkt rapid weiter ab, sobald der Zuckerbedarf beim Erwachen, durch das Aufstehen, die Morgentoilette etc. ansteigt. Manchmal hat der Patient bereits Schwierigkeiten, richtig wach zu werden und seine Gedanken zu sammeln, oder er schläft gleich wieder ein. In anderen Fällen sinkt er kurz nach dem Aufstehen plötzlich in sich zusammen. All diese nächtlichen und morgendlichen Hypoglykämien bedeuten eine große Gefahr.

Die folgenden für Hypoglykämien besonders typischen Erscheinungen können je für sich allein oder in wechselnder Kombination vorkommen. Die Aufstellung erhebt aber keinen Anspruch auf Vollständigkeit, da jeder Diabetiker seine eigenen, ganz »persönlichen« Symptome besitzt.

Plötzlicher Hunger oder ein ungewohntes, nicht näher definierbares Gefühl sind meist die ersten Zeichen einer beginnenden Hypoglykämie.

Heißhunger, evtl. mit Magenkrämpfen, Übelkeit und Erbrechen kombiniert, kalter Schweiß und Hypothermie, weite Pupillen, Kopfschmerzen als Ausdruck des verstärkten Blutandranges zum Gehirn, Blutdruckerhöhungen, Leeregefühl im Kopf, Schwindelzustände, Zittern, Schwäche der Beine, Torkeln, eigenartiges Benehmen wie ungewohnte Gleichgültigkeit, Aufgeregtheit, Stimmungsschwankungen, Ungezogenheit, Zornausbrüche, Albernheit usw. sind typisch für bereits stärkeren Zuckermangel.

Schließlich findet man als Zeichen schwersten zerebralen Glukosemangels zunehmende *Benommenheit* und *Schläfrigkeit,* die in Bewußtlosigkeit und Krämpfe (generalisiert, halbseitig u. a.) und somit in den ausgeprägten hypoglykämischen Schock mit jetzt engen Pupillen und positivem Babinsky übergehen können. Er hat eine etwas getrübte Prognose, ist bei Beachtung der notwendigen Verhaltensmaßnahmen aber praktisch immer zu vermeiden.

Normalerweise wird bei Hypoglykämien kein Zucker im Urin gefunden. Nachdem aber der Urinbefund den Blutbefunden immer etwas nachhinkt, kommt es vor, daß zu Beginn einer Hypoglykämie im Urin noch eine gewisse Glukosemenge nachgewiesen werden kann und erst der nächste Urin zuckerfrei ist. Hypoglykämien sind im übrigen meist mit einer bis zur Harnsperre reichenden Oligurie verbunden, ein differentialdiagnostisch wertvolles Symptom.

Eindeutig kann die Diagnose stets mit Hilfe einer Blutzuckerbestimmung gestellt werden. Sehr geeignet sind hier die Schnelltests (z. B. Dextrostix Ames), die innerhalb weniger Minuten die Feststellung eines erniedrigten Blutzuckers erlauben.

Im Anschluß an stärkere Hypoglykämien besteht oft eine erhebliche reaktive Glukoneogenese mit überhöhten Blutzuckerwerten und entsprechender Glukosurie, so daß anderweitig bedingte Blutzuckerbestimmungen mindestens für 24 Stunden sinnlos sind.

Findet der Arzt einen Patienten vor, der infolge einer hypoglykämiebedingten Hirnschädigung auch nach Wiederanstieg des Blutzuckers noch bewußtlos ist, kann die Differentialdiagnose anderen Zuständen gegenüber schwierig sein.

An Tagen nach schweren Hypoglykämien sind häufig die Katecholamine als Folge der hypoglykämiebedingten Adrenalinausschüttung erhöht.

3. Die Behandlung der Hypoglykämie

Treten bei einem Diabetiker Hypoglykämien zu einer bestimmten Tageszeit bevorzugt auf, kann man durch Regelung der Insulinmenge und -zusammensetzung, bzw. durch den regelmäßigen Verzehr kohlehydrathaltiger Nahrungsmittel kurz vor dem betreffenden Zeitraum einem Zwischenfall vorbeugen.

Bei Patienten mit labiler Stoffwechsellage, vor allem aber mit Neigung zu nächtlichen Hypoglykämien, empfiehlt sich die Aufteilung der Insulindosis auf zwei Injektionen, wobei morgens ein längerwirkendes Depotinsulin, evtl. auch Mischinsulin, abends aber ein Altinsulin zu geben ist. Denn die durch Altinsulin verursachten Hypoglykämien machen sich besser bemerkbar, so daß der Patient meistens davon aus dem Schlaf erwacht und die Möglichkeit zu Gegenmaßnahmen hat.

Besteht ein Unterzuckerzustand, muß so rasch wie möglich eine Erhöhung des Blutzuckerspiegels herbeigeführt werden. Da es meist unnötig und manchmal sehr schwierig ist, augenblicklich einen Arzt beizuziehen, ist eine eingehende Belehrung des Patienten und seiner Umgebung über die im folgenden aufgeführten Notfallmaßnahmen lebensnotwendig.

a) Der einfachste Weg ist der Verzehr von glukosehaltigen Nahrungsmitteln. Solange der Patient essen kann, genügen einige Stückchen Zucker, etwas Brot, süße Früchte, Honig, oder ein stark gezuckertes Getränk, um innerhalb weniger Minuten den Blutzuckerspiegel etwas anzuheben. Ist der Patient bereits benommen, aber noch schluckfähig, kann man ihm eine Zuckerlösung oder ähnliches einflößen und damit den Zustand rasch beheben.

Jeder insulinspritzende Diabetiker muß deshalb stets 8 bis 10 Stückchen Würfelzucker bei sich tragen.

b) Ist der genannte Weg bereits unmöglich geworden, ist *sofort* eine Ampulle Glukagon zu 1 mg zu injizieren.

Das Glukagon, wie Insulin aus tierischen Bauchspeicheldrüsen gewonnen und erst seit wenigen Jahren im Handel, bedeutet einen unschätzbaren Sicherheitsfaktor für den insulinbehandelten Diabetiker.

Gegen die Anwendung dieses Hormons gibt es praktisch keine Kontraindikation; die Verabreichung bedeutet nicht das geringste Risiko, ob es sich nun um eine Hypoglykämie oder um einen beliebigen anderen Zustand handelt (Unverträglichkeitserscheinungen, wie sie grundsätzlich alle Eiweißsubstanzen besitzen können, sind eine extreme Rarität) und die gewünschte Wirkung, nämlich eine ausreichende Erhöhung des Blutzuckerspiegels, tritt in etwa 95 % der Fälle ein.

Glukagon kann notfalls auch zwei- bis dreimal (in Abständen von 15 bis 20 Minuten) gespritzt werden. Das hat allerdings nur dann Sinn, wenn die vorhergehende Injektion eine gewisse Wirkung gezeigt hat.

Sobald der Patient wieder zu sich gekommen ist, muß sofort ein zuckerhaltiges Getränk oder eine andere glukosehaltige Substanz verabreicht werden, damit das

Leberglykogen möglichst rasch wieder aufgefüllt wird und der Patient nicht erneut in eine Hypoglykämie gerät.

Die Angehörigen eines Diabetikers müssen im Gebrauch des Glukagon genauestens unterrichtet sein und stets einige Packungen davon griffbereit zur Hand haben.

Die Glukagoninjektion erfolgt an den gleichen Stellen und auf die gleiche Art wie die Insulininjektion und kann grundsätzlich subkutan, intramuskulär und intravenös durchgeführt werden, wobei der subkutane Weg am unzweckmäßigsten ist.

Das Aufziehen ist etwas kompliziert, da das Hormon sich nur im Trockenzustand länger hält und deshalb vor der Injektion erst aufgelöst werden muß.

Eine große Vereinfachung bedeutet die Spritzampulle Glukagon-Novo. Die Packung enthält ein Fläschchen, in dem sich die Hormonsubstanz befindet, sowie eine Einmal-Spritze mit der Lösungsflüssigkeit. Man reinigt den Gummistopfen des Fläschchens mit Alkohol, spritzt in das Fläschchen den Inhalt der Spritze, schüttelt so lange, bis sich das Glukagonpulver aufgelöst hat, und zieht sodann den Inhalt des Fläschchens wieder in die Spritze auf. Anschließend wird die Injektion durchgeführt.

c) Ist 10 bis 15 Minuten nach Injektion des Glukagons das Bewußtsein noch nicht zurückgekehrt, ist die sofortige intravenöse Traubenzuckerzufuhr durch den nächsten erreichbaren Arzt zu veranlassen. Jeder Diabetiker sollte sicherheitshalber mehrere Ampullen zu 20 ccm mit 25 %iger Glukoselösung und möglichst auch eine 20 ccm-Spritze mit einigen dickeren Kanülen (Nr. 12) – beides natürlich steril – griffbereit und für die Angehörigen auffindbar verwahren.

d) Sind die unter a) und b) genannten Maßnahmen nicht möglich oder erfolglos gewesen, und der Arzt kann nicht augenblicklich kommen, kann man auch auf rektalem Wege dem Patienten eine gewisse Zuckermenge zuführen. Der Diabetiker muß deshalb in seinem Notfallschränkchen auch noch einen Klistierballon und 3 Flaschen mit folgender Lösung bereithalten:

Glukose	15.0	
0,9 %ige NaCl-Lösung ad	100.0	steril

Steril muß die Lösung sein, um nicht im Laufe der Zeit zu verderben.

Man verabreicht bei Bedarf, evtl. wiederholt, den Inhalt von einem Fläschchen per Einlauf und kann damit, wenn schon nicht eine völlige Behebung des Zustandes, so doch wenigstens eine gewisse Erhöhung des Blutzuckerspiegels erreichen und die Zeit überbrücken, bis vom Arzt die intravenöse Glukose-Infusion vorgenommen wird.

e) Da Adrenalin zu einer Mobilisierung des Muskelglykogens und damit zu einem verminderten Abströmen von Blutzucker in die Muskulatur und zu einer rascheren Blutzuckererhöhung führt, kann bei Fehlen besserer Möglichkeiten auch eine Adrenalin-Injektion sinnvoll sein. Eine ähnliche, wenn auch wesentlich schwächere Wirkung hat Kneifen oder Erschrecken des Patienten.

4. Konsequenzen für die Insulindosis

Jeder Unterzuckerstand muß am folgenden Tag bei der Festsetzung der Insulindosis auch bei vielleicht unauffälligen Urinbefunden unbedingt berücksichtigt werden. Je nach Schweregrad der Hypoglykämie und dem Zeitpunkt ihres Auftretens (beides muß im Behandlungsheft genau vermerkt werden!) reduziert man die Altinsulinkomponente (wenn die Hypoglykämie vormittags oder in den frühen Nachmittagsstunden war), bzw. die Depotkomponente (bei nächtlichen Hypoglykämien) etwa um $^1/_{10}$ bis $^1/_5$. Bei Verwendung einer Fertigmischung muß diese insgesamt erniedrigt werden.

In den darauffolgenden Tagen kann man sich dann langsam wieder an den meistens etwas höher liegenden Bedarf herantasten.

Ist der Unterzuckerstand morgens direkt vor der Insulininjektion aufgetreten, so wartet man bei gleichzeitiger Verabreichung kohlehydrathaltiger Nahrungsmittel mit der Injektion so lange, bis im Urin wieder Zucker nachgewiesen werden kann, und verabreicht eine entsprechend dem Ausmaß der Hypoglykämie und der bereits fortgeschrittenen Tageszeit verringerte Insulindosis.

5. Konsequenzen für das allgemeine Leben

Da insulinspritzende Diabetiker nie vor Hypoglykämien sicher sein können, deren Abfangen im Anfangsstadium aber (vor allem bei nächtlichem Auftreten) mitunter nicht möglich ist, erscheint es wichtig, daß nicht nur die Familie, sondern auch die nähere Umgebung (Lehrer, Wohnungsgenossen, Arbeitskollegen etc.) über die Krankheit, die Gefahr von Unterzuckerzuständen und die Maßnahmen zu deren Behebung informiert ist. Aus diesem Grund sollten insulinspritzende Diabetiker auch niemals allein wohnen.

B) Der labile Diabetes (der sogenannte »Brittle-Diabetes«)

Es handelt sich hierbei um eine starke Stoffwechsellabilität bei insulinbehandelten Diabetikern, die durch

- große tägliche Schwankungen des Insulinbedarfes mit Neigung zu Ketosen und Hypoglykämien,
- eine häufig wechselnde Empfindlichkeit dem Insulin gegenüber,
- eine unterschiedliche Empfindlichkeit verschiedenen Insulinen gegenüber,

gekennzeichnet ist.

Kinder sind häufiger betroffen als Erwachsene, bevorzugt sind magere, hochgeschossene Menschen (ohne daß man daraus eine feste Regel ableiten könnte).

Folgende Ursachen kommen vor allem in Frage:

1. Eine konstitutionelle Labilität des Patienten wie Neigung zu nichtdiabetischem azetonämischem Erbrechen, zu plötzlichen Dehydratationszuständen, funktionellen Hypoglykämien etc., die häufig mit anderen Zeichen der vegetativen Labilität vergesellschaftet ist.
2. Die Entwicklung der Labilität erst im Verlauf der Erkrankung, und zwar infolge einer ungenügenden Behandlung, die ihren Grund in Unbelehrbarkeit des Patienten bzw. dessen Familie, in Verständnislosigkeit seiner Umgebung oder auch in einer von vornherein unzweckmäßigen Behandlungsweise haben kann. Vor allem eine Fixierung der Insulindosis im voraus über längere Zeiträume ohne Berücksichtigung des jeweiligen Bedarfes kommt ursächlich in Frage.
3. Akute und chronische Infektionskrankheiten, Tuberkulose, körperliche oder psychische Traumen sowie hypoglykämische Schocks und schwere Azidoketosen, die für einen mehr oder weniger langen Zeitraum eine wechselnde Labilität dem Insulin gegenüber zur Folge haben können.
4. In lipodystrophe Bezirke gespritztes Insulin, das ungleichmäßig resorbiert wird.
5. Fehler in der Injektionstechnik wie z. B. mangelhaftes Aufschütteln von Insulinsuspensionen vor dem Aufziehen in die Spritze u.a.m.

In vielen Fällen ist eine Ursache für die Labilität nicht aufzudecken.

Behandlungsversuche müssen in erster Linie die Ausschaltung der ursächlichen Faktoren – soweit sie faßbar sind – zum Ziele haben. Liegt eine stärkere vegetative Labilität vor, sollte man Änderungen der täglichen Insulindosis nur mit einer besonderen Behutsamkeit vornehmen, d. h. diese jeweils nur geringfügig erhöhen oder erniedrigen und lieber im Laufe des Tages bei Bedarf kleine Mengen Altinsulin nachspritzen.

Eine weitere Behandlungsmöglichkeit liegt in der ausschließlichen Anwendung von Altinsulin, bzw. eines oder mehrerer Depotinsuline, die auf mehrere tägliche Injektionen verteilt verabreicht werden.

Änderungen in der Zusammensetzung der Nahrung führen manchmal ebenfalls zu einer Besserung des Zustandes. Vor allem eine »Normalisierung« der Ernährung, z. B. Übergang auf eine kohlehydratreiche, dem täglich wechselnden Kalorienbedarf angepaßte Kost kann hier rasch zum Erfolg führen. Vereinzelt gibt es aber auch Diabetiker, die gerade bei Verabreichung einer sehr kohlehydratreichen Kost zu Hypoglykämien neigen und bei denen eine Besserung erzielt werden kann, wenn die Mahlzeiten relativ eiweißreich und dafür kohlehydratarm sind. Immer aber erweisen sich häufige kleine Mahlzeiten als die zweckmäßigste Ernährungsweise. Entgegen Literaturmeldungen, die auch von der Anwendung von Kortisonpräparaten einen günstigen Erfolg berichten, haben diesbezügliche eigene Versuche enttäuscht.

Letztlich bleibt es der Erfahrung des Arztes überlassen, unter den vielen und leider oft nur wenig wirksamen Behandlungsmöglichkeiten die zweckmäßigste auszuwählen und zu versuchen. Und es gelingt keineswegs immer, im Verlaufe von Monaten oder Jahren den Stoffwechsel soweit auszugleichen, daß wieder auf eine Standardbehandlung übergegangen werden kann.

C) Die Insulinresistenz

Eine verringerte oder überhaupt fehlende Ansprechbarkeit auf Insulin kann die verschiedensten Ursachen haben, von denen wir sicher noch nicht alle kennen. Insofern muß die nun folgende Aufstellung unvollkommen bleiben.

1. Eine echte Insulinresistenz liegt im Coma diabeticum vor, bei dem intrazellulärer Kaliummangel, Dehydratation und Azidose die Glukoseverwertung behindern. Die nicht verwertete intrazelluläre Glukose hemmt den Eintritt weiterer Glukose in die Zelle, selbst wenn durch höchste Insulingaben die Zellmembranen für Zucker leicht durchgängig gemacht wurden. Die Behebung von Hypokalie und Azidose zusammen mit der nötigen Rehydratation führen rasch wieder zu Glukoseverwertbarkeit und zu erneutem Ansprechen des Organismus auf Insulin.

2. Eine Art Insulinresistenz kann auch durch Insulinüberdosierung entstehen. Hält man sich nicht an die Regel, die Insulindosis nur mit einer gewissen Zurückhaltung zu erhöhen, d. h. steigert man sie zu rasch oder in kurzer Zeit zu stark (anstatt bei Bedarf lieber untertags eine kleine Menge Altinsulin nachzuspritzen), kommt es zu folgenden Erscheinungen:

- Einer deutlichen Steigerung des Appetits,
- Einer raschen und meist erheblichen Gewichtszunahme,
- Zu leichten, aufeinanderfolgenden Hypoglykämien, die eine anhaltende Hyperadrenalinämie sowie die Freisetzung größerer Mengen Fettsäuren und Lipide zur Folge haben. Daraus kann, wie im Abschnitt Physiopathologie näher dargelegt, eine Erschwerung des Glukoseeintritts in die Zellen und das Auftreten reaktiver Hyperglykämien mit entsprechender Glukosurie und evtl. sogar Ketonurie resultieren.

Diese Vorgänge, die man auch beim Nichtdiabetiker beobachten kann (bis zu 75 E Insulin und mehr pro Tag können vertragen werden; siehe Tabelle 16), findet man mitunter beim übergewichtigen, fälschlicherweise mit Insulin behandelten Diabetiker. Selbst nach jahrelanger Insulinverabreichung kann man in solchen Fällen das Insulin – manchmal sogar von einem Tag auf den anderen – absetzen und ist dann geneigt, von einer »Diabetesheilung« zu sprechen, während in Wirklichkeit nie die Notwendigkeit zur Insulinbehandlung bestand.

Hierher gehören auch diejenigen Diabetiker, bei denen – entgegen der allgemeinen Erfahrung – trotz eines vorhergehenden Insulin»bedarfes« von mehr als 40 E täglich, der Übergang auf eine Sulfonylharnstoffbehandlung möglich ist.

Aber auch beim »Diabète maigre« kann sich im Falle einer zu raschen Steigerung der Insulindosis und bei entsprechender Reaktion von Hypophyse, Nebennieren usw. dieses von Somogyi im Jahre 1959 beschriebene Syndrom entwikkeln. Es handelt sich dabei nur selten um kleinere Kinder, häufig dagegen um Jugendliche, vor allem um Mädchen, bei denen es zu folgenden Erscheinungen kommt:

Versuchsbedingungen	0'	30'	60'	120'
Vor Insulinverabreichung	87	159	126	95
nach 14 Tg. (30 E tgl.)	87	182	231	100
nach 31 Tg. (75 E tgl.)	87	208	231	204
nach 5 Tg. ohne Insulin	114	204	208	99
nach 8 Tg. ohne Insulin	91	186	173	109

Tabelle 16: Glukosebelastungsprobe bei einem gesunden Menschen vor, während und nach Insulinbehandlung. Blutzuckerwerte in mg%, Zeit in Minuten nach Glukoseverabreichung (Beobachtung von Clarke 1935)

- Zunächst zu einer mitunter erheblichen Gewichtszunahme, die aber später in Abmagerung umschlagen kann;
- Zu gehäuften Hypoglykämien (teils klinisch manifest, teils unbemerkt, z. B. während des Schlafes);
- Reaktiv zu erheblicher Adrenalinausschüttung, Freisetzung großer Mengen von Lipiden und Fettsäuren mit daraus resultierender Hyperglykämie und evtl. Ketonurie;
- Müdigkeit und Abgeschlagenheit.

Hyperglykämie, Glukosurie und auch Ketonurie werden dann fälschlich als Ausdruck einer ungenügenden Insulinwirksamkeit betrachtet, man spricht von Insulinresistenz und steigert die Insulindosis, um schließlich im Rahmen eines circulus vitiosus bis zu Dosen von 200 E tgl. und mehr zu gelangen.

Die Therapie besteht hier in einer erheblichen Reduzierung der morgendlichen Insulindosis (möglichst bis auf die Hälfte, jedenfalls auf eine Gesamtmenge von höchstens 1.5 E pro kg Körpergewicht). Unter genauer Überwachung kann dann im Laufe des Tages durch kleine Gaben von Altinsulin einem zusätzlichen Insulinbedarf Rechnung getragen werden. Diese Maßnahme muß solange durchgeführt werden, bis die überhöhte Glukoneogenese wieder zur Ruhe gekommen ist, was mindestens einige Tage beansprucht.

Die beste Vorbeugungsmaßnahme gegen das Auftreten des SOMOGYI-Syndroms ist die tägliche sorgfältige Anpassung der Insulindosis und vor allem eine gewisse Zurückhaltung bei der Erhöhung der Insulindosis, die – soweit nicht besondere Verhältnisse vorliegen – nur in mehrtägigen Abständen und jeweils nur um 2 Einheiten erfolgen sollte.

3. Ob man beim erhöhten Insulinbedarf des akromegalen bzw. hyperthyreotischen Diabetikers von Insulinresistenz sprechen darf, erscheint uns fraglich, soweit die benötigten Dosen in einem Bereich unter 150 E pro Tag liegen. Ähnliche Mengen benötigen wir in vereinzelten Fällen ja auch unter normalen Umständen während der Entwicklungsjahre.

4. Eine Insulinresistenz kann schließlich durch allergische Vorgänge, Antikörper und sonstige Hemmungsmechanismen hervorgerufen werden. Auf diesem Gebiete sind die Dinge noch so im Fluß, daß augenblicklich über die Pathogenese keine sicheren Aussagen möglich sind.

Wahrscheinlich ist jedoch, daß im Serum bereits vorhandene oder als Reaktion auf die äußere Insulinzufuhr entstehende Stoffe das verabreichte Insulin zeitweilig binden, bzw. auch endgültig unwirksam machen oder zerstören können.

An sich entwickelt fast jeder Mensch, der längere Zeit Insulin erhält (zumindest gilt das für die in Ermangelung von Human-Insulin verwendeten Insuline vom Tier) Insulinantikörper, die aber meist nur eine geringe Insulinmenge (selten mehr als 20 E pro Tag) unwirksam machen. So kommt es auch, daß viele Diabetiker eine Insulindosis zwischen 60 und 80 E tgl. benötigen, obwohl beim Gesunden pro Tag nur etwa 40–50 E produziert werden.

Steigt der Insulinbedarf ohne sonstige faßbare Gründe über 100–150 E tgl. an, muß an eine durch Antikörper oder sonstige Hemmungsmechanismen bedingte Insulinresistenz gedacht werden.

Therapeutisch kommen hier folgende Möglichkeiten in Frage:

- Übergang auf zusatzfreie Insuline, vor allem auf hochgereinigtes Altinsulin;
- Bei vorhergehender Benützung von aus Rinderpankreas gewonnenem Insulin Überwechseln auf Schweine- oder Hammelinsulin;
- Ein Versuch mit Nebennierenhormonen, evtl. auch ACTH;
- Die intravenöse Insulinapplikation. Auch sie scheint in manchen Fällen die Insulinresistenz durchbrechen zu können.

D) Das Mauriac-Syndrom

Wie im Abschnitt Physiopathologie ausführlich dargelegt, hat jede gesteigerte Ausschüttung von Wachstumshormon – z. B. im Verlaufe einer Wundheilung, einer Schwangerschaft, vor allem aber während des kindlichen Wachstums – zwangsläufig einen gesteigerten Glukosebedarf des Gewebes und damit auch einen höheren Insulinbedarf zur Folge. Dies gilt selbstverständlich in gleicher Weise für den diabetischen Organismus.

Solange bei einem jugendlichen Diabetiker der Insulinmangel nur unbedeutend ist, bzw. ein stärkeres Insulindefizit durch Fremdinsulin halbwegs ausgeglichen wird und die Nahrungszufuhr reichlich ist, sind Störungen in der körperlichen Entwicklung nicht zu erwarten.

Ist infolge ungenügender Insulinzufuhr der Insulinmangel jedoch so erheblich, daß daraus eine starke Hyperglykämie mit entsprechend ausgeprägter Glukosurie resultiert, und ist dem Kind eine streng berechnete, unterkalorische Diät verordnet, die zwar der Altersnorm entsprechen mag, aber die starken Glukoseverluste mit dem Urin nicht berücksichtigt, muß ein erheblicher Teil der mit der Nahrung zugeführten Proteine für die Glukoneogenese und evtl. auch für die Ketogenese verwendet werden. Daraus folgt:

- Eine massive Glukoneogenese in der Leber;
- Mangel an Eiweiß für den Körperaufbau mit Zurückbleiben von Größe und Gewicht, Störungen des Zahnwachstums, der Haare, der Nägel usw.;
- Mangel an essentiellen Aminosäuren wie z. B. Methionin mit den daraus resultierenden Leberstörungen (Leberverfettung und -vergrößerung);
- Hypoproteinämie, evtl. mit Ödemen.

In manchen Fällen bleibt es bei den beschriebenen Symptomen, die betreffenden Kinder weisen eine erhebliche Stoffwechsellabilität auf, und selbst bei Übergang auf eine vernünftige Ernährung sowie eine exakte Insulinbehandlung gestaltet sich die letztere zunächst recht schwierig.

Nun gibt es aber auch Kinder, bei denen die unzureichende Diabetesbehandlung eine besonders starke Reaktion von seiten der Nebennierenrinde zur Folge hat mit meßbarer Steigerung des NNR-Hormonspiegels im Blut und den typischen Symptomen wie Osteoporose, Vollmondgesicht, Stammfettsucht, erheblicher Glykogeneinlagerung in der Leber u. a. Der Blutzucker liegt dabei meist über 250 mg⁰/₀, die Serumwerte von Lipiden, Cholesterin, Beta-Lipoproteinen und – in der Elektrophorese – der Alpha-2-Globuline sind erhöht.

Je nach Vorherrschen von Eiweißmangel oder Hyperkortizismus finden sich Unterschiede in klinischem Bild und Leberhistologie: kleine, zarte Kinder mit großer Fettleber (Syndrom von NOBECOURT) und kleine, aber mehr rundliche Kinder mit glykogenreicher Leber und den sonstigen Zeichen des Hyperkortizismus (Syndrom von MAURIAC).

Die beiden Gruppen unterscheiden sich deutlich hinsichtlich ihrer Insulinempfindlichkeit, und zwar besitzt die erstere eine sehr große, die letztere eine nur geringere Neigung zu Überdosierungserscheinungen.

Aus der Tatsache, daß vernünftig ernährte und sachgerecht mit Insulin behandelte Kinder nie an einem der oben beschriebenen Syndrome erkranken, leitet sich nicht nur die einzig mögliche Prophylaxe, sondern auch die zweckmäßigste Behandlung ab:

Manchmal genügt bereits eine Normalisierung der Ernährung (siehe S. 127) ohne zusätzliche Erhöhung der Insulindosis, um die beschriebenen Erscheinungen in verblüffend kurzer Zeit zum Verschwinden zu bringen. Immer aber muß die Insulindosis täglich, und zwar so genau wie möglich, dem Bedarf angepaßt werden!

Die Verabreichung blutzuckersenkender Substanzen scheint keine Vorteile zu besitzen.

E) Lipodystrophien

Anscheinend in Zusammenhang mit einer lokalen Insulinunverträglichkeit entwickeln manche Menschen – vorwiegend ist das weibliche Geschlecht betroffen – an den Injektionsstellen schmerzhafte subkutane Gewebswucherungen, oder es kommt zu einem Schwunde des subkutanen Fettgewebes (Lipodystrophie).

Diese Erscheinungen können bei Beachtung der folgenden Punkte weitgehend vermieden werden:

- Häufiges Wechseln der Injektionsstelle, und zwar sowohl der Körperregion als auch der Einstichstelle innerhalb des gleichen Bereiches;
- Intramuskuläre Injektion des Insulins. Sie besitzt gegenüber der subkutanen Applikation keinerlei Nachteile;
- Bei Patienten, bei denen sich trotzdem schwere Lipodystrophien entwickeln, kann manchmal das Zumischen kleinster Dosen Kortison (1 bis 2 mg Hydrokortison pro Injektion) zum Insulin von Vorteil sein.

Insulininjektionen in lipodystrophe Bezirke sind streng zu vermeiden, da das Insulin dort ungleichmäßig resorbiert wird und zu den Erscheinungen des »Brittle-Diabetes« führen kann.

F) Die Insulinallergie

Die früher häufigen Insulinallergien, die mit lokalen oder allgemeinen Hauterscheinungen einhergingen, sind bei Verwendung der heute zur Verfügung stehenden hochgereinigten Insuline praktisch nicht mehr zu beobachten. Das spricht dafür, daß das Insulinmolekül selbst keine stärkeren allergisierenden Eigenschaften besitzt. Tritt wirklich als extreme Seltenheit eine lokale oder gar generalisierte Reaktion auf ein Insulinpräparat auf, ist Wechsel des Präparates bzw. der Insulinart, evtl. auch der Versuch einer Desensibilisierung durch kleinste Dosen Insulin oder durch abgeschwächtes Insulin angezeigt.

Antihistaminika sind meist wirkungslos, eine vorsichtige Kortisonbehandlung, evtl. wieder als Zumischung von kleinen Mengen Hydrokortison oder Prednison zum Insulin, kann versucht werden.

VI. Die Ernährung des normalgewichtigen, insulinbehandelten Diabetikers

Auf S. 83 ff. wurde ausführlich über Bedeutung und Durchführung einer genau berechneten, restriktiven Diät beim adipösen, plethorischen Diabetiker und das Ziel der diätetischen Maßnahmen, nämlich die Normalisierung des Körpergewichtes, gesprochen.

Ein völlig anderes Problem ergibt sich bei der Frage nach der Ernährung des *normalgewichtigen,* insulinpflichtigen Diabetikers. Eine Durchsicht der Literatur zeigt, wie verschieden und sich widersprechend die Kostformen sind, die im Laufe der Jahre der jeweiligen Überzeugung und Mode entsprechend empfohlen wurden. So verordnet 1851 BOUCHARDAT seinen Patienten eine kohlehydratarme, v. DURING zur gleichen Zeit eine kohlehydratreiche Ernährung. 50 Jahre später wird von ALLEN eine kohlehydratarme, von MOSSÉ hingegen eine kohlehydratreiche Ernährung empfohlen.

Seit Entdeckung des Insulins setzt sich ziemlich einheitlich die Tendenz durch, die Diabetikerdiät der Normalkost anzugleichen (siehe Abb. 15).

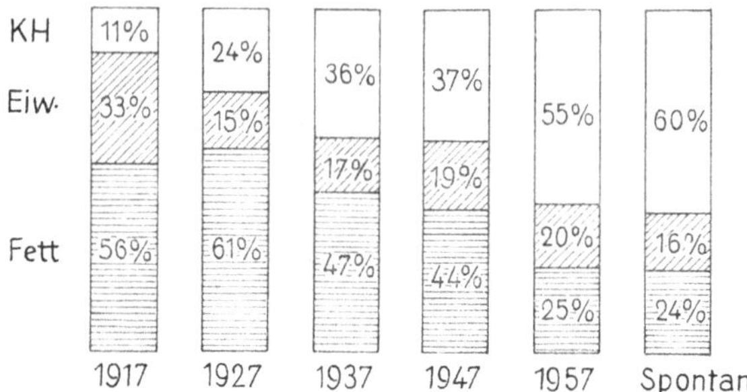

Abb. 15: Die Entwicklung der Diabetes-Diät in den USA und ihr Verhältnis zur Spontanernährung des gesunden Menschen. (Modifiziert nach »Diabetes Today and Tomorrow«, A. M. A. June 8–12, Atlantic City)

Selbstverständlich muß es Aufgabe des Arztes sein, eine in Hinblick auf Menge oder Zusammensetzung unzweckmäßige Ernährung zu korrigieren. Welches sind aber die Kennzeichen einer normalen Kost?

A) Nahrungsmenge

Einigkeit besteht hinsichtlich der Notwendigkeit, die tägliche Nahrungsmenge auf sechs bis sieben kleinere Mahlzeiten gleichmäßig über den Tag zu verteilen.

Dagegen wird die Frage, ob eine täglich gleichbleibende, abgewogene Kost für diesen Kreis von Diabetikern zweckmäßig ist, unterschiedlich beurteilt. Viele Diabetologen glauben, durch eine solche Kostform einen variablen Faktor ausschalten zu können und damit die Überwachung des Diabetes zu erleichtern. Dabei wird an Tagen mit großer körperlicher Anstrengung eine Zulage etwa nach folgendem Schema gewährt (KG = Körpergewicht):

Haushalt (Nähen, Stricken)	0,4	Kal/kg KG/Std.
Haushalt (Bügeln, Putzen)	1–1,5	Kal/kg KG/Std.
Schreibmaschineschreiben	1–1,5	Kal/kg KG/Std.
Autofahren	1	Kal/kg KG/Std.
langsames Gehen	2	Kal/kg KG/Std.
mittelschnelles Radfahren	2,5	Kal/kg KG/Std.
rasches Gehen	3,6	Kal/kg KG/Std.
Tanzen	3–5	Kal/kg KG/Std.
Schwerarbeit	6	Kal/kg KG/Std.
Sportwettkämpfe	5–10	Kal/kg KG/Std.

Die Wirklichkeit aber sieht anders aus. Eine vergleichende Untersuchung über die quantitative und qualitative Zusammensetzung der Nahrung bei freier Speisenwahl in verschiedenen Altersgruppen diabetischer und nichtdiabetischer Kinder ergab folgendes Resultat:

1. Die sich aus einer Beobachtungszeit von 3 Wochen oder mehr ergebende durchschnittliche Kalorienzahl war bei gleichaltrigen diabetischen und nichtdiabetischen Kindern identisch und stimmt genau mit den Normen der Ernährungsphysiologie überein. Die Kinder nahmen im Mittel 16 % Eiweiß, 24 % Fett und 60 % Kohlenhydrate zu sich und entsprachen damit mehr den Empfehlungen der modernen Ernährungsphysiologie als den vielfach für Diabetiker verordneten Kostformen.
2. Bei allen Kindern, diabetischen wie nichtdiabetischen, traten von einem Tag zum anderen ganz erhebliche Schwankungen hinsichtlich der aufgenommenen Kalorienmenge in Erscheinung (siehe Abb. 16).

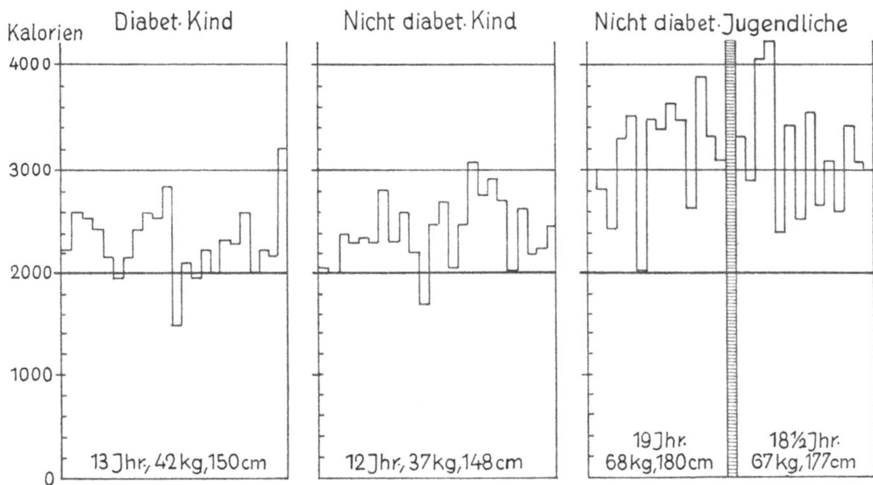

Abb. 16: Tägliche Schwankungsbreite bei freier Wahl der Speisen.

3. Es zeigte sich, daß die spontane Nahrungsaufnahme keineswegs an Tagen körperlicher Anstrengungen am größten war, sondern im Mittel erst zwei Tage später, nämlich in der Ruhepause, anstieg.

Daraus ergibt sich, daß eine täglich gleichbleibende Kalorienzufuhr, berechnet nach dem monatlichen Durchschnittsbedarf, an Tagen höheren Nahrungsbedarfes eine unzureichende Nahrungsaufnahme, an Tagen mit geringerem Bedarf und somit auch geringerem Appetit dagegen eine übermäßige Nahrungszufuhr zur Folge hat. Die Kostzulage für körperliche Betätigung erhöht diese Fehlanpassung weiter.

Der Nahrungszwang führt also zu einem dauernden Mißverhältnis zwischen Angebot und Bedarf und wirkt sich als zusätzliche Belastung aus, anstatt einen variablen Faktor auszuschalten.

Hingegen sehen wir beim sorgfältig mit Insulin behandelten Diabetiker (Abb. 17), daß selbst beträchtliche Schwankungen in der spontan aufgenommenen Nah-

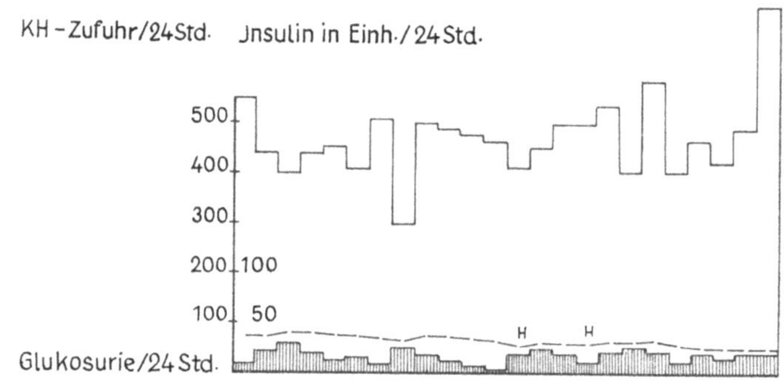

Abb. 17: Beziehung zwischen KH-Zufuhr, Glukosurie und Insulindosis bei einem 12jährigen Kind. H = Hypoglykämie.

rungsmenge sich weder auf den Insulinbedarf noch auf die Glukosurie auswirken. Und der durchschnittliche Insulinbedarf von Kindern mit abgewogener und mit nicht abgewogener Kost ist gleich und liegt bei 1,2 E/kg Körpergewicht.

Daraus ergibt sich erneut, daß die von außen zugeführten Kohlehydrate nur einen Teil der von den Zellen benötigten Glukose liefern, der Großteil hingegen aus der Glukoneogenese in der Leber stammt. Es ist also nicht nötig, bei einem normalgewichtigen insulinspritzenden Diabetiker die ohnehin eingreifende Behandlung noch durch rechnerische Maßnahmen bei der Nahrungszusammenstellung zu belasten.

Selbstverständlich nimmt bei jedem Diabetiker die Beratung über die richtige Ernährung einen wichtigen Platz im Therapieplan ein. Arzt und Patient müssen aber in erster Linie ihre Aufmerksamkeit und Ausdauer darauf richten, durch eine sorgfältige Insulinanpassung den Zuckerstoffwechsel möglichst genau einzuregulieren.

Heute, wo auch bei der Verordnung einer berechneten Kost der Nahrungsbedarf des Gesunden als Grundlage dient, hat die eingangs erwähnte, theoretisch unrichtige Überlegung keine großen praktischen Folgen, da sich der Organismus sogar noch viel schlechteren Ernährungsbedingungen anpassen kann. Nur darf die berechnete und abgewogene Kostform – die in Wirklichkeit ohnehin meist viel weniger streng gehandhabt wird – nicht zu einem starren Festlegen der Insulindosis führen, denn dies wäre ein schwerer Fehler.

B) Zusammensetzung der Mahlzeiten

1. Kohlehydrate

Der Organismus verbraucht pausenlos Glukose, die ebenso pausenlos ersetzt werden muß. Die Mahlzeiten sollen also *kohlehydratreich* sein.

Will man stärkere postprandiale Blutzuckeranstiege vermeiden und gleichzeitig die Glukoneogenese und somit die Belastung der Leber jeweils vor den Mahlzeiten niedrig halten, sind die Mahlzeiten nicht nur auf kleine Portionen über den Tag zu verteilen, sondern man wählt zweckmäßigerweise auch Kohlehydrate, die im Darm *langsam* abgebaut und resorbiert werden. Auf diese Weise erhält man einen relativ kontinuierlichen Glukosezustrom ins Blut, der die Zeit zwischen den Mahlzeiten mehr oder weniger ausfüllt.

Solche »Depot-Kohlehydrate« sind alle Arten von Vollkornbrot, schwach ausgemahlene Mehle, Haferflocken, nichtpolierter Reis, Gemüsekohlehydrate, Kartoffeln etc.

Auch die Fruktose stellt ein solches Depotkohlehydrat dar. Sie wird in der Leber über Triose-Phosphat in Glukose umgewandelt, was für den Organismus keine große Belastung bedeutet, aber einige Zeit dauert. Fruktosereiche Früchte (z. B. Äpfel, Birnen, schwarze Johannisbeeren, Kirschen, Stachelbeeren) sind also ebenfalls als Kohlehydratträger zu empfehlen, vor allem roh, da durch das Kochen ein Teil der Fruktose in Glukose umgewandelt werden kann.

Überschüssige Eiweißstoffe, die nicht als Aminosäuren zu anderen Aufgaben Verwendung finden, werden ebenfalls in Glukose umgebaut und stellen insofern eine Art Depotkohlehydrate dar. Ihr Umbau bedeutet allerdings für Leber und Nieren eine größere Belastung.

Aus dem Gesagten ergibt sich von selbst, daß rasch resorbierbare Kohlehydrate – wenn überhaupt – nur in kleinen Mengen und in Abständen gegessen werden sollen. Reiner Zucker ist als Medikament bei Hypoglykämien zu betrachten.

Stark zuckerhaltige *Getränke* (Coca-Cola z. B. enthält 11 % Zucker, Limonaden oft noch mehr) führen zu einem besonders raschen Blutzuckeranstieg und sind streng zu verbieten. Geeignet als Getränke sind hingegen eisgekühltes Selterswasser mit Zitrone (zuckerfrei, durststillend und vitaminreich); aber auch Milch, Buttermilch, Tomatensaft und ungesüßter Grapefruitsaft besitzen relativ wenig Glukose.

2. Fett

Wenn man von seinem »Genußwert« absieht, der zu einem sehr starken Fettverbrauch in Ländern mit hohem Lebensstandard geführt hat (in den USA ca. 150 g Fett/Tag/Person), hat das Fett vor allem die Aufgabe, die Resorption der fettlöslichen Vitamine zu ermöglichen und dem Organismus die von ihm nicht selbst produzierbaren essentiellen Fettsäuren zuzuführen.

Wegen der heute diskutierten ungünstigen Wirkung des Fettes auf das Gefäßsystem sollte gerade der Diabetiker mit dem Nahrungsfett sehr zurückhaltend sein. Da die meisten Nahrungsmittel von vornherein eine gewisse Menge Fett enthalten, ist eine Unterschreitung des Bedarfes auch bei sparsamster Verwendung von Koch- und Aufstrichfett nicht zu befürchten. Allerdings empfiehlt sich in diesem Falle die Verwendung von Fetten, die an ungesättigten essentiellen Fettsäuren reich sind, z. B. Pflanzenmargarine (Vitaquell), Maiskeimöl (Mazola), Lein- und Sonnenblumenöl. Im Gegensatz dazu sind Butter, Sahne, Schlachtfett, fettreicher Käse, Schokolade ungünstiger.

Als grobe Richtlinie kann gelten, daß die Gesamtfettmenge (einschließlich unsichtbarem Fett) beim Erwachsenen nicht über 60 bis 70 g pro Tag liegen soll (d. h., daß er mit ca. 20 g Kochfett und 20 g Aufstrichfett auskommen muß), beim Kind entsprechend niedriger. Keinesfalls soll der Fettanteil der Nahrung mehr als 25 % der Gesamtkalorien übersteigen.

3. Eiweiß

Eiweiß spielt als Ausgangsmaterial für Aminosäuren, die der Organismus dann wieder für seinen eigenen Bedarf in körpereigene Eiweißstoffe zusammenbaut, eine große Rolle. Wichtig ist die Aufnahme einer Mindestmenge von tierischem Eiweiß, da nur dieses die essentiellen Aminosäuren (die der Organismus nicht selbst synthetisieren kann) enthält. Das tierische Eiweiß sollte etwa 1/3 bis 1/2 der Eiweißzufuhr ausmachen.

Da der Organismus keine Möglichkeit besitzt, entsprechend dem Reservefett auch »Reserve-Eiweiß« zu deponieren, ist die Verteilung der Eiweißzufuhr über den Tag, d. h. auf die einzelnen Mahlzeiten, zu empfehlen. »*Eine große* Eiweißgabe am Tag macht Fett, *fünf kleine* Eiweißgaben machen Muskeln!«

Der tägliche Eiweißbedarf liegt bei 1 bis 2 g pro kg Körpergewicht, bei besonderen Belastungen (z. B. Schwangerschaft und Stillperiode, Wachstum des Kindes etc.) entsprechend höher.

Überfütterung mit Eiweiß bedeutet für Leber und Nieren eine unnötige Mehrbelastung (Transaminierungen, Ausscheidung von Stickstoff, Schwefel etc.) und sollte vermieden werden.

4. Vitamine, Fermente, Mineralien

In einer ausgewogenen, reichhaltigen Nahrung finden sich die genannten Stoffe normalerweise in einer Menge, die ihre zusätzliche Verabreichung in Form von Dragees oder Tropfen unnötig macht. Lediglich bei Kindern empfiehlt sich in den Wintermonaten die Verabreichung einer kleinen Menge Vitamin D.

Die Vitamine können nur zum Teil vom Organismus gestapelt und müssen im übrigen laufend aus der Nahrung gewonnen werden, so daß mehrmals täglich vitaminreiche Nahrungsmittel (vor allem Obst und Gemüse) verabreicht werden sollten.

Vitaminträger sind u. a.:

für Vit. A: viele rote Früchte (Karotten, Tomaten, Paprika, Hagebutten etc.)
für Vit. B: Hefe, Getreidekeimanlage, Innereien
für Vit. C: grüne Früchte und Gemüse, Orangen, Kohl, Spinat, Sanddorn etc.
für Vit. D: Fisch, Milch, Leber.

In den genannten Stoffen finden sich neben den Vitaminen auch Fermente und Mineralien in ausreichender Menge.

Zusammenfassend kann man sagen, daß der normalgewichtige Diabetiker eine reichhaltige, ausgewogene Kost, in einer seinem jeweiligen Appetit entsprechenden Menge und auf häufige kleine Mahlzeiten verteilt, zu sich nehmen soll. Die Mahlzeiten müssen reich an langsam resorbierbaren Kohlehydraten sein und möglichst oft auch kleine Eiweißmengen, Obst und Gemüse enthalten. Die Fettzufuhr ist auf ein Minimum einzuschränken, das Fett soll aber reich an ungesättigten Fettsäuren sein.

VII. Die allgemeine Lebensführung

Da der Organismus des Diabetikers a priori bereits einem größeren Verschleiß ausgesetzt ist als der des Gesunden, und außerdem jede zusätzliche akute Belastung (vor allem interkurrente Erkrankungen) auch bei guter Einstellung das Stoffwechselgleichgewicht mehr oder weniger irritieren, ist beim Diabetiker auf eine gesunde Lebensweise und auf Einhaltung gewisser allgemeiner Regeln größter Wert zu legen.

A) Körperpflege

Die Zähne müssen zweimal täglich mit Zahnpasta geputzt und in halbjährlichen Abständen zahnärztlich kontrolliert werden. Das Lutschen von Süßigkeiten fördert die Karies und ist zu unterlassen; ein roher Apfel nach den Mahlzeiten und vor dem Schlafengehen wirkt der Karies entgegen.

Ein mangelhafter Zustand des Gebisses bedeutet eine zusätzliche Belastung der Verdauung, Zahngranulome können unbemerkt den Stoffwechsel irritieren. Beim Diabetiker besteht außerdem Neigung zur Paradentose.

Die Hautpflege ist deshalb so wichtig, weil auf Grund des erhöhten Zuckergehaltes und – zumindest bei älteren Diabetikern – infolge der schlechteren Durchblutung der Gewebe bereits kleine Verletzungen zu bakteriellen Entzündungen neigen und zu Geschwüren bzw. zur Gangrän führen können.

Besonders gefährdet sind die unteren Extremitäten, und zwar vor allem der

Bereich zwischen den Zehen, die Zehen selbst und die Schienbeinkanten. Beim glukosurischen Patienten kann die Genitalregion dermatitische Veränderungen zeigen und eine Lokalbehandlung nötig machen.

Vorsicht bei neuen Schuhen und bei Hühneraugenbehandlung! Tägliche Fußwaschungen, sorgfältiges Abtrocknen des Zwischenzehenbereiches, bei Pilzbefall antimykotische Behandlung!

ALLGEMEINE ABHÄRTUNG ist wichtig, um Blutgefäße und andere Organe in gutem Trainingszustand zu erhalten. Morgens kalt abwaschen oder duschen, regelmäßige und möglichst reichliche Körperbewegung in frischer Luft.

VOM RAUCHEN muß dringendst abgeraten werden, da es mit seiner schädlichen Gefäßwirkung den diabetischen Gefäßkomplikationen Vorschub leistet und ihr Auftreten provoziert.

ALKOHOL ist nur in kleinen Mengen erlaubt, da er eine Belastung für die Leber darstellt, die sich gerade der Diabetiker ersparen sollte. Für ihn hat eine gut funktionierende Leber eine noch viel größere Bedeutung als für den Nichtdiabetiker. Deshalb ist von hochprozentigen alkoholischen Getränken und auch von größerem Weinkonsum dringend abzuraten. Bier und Süßweine kommen wegen ihres starken Kohlehydratgehaltes ohnehin nur in kleinsten Mengen in Frage.

B) Sport und schwere körperliche Arbeit

Genauso wie der Gesunde verbrennt auch der Diabetiker bei sportlicher Betätigung und körperlicher Arbeit eine entsprechende Menge Zucker in den Muskelzellen. Die bei jedem Stress erfolgende Adrenalinausschüttung führt dazu, daß vorwiegend der Glykogenvorrat der Muskelzellen zur intrazellulären Glukosebildung herangezogen und der im Blut kreisende Zucker kaum beansprucht wird. Erst mit Beendigung der Stressituation und damit der Adrenalinausschüttung strömt die Glukose in größerem Ausmaß in die Zellen nach und ergänzt das angegriffene Glykogendepot. Der Glukoseeintritt wird dabei beim Diabetiker wie beim Gesunden vermutlich durch die intrazelluläre Milchsäureanreicherung erleichtert.

Die Gefahr des Sportes für den insulinspritzenden Diabetiker liegt darin, daß dieses plötzliche Abströmen des Blutzuckers in die Muskelzellen, vor allem bei einer vielleicht therapiebedingten niedrigen Blutzuckerausgangslage, zu Hypoglykämien führen kann. Tatsächlich finden wir sie häufig bei längeranhaltenden sportlichen Betätigungen, sobald nämlich das Glykogendepot der Muskelzellen aufgebraucht ist, vor allem aber sofort *nach* Beendigung der Anstrengung, wenn infolge nachlassender Adrenalinfreisetzung der Abbau des Muskelglykogens eingestellt wird und der Sog auf den Blutzucker einsetzt.

Dieser Gefahr kann dadurch begegnet werden, daß während der körperlichen Belastung, vor allem aber sofort nach ihrem Ende, leichtverdauliche Kohlehydrate (eine Semmel, gezuckerte Milch, evtl. auch ein Stückchen Schokolade) verzehrt werden. Vor extremen sportlichen Leistungen muß jedoch gewarnt werden.

Eine wichtige Regel ist, niemals allein ins Wasser zu gehen und beim Schwimmen besondere Vorsicht walten zu lassen:
- Vorher stets etwas Kohlehydrate verzehren;
- Eine Begleitperson neben sich haben, die zum Rettungsschwimmen befähigt ist;
- Das Schwimmen nicht zu lange ausdehnen!

Vor Klettern und ähnlichen Sportarten muß überhaupt gewarnt werden.

Die – im übrigen leicht zu umgehenden – Gefahren des Sportes dürfen nicht dazu verleiten, seine außerordentliche Bedeutung gerade für den Diabetiker zu übersehen und aus übertriebener Ängstlichkeit heraus auf ihn zu verzichten. Jedes körperliche Training hat die Aufgabe, die Regulationsvorgänge des Organismus einzuüben und zunehmenden Belastungen anzupassen, den Organismus insgesamt besser zu durchbluten, eine Durchlüftung sonst nicht benutzter Lungenbezirke zu bewirken und die Tätigkeit der Ausscheidungsorgane (Nieren, Darm, Haut) anzuregen.

Dies wirkt sich gerade für den Diabetiker mit seiner etwas einseitigen Überlastung günstig aus, und zwar für den Augenblick genauso wie auch hinsichtlich der Spätprognose. Man erlebt in den Diabetiker-Ferienlagern immer wieder, daß der Großteil der Kinder eine deutliche Stabilisierung der Stoffwechsellage aufweist und oft auch eine Verringerung der Insulindosis möglich wird. Diabetiker, die auf ein regelmäßiges und ausgiebiges Körpertraining achten, beugen im Rahmen der gegebenen Möglichkeiten auch wirkungsvoll späteren Gefäßkomplikationen vor.

Jeder Diabetiker muß aber seine individuelle Reaktion auf körperliche Belastung kennen. So gibt es Menschen, die z. B. an Tagen von Bergtouren von vornherein 2 oder sogar 4 Einheiten Insulin weniger spritzen müssen, während sich bei anderen die Insulinersparnis nicht so deutlich oder nicht so akut bemerkbar macht.

Neben ausgesprochener sportlicher Betätigung ist regelmäßige Körperbewegung (Gartenarbeit, Spaziergänge etc.) eine tägliche Pflicht für den Diabetiker, deren Erfüllung sich auf die Stoffwechsellage entscheidend auswirkt.

C) Impfungen

Auch unter Ärzten ist die Ansicht weit verbreitet, daß man Diabetiker nicht impfen solle. Diese Ansicht besteht heute, wo eine gute Insulinsubstitution möglich ist, nicht mehr zurecht.

Der Diabetiker ist gegen zusätzliche Erkrankungen mindestens so anfällig wie ein Nichtdiabetiker. Erkrankungen bedeuten für ihn aber eine unvergleichlich größere Belastung als für andere Menschen. Deshalb sollte er so weitgehend wie möglich gegen schwere Krankheiten durch Impfung geschützt werden.

Voraussetzung für eine Impfung ist selbstverständlich, daß
- keine der auch für Nichtdiabetiker geltenden Kontraindikationen vorliegt;

- der Stoffwechsel gut einreguliert ist. Da für Impfungen vor allem Kinder und jüngere Erwachsene in Frage kommen (die ja immer insulinpflichtig sind), bedeutet dies eine besonders sorgfältige Anpassung der Insulindosis an Hand der beschriebenen dreimal täglichen Urinuntersuchungen, Freisein von Azeton und einer stärkeren Polyurie sowie eine gleichmäßige, leichte Glukoseausscheidung;
- im Urin kein Eiweiß nachgewiesen werden kann und auch sonst kein Anhalt für einen Nierenschaden besteht.

Vor allem die *Vierfachimpfung* gegen Tetanus, Diphtherie, Keuchhusten und Poliomyelitis (bei älteren Kindern kann man die Keuchhustenkomponente weglassen) bedeutet kein größeres Problem.

Die *Pockenimpfung* wird im allgemeinen in einem Alter durchgeführt, in dem der Diabetes noch nicht manifest ist. Die Zweit- bzw. Drittimpfung stellt keine große Belastung dar und soll unter den obengenannten Bedingungen im vorgeschriebenen Alter durchgeführt werden.

Wurde allerdings die Erstimpfung aus irgendeinem Grunde unterlassen, ist von der Zweitimpfung abzuraten, soweit nicht besondere Gründe (Pockenepidemie, wichtige Auslandsreise) dazu zwingen. In diesem Falle muß die Impfung durch einen erfahrenen Impfarzt mittels einer der neuen, ungefährlicheren Methoden durchgeführt und der postvakzinale Verlauf von einem diabeteserfahrenen Arzt streng überwacht werden.

Die *BCG-Impfung* und ihre Wiederholung nach erneutem Negativwerden der Tuberkulinproben ist ungefährlich und empfiehlt sich für Diabetiker dringend.

Für die übrigen Impfungen gilt sinngemäß das oben Gesagte.

Passive Impfungen, z. B. die Verabreichung von Tetanus-Serum etc., stellen wegen der möglichen Serumreaktionen ein größeres Risiko als aktive Impfungen dar, woraus sich bereits die Bedeutung der aktiven Impfungen ergibt. Aber auch die passiven Impfungen müssen bei Bedarf wie bei jedem anderen Menschen durchgeführt und auftretende Komplikationen nach den entsprechenden Grundsätzen behandelt werden.

D) Was der Diabetiker stets bei sich hat

Beim nicht-insulinspritzenden Diabetiker genügt es, wenn er auf Reisen neben den notwendigen blutzuckersenkenden Tabletten stets auch zur groben Orientierung über eine evtl. bestehende Glukosurie ein einfach zu handhabendes Schnellreagens auf Glukose (Clinistix oder Glukotest-Papier) bei sich hat.

Der insulinspritzende Diabetiker hingegen muß besser ausgerüstet sein.

1. In der Rocktasche oder Handtasche befindet sich stets:

- Der Diabetikerausweis. Er enthält
  Namen, Adresse und Telefonnummer des Patienten
  Namen, Adresse und Telefonnummer des behandelnden Arztes
  Folgenden Vermerk:

Ich bin Diabetiker

und werde mit Insulin behandelt. Geben Sie mir bei Schwächezuständen oder auffälligem Benehmen sofort etwas Zucker, ein stark gezuckertes Getränk oder notfalls etwas Brot zu essen. Wenn ich nicht schlucken kann oder will, holen Sie sofort einen Arzt oder lassen mich in das nächste Krankenhaus bringen, damit mir unverzüglich Glukagon oder eine hochprozentige Traubenzuckerlösung gespritzt wird. *Keinesfalls Insulin geben!*

- In einem festen Plastiksäckchen mindestens 10 große Stücke Würfelzucker. Hypoglykämien treten oft ganz plötzlich auf und können durch die sofortige Aufnahme von Zucker rasch behoben werden, können sich ohne Gegenmaßnahmen aber innerhalb weniger Minuten zu einem schweren Zustand entwickeln, der eingreifendere Maßnahmen notwendig macht.
- 2 Spritzampullen Glukagon (1 mg). Bei Kindern muß die erwachsene Begleitperson diese mit sich führen und auch zur Injektion in der Lage sein.

2. Auf Reisen – griffbereit in der Mappe oder im Koffer – befinden sich:

- Clinitest, Acetest, ein Gefäß zum Urinauffangen (z. B. ein kleiner Plastikbecher) und das Behandlungsheft;
- Das normalerweise gespritzte Insulin mit den für die Injektion nötigen Utensilien, ferner 1 Fläschchen Altinsulin für evtl. auftretende Ketosen;
- 1 Reserveampulle Glukagon;
- Einige Ampullen zu 20 ccm mit 25 %iger Glukoselösung sowie eine sterile 20 ccm-Spritze und 1 bis 2 sterile Kanülen Nr. 12.

3. Bei längeren Reisen (Urlaub) sind alle auf S. 115 genannten Gegenstände mitzunehmen.

4. Bei Auslandsreisen empfiehlt es sich, in dem vorgesehenen Reiseland für Notfälle die Adresse eines diabeteserfahrenen Arztes zu kennen. Für jugendliche Diabetiker können diesbezügliche Anfragen gerichtet werden an:

L'Aide aux Jeunes Diabetiques, Chateau de Longchamp, Bois de Boulogne, Paris XVI

KOMPLIKATIONEN DES DIABETES MELLITUS

I. Das Coma diabeticum

Der Ausdruck »Koma« ist griechischen Ursprungs und bedeutet Schlaf. Das Coma diabeticum ist ein Zustand von Bewußtlosigkeit, der auf einer tiefgreifenden Störung des Stoffwechsels beruht und durch Insulinmangel hervorgerufen wird.

Auslösendes Moment für ein Coma diabeticum ist meist eine schwere Belastung wie Operation oder Unfall, Infektionskrankheiten, psychische Traumen etc. bei unzureichend behandeltem oder noch unbekanntem Diabetes mellitus.

Während in der Vorinsulinära ein großer Teil der Diabetiker im Koma endete, besitzt es heute als Todesursache nur noch eine untergeordnete Bedeutung. Dennoch handelt es sich im Einzelfall stets um einen akut lebensbedrohlichen Zustand äußerst komplexer Art, dessen Behandlung große Anforderungen an das Können von Ärzten, Schwestern und Laborpersonal stellt und deshalb nur in einem entsprechend eingerichteten Krankenhaus erfolgen sollte.

Die Definition des Wortes Coma diabeticum ist keineswegs einheitlich und oft wird ein klinischer Begriff (Koma) mit einer biochemischen Aussage (Azidoketose) gleichgesetzt bzw. verwechselt.

Es muß deshalb mit Nachdruck darauf hingewiesen werden, daß
1. sich ein diabetisches Koma in seltenen Fällen auch ohne gleichzeitige Azidoketose entwickeln kann (Coma hyperosmolare),
2. selbst eine schwere Azidoketose nicht unbedingt mit Bewußtlosigkeit (d. h. Koma) einhergehen muß.

A) Physiologisch-pathologische Vorbemerkungen

Wenn die Vorgänge beim Coma diabeticum in einzelne Erscheinungen aufgegliedert werden, so ist dies in gewissem Sinne Ausdruck einer Verlegenheit, da ein gemeinsamer Nenner nur schwer zu finden ist. Außerdem erlaubt diese Aufgliederung, mit Hilfe der jeweils gegebenen klinischen und biologischen Daten Schwerpunkt und Ausmaß der Störung etwa zu erkennen und die notwendigen therapeutischen Konsequenzen daraus zu ziehen.

Nacheinander sollen die extrazellulären Veränderungen (Hyperglykämie, Azidoketose), die Störungen des intrazellulären Raumes und die in Zusammenhang mit ihnen stehenden Besonderheiten im hormonalen Bereich besprochen werden.

1. Die Hyperglykämie

Sie ist ein wesentlicher Faktor des echten diabetischen Koma und kann Werte von 1000 mg% und mehr erreichen. Als Folge einer gesteigerten Glukoneogenese hängt ihr Ausmaß vor allem von der Fähigkeit der Leber zur Zuckerproduktion ab. So kann sie in seltenen Fällen (Leberaffektionen oder terminaler Leberzusammenbruch bei länger anhaltendem schwerem Koma) auch nur gering sein oder sogar fehlen.

Eine stärkere Blutzuckererhöhung ist keineswegs gleichgültig für den Organismus, denn bei der Glukose handelt es sich nicht um einen frei diffundierbaren Stoff, sondern um eine im wesentlichen extrazelluläre Substanz, die eine bedeutende osmotische Rolle spielt. Jeder Glukoseanstieg vermehrt den osmotischen Druck der Extrazellulärflüssigkeit, so daß Wasser (und mit ihm zusammen auch Kalium-Ionen) aus dem intrazellulären Bereich angezogen wird und – bei gleichzeitiger Verdünnung der Natrium- und Chlor-Konzentration – das Volumen des extrazellulären Raumes vergrößert.

Diese Volumenvermehrung ist der adäquate Reiz für Volorezeptoren, die eine Bremsung bzw. Blockierung der Aldosteronsekretion in den Nebennieren bewirken, so daß mit dem reichlichen, glukosurischen Harn große Mengen Natrium und Chlor durch die Nieren ausgeschieden werden.

Sobald der Flüssigkeitsverlust (trotz verstärkter Ausschüttung von Adiuretin, für dessen Produktion hypothalamische Osmorezeptoren den Impuls geben, und trotz Aufnahme erheblicher Wassermengen – die intrazelluläre Dehydratation führt zu einem unstillbaren Durst –) so groß ist, daß im extrazellulären Raum wieder normale Volumenverhältnisse herrschen, bzw. mit zunehmender Exsikkation das Volumen sogar unter den normalen Wert absinkt, setzt die Aldosteronsekretion erneut ein. Natrium und Chlor verschwinden nun weitgehend oder vollständig aus dem Urin und ihre Serumkonzentration kann – verstärkt durch den fortschreitenden Wasserverlust infolge anhaltender, hyperglykämiebedingter Polyurie sowie ggf. einer azidotischen Hyperventilation, welche in der Stunde bis zu 3 ccm Wasser pro kg Körpergewicht über die Lungen eliminieren kann –, auf normale oder sogar überhöhte Werte ansteigen. Gleichzeitig setzt unter der Aldosteronwirkung eine stärkere Kaliumausscheidung über die Nieren ein.

Infolge der Volumenverminderung des Extrazellulärraumes finden wir zugleich eine Erhöhung des Hämatokrit, des Eiweißspiegels und somit auch der Blutviskosität, die schließlich zu einem Rückgang der Filtrationsleistung in den Nierenglomeruli führen kann. Solange die Nierentubuli selbst funktionstüchtig bleiben, können sie bei dem geringeren Angebot an Ultrafiltrat prozentual mehr Glukose und notfalls Ketonkörper rückresorbieren, so daß daraus nicht nur eine Verringerung der Diurese, sondern – trotz unveränderter Hyperglykämie und Ketonämie – auch eine verminderte Glukose- und Azetonausscheidung mit dem Urin resultieren kann.

Eine massive Hyperglykämie mit den geschilderten Folgen als vorherrschendes

Symptom finden wir bei Patienten, deren Fähigkeit zur Glukoneogenese so vorzüglich ist (Blutzuckerwerte über 1000 mg% sind gerade bei Kindern gar nicht so selten), daß die allgemeine Dehydratation bereits in stationäre Behandlung führt, bevor eine stärkere Ketoazidose aufgetreten ist.

In seltenen Fällen erreicht die Dehydratation ein Ausmaß, das eine schwere zerebrale Beeinträchtigung und das Bild des Koma *(Coma hyperosmolare)* zur Folge hat, auch ohne daß eine ausgeprägtere Ketoazidose besteht.

Bei weitgehend isolierter schwerer Hyperglykämie kann die Störung durch die sofortige intravenöse oder perorale Applikation großer Mengen isotoner oder sogar hypotoner Elektrolytlösungen unter genauer Kontrolle des Ionogramms behoben werden, immer kombiniert mit einer Insulinbehandlung, die eine *langsame* Senkung des Blutzuckerspiegels zum Ziele hat. Eine zu forcierte Blutzuckersenkung würde die Hypovolämie nur fördern und die Gefahr eines plötzlichen schweren Kreislaufkollapses herbeiführen.

2. *Die Azidose*

Sobald die Grenzen der Glukoneogenese erreicht sind (was je nach Leistungsfähigkeit der Leber bereits bei relativ niedrigen Blutzuckerwerten, z. B. bei 400 bis 500 mg%, der Fall sein kann), werden in zunehmendem Maße Ketonkörper gebildet. Im wesentlichen handelt es sich dabei um Azetessigsäure und Betaoxybuttersäure, die oft unter dem Namen Azeton (das selbst nur ein Abbauprodukt ist) zusammengefaßt werden. Azeton entsteht durch Dekarboxylierung der Azetessigsäure und findet sich im Urin vor allem dann, wenn dieser längere Zeit in der Harnblase verblieben ist oder in einem Sammelgefäß an der Luft gestanden hat.

Die Ketonkörper werden fast ausschließlich in der Leber produziert. Sie stammen vorwiegend aus der Beta-Oxydation der Fettsäuren, welche unter der Einwirkung von Hypophysen- und Nebennierenhormonen freigesetzt werden, aber auch aus Proteinen und Zuckern. Ihre Bildung benötigt praktisch keine Energie und kann selbst unter den schlechtesten Stoffwechselverhältnissen in der Leber erfolgen.

Sie sind kein Abfallprodukt des Fettabbaus, wie dies früher vermutet wurde, sondern Energiespender, die unter besonderen Bedingungen (schwere Azidoketosen) unabhängig vom Insulin bis zur Hälfte des gesamten Energiestoffwechsels bestreiten können. Ihre energetische Umsetzung erfolgt in erster Linie in der Muskulatur und in den Nieren und wird selbst durch eine schwere Azidose in keiner Weise beeinträchtigt. Die Leber und die Nervenzellen sind zu einer Verwertung der Ketonkörper nicht befähigt.

Azetessigsäure und Betaoxybuttersäure können ineinander übergehen, ihr prozentuales gegenseitiges Verhältnis hängt vom pH-Wert des Blutes ab (Verhältnis Azetessigsäure: Betaoxybuttersäure bei pH 7,0 = 1:3; bei pH 7,4 = 1:2; bei pH 7,6 = 1:1).

Dies ist aus folgenden Gründen von praktischer Bedeutung:

- Die Bestimmung der Azetessigsäure (die Betaoxybuttersäure wird durch die gebräuchlichen Schnelltests nicht erfaßt) ergibt nur in Zusammenhang mit dem pH-Wert des Serums ein genaueres Bild vom Ausmaß der Ketose.
- Eine therapeutische Alkalinisierung des Blutes mit Anstieg des Serum-pH auf normale Werte kann zu einem Ansteigen der Azetessigsäurewerte führen und eine Verstärkung der Ketose vortäuschen, während tatsächlich nur eine Komponente der Ketonkörper auf Kosten der anderen angestiegen ist.

Bezüglich der Ausscheidung der Ketonkörper im Urin ist von Bedeutung, daß sie zu rund 90% von den Tubulusepithelien reabsorbiert werden, daß ihre Ausscheidung aber in Abhängigkeit von der glomerulären Filtration und der Tubulusfunktion in weiten Grenzen variieren kann. Dies erklärt auch Diskrepanzen zwischen den Blut- und Urinwerten unter den entsprechenden Bedingungen.

Die Ketonkörper haben als starke Säuren eine entsprechende Auswirkung auf die H-Ionenkonzentration und manchmal eine Erniedrigung des Serum-pH auf einen mit dem Leben nicht mehr zu vereinbarenden Wert zur Folge. Zunächst wird allerdings auch bei einer ausgeprägten Ketose eine Erniedrigung des pH-Wertes lange Zeit durch entsprechende Ausgleichsmechanismen verhindert.

Solange hierbei trotz eines erhöhten Ketonkörperspiegels die Alkalireserve im Normbereich bleibt, sprechen wir von einfacher Ketose. Sinkt die Alkalireserve – ohne gleichzeitige Veränderung des Serum-pH – unter ihren normalen Wert von etwa 75 bis 55 Vol% ab, liegt eine kompensierte Azidose vor. Sobald auch der pH-Wert des Serums unter seinem Normwert von 7,35 bis 7,45 fällt, besteht eine dekompensierte Azidose.

Unter den Ausgleichsmechanismen besitzt die Alkalireserve – vor allem das Bikarbonat – eine besondere Bedeutung. Dieser starke Puffer nimmt im Austausch gegen ein Na-Ion ein H-Ion auf und geht damit in Kohlensäure über, die nicht nur eine schwache Säure ist, sondern vor allem in den Alveolen in CO_2 und H_2O dissoziiert und somit zur Eliminierung von H-Ionen führt.

Verstärkt wird dieser Effekt durch eine zunehmende Hyperventilation (die sogenannte Kußmaulsche Atmung), die ihr Maximum bei einem Serum-pH von 7 erreicht und dabei einen Luftaustausch bis zu 35 Litern pro Minute bewältigen kann. Mit weiterem Absinken des Serum-pH kommt es dann allerdings zu einer Beeinträchtigung des Atemzentrums und zum Rückgang der Atemtätigkeit.

Neben der pulmonalen Eliminierung von H-Ionen findet auch in den Tubulusepithelien ein Austausch von Na-Ionen gegen H-Ionen statt, so daß je nach Ausmaß der Azidose und Leistungsfähigkeit der Nierengewebe der pH-Wert des Urins bis auf einen extrem niedrigen Wert (d. h. bis auf 4,5) absinken kann. Die erhöhte Ausscheidung von NH_4-Ionen dient demselben Ziel.

Mit Erniedrigung des pH-Wertes verändern sich die Ionenverhältnisse im Plasma. Wichtig ist dies vor allem bei der Beurteilung des Kaliumwertes. Er beträgt bei einem normalen pH von 7,4 rund 5 mval und zeigt mit Verringerung des pH-Wertes um jeweils 0,1 eine Erhöhung von 0,6 mval, so daß bei einem pH von beispielsweise 7,3 der Kaliumwert 5,6 mval betragen müßte. Die Erhöhung des Serum-Kaliumwertes geht dabei auf Kosten der intrazellulären Kaliummenge.

Die Azidose führt auch noch zu einer erheblichen Dilatation der Kapillaren (daher die starke Gesichtsrötung im Koma). Die Erniedrigung des peripheren Widerstandes kann vom Herzen durch ein erhöhtes Minutenvolumen vorübergehend kompensiert werden. Mit Zunahme der Azidose und der Hypovolämie, bzw. mit Nachlassen der Herzleistung kommt es aber dann zum Blutdrucksturz und Kreislaufzusammenbruch und damit meist auch zum letalen Ende.

3. Intrazelluläre Störungen und ihre Auswirkung

Die mit der gesteigerten Glukoneogenese und Ketogenese einhergehende massive Ausscheidung von Nebennierenhormonen hat eine Abwanderung von Phosphor-, Kalzium-, Magnesium- und Kalium-Ionen aus dem intrazellulären in den extrazellulären Raum zur Folge.

Das in den extrazellulären Raum eingedrungene Kalium wirkt dort toxisch, sobald es die physiologische Höhe übersteigt (mehr als 90% des Kaliums befinden sich normalerweise intrazellulär), weshalb der Organismus – und zwar unter der Wirkung des Aldosteron – die Eliminierung über die Nieren in Gang bringt. Wir haben also zunächst meist einen erhöhten, dann manchmal einen verminderten Serum-Kaliumspiegel. Sobald schließlich die Funktion der Nierentubuli durch Kaliummangel und Übersäuerung beeinträchtigt wird, kommt es zur Kaliumretention und damit wieder zur Hyperkaliämie.

Der Serum-Kaliumspiegel ist also keineswegs als Maßstab für die intrazellulären Kaliumverhältnisse zu betrachten.

Da für jeweils 3 Kalium-Ionen 2 Natrium-Ionen und 1 H-Ion in die Zelle eindringen, ergibt sich daraus neben intrazellulärem Kaliummangel (Hypokalie) eine Übersäuerung der Zellen.

Bei der außerordentlichen Bedeutung, die das intrazelluläre Kalium für die Glukoseverwertung und damit für die übrigen Zellfunktionen besitzt, zeigt sich Kaliummangel, verstärkt durch Azidose und Störungen des intrazellulären Wasserhaushaltes, bald in zunächst reversiblen, schließlich aber irreversiblen Gewebsschäden:

- Im Bereich des Gehirns äußern sich diese durch Bewußtlosigkeit, schließlich auch in Störungen der vegetativen Zentren (Atemzentrum etc.).
- Bei den Muskelzellen kommt es zu einer zunehmenden Ermüdbarkeit, die sich besonders bei der Atemmuskulatur bedrohlich bemerkbar macht, ferner – wie bei allen insulinabhängigen Zellen – zu einer verminderten bis fehlenden Ansprechbarkeit auf Insulin, die sich erst nach Korrektur der Ionenverhältnisse wieder normalisieren kann.
- Bei den Herzzellen finden wir eine klinisch und elektrokardiographisch nachweisbare Schwäche, die schließlich zum Kreislaufzusammenbruch führt.
- Bei den Tubulusepithelien der Nieren vermindert sich die Fähigkeit, H-Ionen auszuscheiden, so daß selbst bei massiver Azidose des Gesamtorganismus der pH-Wert des Urins wieder auf 5 oder sogar 6 ansteigen kann. Daneben kommt es zu einer mangelhaften Wasserrückresorption, die zu einer die osmotische

Diurese übersteigenden Flüssigkeitsausscheidung führt. Auch die Rückresorption von Eiweiß wird beeinträchtigt.

Eine gewisse Ausnahme machen die Leberzellen: Sie sind außerordentlich lange fähig, trotz Azidose eine gesteigerte Glukoneogenese und Ketogenese aufrechtzuerhalten und vor allem auch die Abfallprodukte der zur Glukoneogenese verwendeten Eiweißstoffe in eine ausscheidungsfähige Form zu bringen (Erhöhung des Harnstoffes etc.). Die Leber ist in diesem Stadium nicht nur beträchtlich vergrößert, sondern – zum Zeichen ihrer Funktionsfähigkeit – auch noch glykogenreich. Erst in einem terminalen Stadium kommt es zur Fetteinlagerung und zum Blutzuckerabfall, der oft fälschlich als Zeichen der Besserung gewertet wird. Das Leberversagen tritt bei vorgeschädigter Leber natürlich früher ein als bei gesunder Leber. Das sehr komplizierte Geschehen beim Coma diabeticum, das einen circulus vitiosus darstellt, kann selbstverständlich durch die es auslösenden Momente wie chirurgische Eingriffe, starkes Erbrechen, Infektionskrankheiten etc. noch weiter kompliziert werden.

B) Diagnose und Differentialdiagnose des Coma diabeticum

1. Anamnestische Angaben

Im allgemeinen findet man zunächst einen gewissen Schwächezustand mit starkem Durst, Polyurie und den sonstigen für einen schlecht eingestellten Diabetes mellitus typischen Symptomen, aus dem sich dann gelegentlich einer besonderen Belastung oder auch ohne erkenntlichen Grund innerhalb weniger Tage (vor allem beim Kind) oder auch in einem etwas längeren Zeitraum (vorwiegend beim älteren Erwachsenen) das volle Bild des Koma entwickelt.

2. Klinisches Bild

- Der Patient ist benommen bis bewußtlos, es besteht allgemeine Muskelschwäche, Erbrechen, Rötung des Gesichts und der Konjunktiven.
- Ein ganz besonders typisches und sogleich in Richtung eines diabetischen Koma weisendes Zeichen ist die sogenannte Kußmaulsche Atmung, die erst in einem terminalen Stadium wieder nachläßt. Sie ist gekennzeichnet durch besonders tiefe und häufige Atemzüge (mehr als 20/Min.).
- Ein weiteres Kardinalsymptom ist die Exsikkation. Die Haut ist trocken und läßt sich in Falten abheben, auch die Mundschleimhaut fühlt sich ausgetrocknet an (wichtiges differentialdiagnostisches Zeichen gegenüber dem hypoglykämischen Schock), die Zunge ist dick belegt. Die Augen liegen tief in den Höhlen, der Bulbus ist hypotonisch. Das Körpergewicht ist infolge des Wasserverlustes meist um mehrere kg reduziert.
- Die Reflexe sind normal bis abgeschwächt, zuletzt erloschen, die Reaktion auf äußere Reize verlangsamt bis aufgehoben.

- Die Herztöne sind schwach, die Pulsfrequenz steigt auf über 100/Min., der Blutdruck fällt ab.
- Die Körpertemperatur ist normal bis erniedrigt, die Extremitäten sind kühl und zyanotisch.

3. Die Urinuntersuchung

- Die Urinmenge ist zunächst groß, kann aber mit Verschlechterung des Allgemeinzustandes kleiner werden. Manchmal kommt es auch zur Blasenparese, so daß Urin nur mit Hilfe eines Katheters gewonnen werden kann.
- Zucker und Azeton sind im allgemeinen reichlich vorhanden, ihre Menge sagt aber nichts Verläßliches über den Grad der Azidose aus.
- Eine gewisse Eiweißmenge mit einzelnen hyalinen Zylindern findet man fast immer. Sind die genannten Elemente aber in größerem Ausmaße nachweisbar, sprechen sie für eine schwere funktionelle bzw. organische Schädigung der Nieren, vor allem für einen bereits starken intrazellulären Kaliummangel.
- Der pH-Wert des Urins, mittels entsprechender Indikatorpapiere rasch und leicht feststellbar, liegt bei einer schweren Azidose um 4,5, zumindest aber unter 5, solange die Nierenfunktion nicht beeinträchtigt ist. Sobald es hingegen zu einer Funktionsstörung der Tubulusepithelien kommt, kann der pH-Wert des Urins wieder ansteigen, obwohl das Serum-pH weiter absinkt. Die Unfähigkeit der Nieren, der Azidose wirkungsvoll entgegen zu arbeiten, und der daraus sich ergebende Urin-pH-Wert von mehr als 5,6 oder gar 6 ist wohl das deutlichste Zeichen eines intrazellulären Kaliummangels und zeigt die absolute Notwendigkeit sofortiger therapeutischer Maßnahmen an. Die Bestimmung des pH-Wertes im Urin hat selbstverständlich nur in der ersten, vor jeder alkalisierenden Behandlung gewonnenen Urinportion eine Aussagekraft.
- Wenngleich die Bestimmung des Natrium von Bedeutung wäre, kann statt dessen auch das parallel laufende und leichter nachzuweisende Chlor gemessen werden. Ein hoher Wert spricht für eine Hypervolämie, während eine fehlende Ausscheidung das Zeichen der bereits vorliegenden Hypovolämie ist.

4. Die Blutuntersuchung

Der Blutzucker ist stets erhöht, meist über 400 mg%, mitunter sogar über 1200 mg%, obwohl hier berücksichtigt werden muß, daß z. B. mit der Methode nach HAGEDORN-JENSEN alle reduzierenden Substanzen erfaßt und damit die Werte teilweise verfälscht werden.

Die Ketonkörper sind ebenfalls stark vermehrt (einfache halbquantitative Bestimmungsmethode auf S. 72), wobei das Verhältnis Azetessigsäure: Betaoxybuttersäure in Abhängigkeit von verschiedenen Faktoren wechseln kann. Die halbquantitative Bestimmung der Ketonkörper im Blut in regelmäßigen Abständen ist eine wichtige Kontrolluntersuchung, die über den Verlauf der azidoketotischen Störung rasch und sicher orientiert.

Die Erniedrigung der Alkalireserve ist ein wesentliches Zeichen für das Bestehen einer ausgeprägteren Azidose. Hier muß allerdings beachtet werden, daß z. B. durch Chlorverlust bei stärkerem Erbrechen die Verminderung der Alkalireserve nicht dem Ausmaß der Azidose entsprechen muß.

Den einzigen absolut sicheren Maßstab für die Säureverhältnisse stellt das Serum-pH dar. Es liegt bei einer schweren Azidose unterhalb 7,30 und kann sogar Werte von 7,15 und darunter erreichen.

Sobald der Wert von 7,35 unterschritten wird, ist dies ein Zeichen dafür, daß die Ausgleichsmechanismen gegenüber der zunehmenden Übersäuerung des Organismus sich mehr und mehr erschöpfen.

Die Bestimmungsmethode (z. B. kolorimetrisch) ist einfach und sollte in jedem medizinisch-technischen Krankenhauslaboratorium eingeführt sein.

Die Kenntnis des Natrium- bzw. ersatzweise des Chlorwertes ist vor allem für die therapeutischen Maßnahmen von Bedeutung.

In dieser Hinsicht noch wichtiger ist die Bestimmung des Kaliumwertes, der aber nur zusammen mit dem Serum-pH richtig gedeutet werden kann.

Wie bereits erwähnt, ist die bei einer Azidose meist feststellbare Erhöhung des Kaliumwertes auf 6 bis 7 mval nur zum Teil auf den Gewebsabbau und die mangelnde Ausscheidung, zum Teil aber auch auf die Azidose zurückzuführen. Setzt man den Kaliumwert nicht mit dem Blut-pH in Beziehung, so übersieht man beispielsweise, daß der »Normwert« von 5 mval Kalium bei einem pH von 7,10 bereits eine beträchtliche Hypokaliämie bedeutet und auch ein Wert von 7 mval in diesem Falle noch keine Kontraindikation gegen die Kaliumzufuhr darstellt. Wird hier durch die Verabreichung von Bikarbonat ohne gleichzeitige Kaliumgabe der pH-Wert zu rasch korrigiert, kann sich aus einer solchen getarnten Hypokaliämie ein manifester Kaliummangel entwickeln.

Zur Beurteilung des Kaliumwertes wird oft das Elektrokardiogramm benutzt. Dieser Weg ist aber längst nicht so zuverlässig wie vielfach angenommen wird.

Andere Untersuchungen wie die Bestimmung der Fette bzw. der nichtveresterten Fettsäuren, des Harnstoffes, des Cholesterins (sämtliche erhöht) etc. sind für Diagnose und Behandlung des diabetischen Koma entbehrlich.

Zur Vermeidung diagnostischer Irrtümer soll schließlich noch erwähnt werden, daß die Bluteindickung eine Polyglobulie bedingt und im Gefolge der starken Nebennierenrindentätigkeit eine Lymphopenie, eine Eosinopenie und eine Leukozytose (bis 60000) gefunden werden können, wobei letztere dann fälschlich den Verdacht auf ein infektiöses Geschehen hervorrufen kann.

5. *Differentialdiagnose*

Schwere, noch nicht mit Bewußtlosigkeit einhergehende Azidoketosen lassen wegen der starken Leibschmerzen an akute Abdominalprozesse wie Appendizitis, Verschlußileus, Leber- und Gallenprozesse denken. Ursache der Beschwerden ist hier die sogenannte Pseudoperitonitis diabetica, die vermutlich auf Störungen der Elektrolytverhältnisse beruht. Der Nachweis von Zucker und Azeton im

Urin läßt aber sofort an eine diabetische Azidoketose denken, das Nachlassen der Abdominalbeschwerden unter der Infusionsbehandlung erlaubt dann ex juvantibus den Ausschluß eines Abdominalprozesses.

Das Zusammentreffen eines solchen mit einer schweren Azidoketose ist natürlich möglich.

Bei bereits bestehender Bewußtlosigkeit und Nachweis von Zucker und Azeton im Urin bzw. Blut kommt neben dem diabetischen Koma – der wohl häufigsten Ursache – folgendes in Frage:

- Eine Enzephalitis. Diese kann Blutzuckererhöhungen bis 300 mg%, mitunter auch höher, zur Folge haben und mit Ketonurie einhergehen. Nicht selten kommt es initial zu einem Krampfanfall, was beim diabetischen Koma nicht zu erwarten ist.
- Das azetonämische Erbrechen des Kindes kann in seiner zweiten, der hyperglykämischen Phase, ausnahmsweise zu Blutzuckererhöhungen von mehr als 400 mg% führen.
  Hier ist aber im allgemeinen die Atmung oberflächlich und verlangsamt, und selbst wenn starke Ketonämie und Erniedrigung der Alkalireserve bestehen, so erleichtern die niedrigen Kaliumwerte und vor allem die Blutalkalose (pH über 7,45) die Diagnose einer Störung, die durch Kalium- und Glukosezufuhr rasch behoben werden kann.
  Aber auch wenn infolge der Intensität der Ketose eine echte Azidose auftritt, muß ein gleichzeitig niedriger Kaliumspiegel zumindest an diese Störung denken lassen.
- Verschiedene Vergiftungen, bei denen man eine Hyperglykämie und Ketonämie finden kann, sind im ersten Augenblick oft nur schwer von einem diabetischen Koma zu unterscheiden.
  Dies gilt vor allem für die Salizylvergiftung, die wegen der starken Hyperpnoe leicht für ein diabetisches Koma gehalten werden kann und mit einer Erniedrigung der Alkalireserve sowie – nach einem ersten Stadium von etwa 8 Stunden, in dem der pH-Wert des Serums erhöht ist – von einer echten Azidose gefolgt sein kann. Hier ist die Diagnose nur durch die Anamnese bzw. den Nachweis von Salizylaten im Urin zu stellen (diese geben mit Phenistix Ames eine rote bis violette Verfärbung!).
- Tritt bei einem bereits bekannten Diabetiker ein Koma auf, ist vor allem die Differentialdiagnose dem hypoglykämischen Schock gegenüber wichtig. Sie ist – selbst bei Nachweis von Zucker und Azeton im Urin – auf Grund des schlagartigen Beginns, der Krampfneigung, der Blässe und des Schweißes sowie *Fehlens von Hyperpnoe und Exsikkation* im hypoglykämischen Zustand (feuchte Mundschleimhaut!) leicht möglich. In Zweifelsfällen hilft die intravenöse Injektion von Glukose zur raschen Klärung der Situation, vor allem aber kann mit Hilfe der Schnellreagenzien (Dextrostix Ames) innerhalb von Minuten die Blutzuckerhöhe abgeschätzt werden.
- Darüber hinaus muß man, vor allem bei älteren Diabetikern, an zerebrale Insulte sowie an ein Coma hepaticum bzw. urämicum denken, Prozesse, die

durch das Fehlen einer stärkeren Ketonämie ausgeschlossen werden können (soweit es sich nicht um das Zusammentreffen mit einem diabetischen Koma handelt).

C) Die Behandlung des Coma diabeticum

Ein absolut gültiges Behandlungsschema kann schon deshalb nicht gegeben werden, weil sowohl Schweregrad als auch vorherrschende Erscheinungen die Anwendung verschiedener Maßnahmen erfordern. Zur Erleichterung der Orientierung soll deshalb das Vorgehen in den beiden Extremfällen, dem beginnenden Präkoma und dem vollausgebildeten Koma, angeführt werden. Die notwendigen Abwandlungen im Einzelfall bleiben dann der Entscheidung des Arztes überlassen.

1. Das beginnende Präkoma

Solange nicht durch Bewußtlosigkeit oder Erbrechen die perorale Ernährung unmöglich geworden ist und eine ausreichende Diurese besteht, genügen – unter drei- bis vierstündlicher Urinuntersuchung auf Glukose und Azeton sowie gleichzeitiger Bestimmung der Ketonämie – folgende Maßnahmen:

- Verabreichung großer Mengen gezuckerter und kaliumreicher Fruchtsäfte (vor allem Ananas-, Trauben- und Orangensaft, während Apfelsaft kaliumarm und ungeeignet ist). Die Glukosezufuhr muß dabei beim Erwachsenen etwa 300 bis 400 g in 24 Stunden betragen. Die zucker-, salz- und kaliumreichen Getränke werden in kleinen Portionen und kurzen Abständen gegeben.
- Verabreichung einer entsprechenden Insulinmenge. Bei bereits bekanntem Diabetes wird man zusätzlich zum morgens verabfolgten Insulin zunächst $^1/_5$ der morgendlichen Gesamtinsulindosis in Form von Altinsulin spritzen und dies, je nach Ergebnis der Urin- und Blutuntersuchung, alle 3 bis 4 Stunden wiederholen.

Bei einem noch nicht insulinbehandelten Patienten spritzt man etwa $^1/_2$ E Altinsulin pro kg Körpergewicht und verabreicht in drei- bis vierstündigen Abständen je nach den Urin- und Blutbefunden weiterhin jeweils etwa $^1/_3$ E Altinsulin pro kg Körpergewicht, bis der Zustand sich gebessert hat und man auf eine Mischung von Alt- und Depotinsulin übergehen kann (siehe S. 101).

Die genannten Maßnahmen, die ohne größeren technischen Aufwand überwacht werden können (Urinuntersuchung auf Zucker und Azeton, Blutuntersuchung auf Ketonkörper), müssen dabei folgendes Ziel haben:

- Fortbestehen einer leichten Restglukosurie;
- Verschwinden von Ketonurie und Ketonämie;
- Vermeiden einer Hypokaliämie und einer sekundären Alkalose.

2. *Das vollausgebildete Koma*

Vorbemerkungen

Zur exakten Durchführung der Komabehandlung ist die Kenntnis einiger Daten unumgänglich notwendig:

a) Der Tagesbedarf eines normalen Erwachsenen (z. B. von 60 kg):
- Wasser: etwa 50 ccm pro kg Körpergewicht (beim Kind etwas mehr), d. h. im gewählten Beispiel 3 Liter;
- Glukose: Mindestens 250 mg/kg/Stunde, in unserem Falle also 360 g;
- NaCl: etwa 1–2 mval pro kg Körpergewicht, entsprechend 4–8 g Kochsalz bei unserem Beispiel (1 mval NaCl = 60 mg);
- KCl: im Durchschnitt 1 mval pro kg Körpergewicht, also im gewählten Fall 4,5 g (1 mval KCl = 75 mg).

b) Der Wasser- und Elektrolytverlust:
Der Wasserverlust kann mit dem Gewichtsverlust in etwa gleichgesetzt werden und betrifft zur Hälfte den extrazellulären, zur anderen Hälfte den intrazellulären Raum.
Hat beispielsweise unser Patient von 60 kg rund $^1/_{10}$ seines Gewichtes verloren, d. h. 6 Liter, fallen
- auf den extrazellulären Raum:
  3 Liter Wasser und damit auch 400 mval Cl und 500 mval Na
- auf den intrazellulären Raum:
  3 Liter Wasser und damit zusammen 360 mval K, 150 mval P und 40 mval Mg.

Die verschiedenen Elemente der Behandlung

a) Rehydratation und Bekämpfung der Azidose

In einem ersten Behandlungsabschnitt muß parenteral die Auffüllung des extrazellulären Raumes – möglichst im Verlaufe von 2 Stunden – erreicht werden, und zwar unter laufender Kontrolle des Natrium- bzw. Chlorwertes im Urin. Ein deutlicher Anstieg desselben zeigt an, daß der Extrazellulärraum rehydriert ist.

Je nach Serum-pH, Elektrolytwerten und Ausmaß der Hyperventilation wird reine Bikarbonatlösung, meist aber eine Mischung von Bikarbonatlösung mit Kochsalzlösung und evtl. Glukoselösung verwendet.

Der Versuch, jetzt bereits neben einer Normalisierung des Serum-pH auch die Alkalireserve auf einen Wert von 50 Vol% zu erhöhen, würde das Risiko einer schweren sekundären Alkalose bedeuten.

Die in diesem ersten Behandlungsabschnitt benötigte Flüssigkeitsmenge beträgt etwa die Hälfte des Gesamtflüssigkeitsverlustes.

Mit Normalisierung des pH (7,3) und beginnendem Blutzuckerabfall setzt der zweite Behandlungsabschnitt ein.

Er besteht in der – nun langsameren – Korrektur der intrazellulären Verhältnisse sowie in der Zufuhr des laufenden Bedarfes an Flüssigkeit, Elektrolyten und Energieträgern.

Das in den folgenden 24 Std. zu verabfolgende Flüssigkeitsquantum beträgt also wiederum die Hälfte des ursprünglichen Flüssigkeitsverlustes (bzw. bei Unkenntnis desselben etwa 50 ccm pro kg Körpergewicht) plus Menge der Wasserausscheidung. Es wird zunächst parenteral, sobald wie möglich aber wenigstens teilweise peroral gegeben.

b) Die Glukosezufuhr

Sie ist ein wesentliches Element der Komabehandlung, soll aber im ersten Behandlungsabschnitt aus folgenden Gründen noch nicht eingesetzt werden:

- Bei einem Blutzuckerspiegel über 500 mg% steigt die Glukosezufuhr zu den Zellen nicht mehr nennenswert an;
- Die Glukose als starker osmotischer Faktor kann die Zelldehydratation noch verstärken;
- Sie erschwert über die osmotische Diurese auch die extrazelluläre Rehydratation und kann somit Ursache für einen irreversiblen Kreislaufzusammenbruch werden;
- Sie verhindert eine exakte Beurteilung der Blutzuckerwerte und vor allem des Zeitpunktes, an dem die Insulinwirkung einzusetzen beginnt.

Mit einsetzendem Blutzuckerabfall, also zu Beginn des zweiten Behandlungsabschnittes, muß aber sofort mit der intravenösen und, sobald die Verhältnisse es erlauben, auch peroralen Glukosezufuhr begonnen werden. Die zu verabreichende Menge beträgt dabei rund 400 bis 500 g in 24 Std. beim Erwachsenen, beim Kind entsprechend weniger.

Die Glukose hat eine vierfache Aufgabe zu erfüllen:

1. die Ketogenese zu dämpfen,
2. einer Hypoglykämie im Gefolge der hohen Insulinzufuhr vorzubeugen,
3. einem Kreislaufkollaps infolge zu schnellen Blutzuckersturzes entgegenzuwirken in dem Augenblick, in dem der sich normalisierende Zellstoffwechsel einen »Sog« auf den Blutzucker ausübt,
4. ausreichend Energie für die Normalisierung der intrazellulären Verhältnisse, die Erneuerung des Glykogendepots und die übrigen Zellfunktionen zu liefern.

Die aus überholten, theoretischen Erwägungen heraus vielfach empfohlene Zufuhr von Fruktose bringt keine Vorteile, da sie ja in der Leber in Glukose umgewandelt werden muß, um verwertet zu werden, und im übrigen über Milchsäurebildung die Azidose verstärken kann.

c) Zufuhr von Elektrolyten

Gleichzeitig mit dem Wiederingangkommen des intrazellulären Zuckerstoffwechsels sowie mit Abklingen der Azidose, der Dehydratation und der dabei meist bestehenden Hyperkaliämie müssen auch die Zellverluste an Kalium, Magnesium, Kalzium und Phosphor ersetzt werden.

Von besonderer Bedeutung ist vor allem der intrazelluläre Mangel an Kalium, für das der Organismus kein Depotorgan besitzt und das deshalb möglichst rasch, wenn auch unter sorgfältiger Vermeidung einer Hyperkaliämie, von außen zugeführt werden muß.

Solange, bzw. sobald die Nieren ausreichend funktionieren, können sie in gewissem Umfange eine Kaliumüberdosierung, ausgleichen. Nierenversagen erfordert dagegen eine sorgfältige Beobachtung des Ionogramms.

Wenn man – als Minimum – ein Drittel der zellulären Kaliumverluste, die 6 bis 10 mval pro kg Körpergewicht betragen können, ersetzen will, bedeutet dies die Zufuhr von 2 mval pro kg Körpergewicht. Die intravenöse Verabreichung dieser Menge ist ungefährlich, soweit pro Stunde und kg Körpergewicht nicht mehr als 0,1 mval Kalium gegeben werden.

In Abhängigkeit von Serumkaliumspiegel und Nierenfunktion kann man dann bei Bedarf die Kaliumzufuhr erhöhen.

Magnesium und Phosphor müssen nicht unbedingt sofort ergänzt werden.

Sobald die perorale Verabreichung von Kalium möglich wird, sollen – bei Fortführung einer verringerten Dauertropfinfusion – Fruchtsäfte (siehe S. 147) zusammen mit Glukose und evtl. auch KCl im Rahmen der notwendigen Menge und in kleinen Portionen gegeben werden.

d) Die Insulinzufuhr

Sie bleibt neben dem Flüssigkeits- und Elektrolytersatz der entscheidende Faktor der Behandlung. Die Insulinwirkung wird aber durch die Azidose und durch den intrazellulären Kaliummangel behindert.

Dies erklärt, warum mitunter höchste Insulinmengen nicht die mindeste blutzuckersenkende Wirkung aufweisen. Sehr hohe Insulindosen sind aber im übrigen schon deshalb sinnlos, weil ab einer bestimmten Grenze eine Steigerung der Wirkung nicht mehr möglich ist.

Aus all dem ergeben sich zwei Folgerungen:

1. Damit eine Insulinwirkung überhaupt eintreten kann, müssen zunächst Azidose, Dehydratation und Kaliummangel bekämpft werden,
2. Die Verabreichung höchster Insulindosen, wie sie manchmal empfohlen werden, ist nutzlos. Erforderlich ist nur eine mittlere Insulinmenge, deren Höhe individuell schwankt und die bei Erstmanifestation eines Diabetes meist niedriger liegt als nach längerer Insulinbehandlung.

e) Andere therapeutische Maßnahmen

Plasmainfusionen sind allenfalls bei einem schweren Spannungskollaps gerechtfertigt, sonst aber nicht zu empfehlen, da die Abbauprodukte eine große Belastung für die Nieren darstellen.

Herz- und Kreislaufmittel sind bei sonst herzgesunden Patienten und bei korrektem Flüssigkeits- und Elektrolytersatz im allgemeinen überflüssig.

Bei gleichzeitig bestehenden infektiösen Prozessen, vor allem aber auch bei Anlegen eines Dauerkatheters müssen Antibiotika gegeben werden.

Schließlich darf eine evtl. notwendige Behandlung des das Koma auslösenden Faktors nicht übersehen werden.

Schema der Komabehandlung

a) Maßnahmen vor der Klinikeinweisung

Kann der einweisende Arzt die Diagnose »Coma diabeticum« eindeutig stellen und nimmt die Überführung ins Krankenhaus vermutlich längere Zeit in Anspruch, verabreicht er sofort intramuskulär oder intravenös $^1/_2$ E Altinsulin pro kg Körpergewicht, evtl. auch eine intravenöse Infusion von physiologischer Kochsalzlösung oder Ringerlösung.

Ist bei bereits bekanntem Diabetes die Abgrenzung gegen einen hypoglykämischen Schock nicht sicher möglich, sollte ein solcher zunächst durch eine Blutzucker-Schnellbestimmung (Dextrostix Ames) oder ex juvantibus mittels intravenöser Glukoseverabreichung ausgeschlossen werden.

Beim Transport ist auf gutes Warmhalten des Patienten zu achten (Vorsicht mit zu heißen Wärmflaschen).

b) Notwendige Untersuchungen bei Behandlungsbeginn

Zusammen mit dem Anlegen einer intravenösen Infusion (notfalls durch Venaesectio) werden einige ccm Blut (unter Paraffin) zur Bestimmung von Serum-pH und der anderen auf S. 144 genannten Untersuchungen entnommen. Nach Möglichkeit sollte hierfür nicht die letzte gut zugängliche Vene benützt werden, da ein insulinspritzender Diabetiker sein Leben lang von Hypoglykämien bedroht und damit auf rasche intravenöse Glukosezufuhr angewiesen sein kann.

Aus einer Schnepperwunde werden Ketonämie (siehe S. 72) und Blutzuckerhöhe bestimmt.

Zugleich trifft man Vorsorge für das Sammeln des gesamten Harns (möglichst ohne Katheter, um Harnwegsinfektionen zu vermeiden), der in ein- bis zwei-, später vierstündigen Abständen halbquantitativ auf Zucker und Azeton, pH-Wert sowie Natrium (bzw. Chlor) untersucht wird.

Ist die Uringewinnung unmöglich, müssen an deren Stelle Blutuntersuchungen treten (Blutzucker, Ketonkörper).

Schließlich wird ein Behandlungsblatt angelegt, in das Urinmenge, Ergebnisse der Untersuchungen, zugeführte Flüssigkeiten, Insulinmenge und -verabreichungsart, klinisches Bild und Befinden des Patienten eingetragen werden.

c) Erster Behandlungsabschnitt

α) Auffüllen des extrazellulären Raumes

Das extrazelluläre Flüssigkeitsdefizit entspricht etwa der Hälfte des Wasserverlustes (der mit dem Gewichtsverlust gleichgesetzt werden kann). Ist dieser nicht bekannt, rechnet man 50 ccm pro kg Körpergewicht (bei einem Patienten von 60 kg also 3 Liter).

Während die möglichst rasche und mengenmäßig ausreichende Zufuhr der benötigten Flüssigkeit kein Problem bietet, muß die Zusammensetzung der Lösung den Verhältnissen angepaßt werden:

- bei einem schweren Koma beginnt man mit einer Mischung von gleichen Teilen physiologischer Kochsalz- und Bikarbonatlösung;
- bei sehr schwerer Azidose (tiefe Kußmaulsche Atmung, stärkere Erniedrigung des Serum-pH) kann man zunächst auch reine Bikarbonatlösung verwenden;
- wenn, bzw. sobald der pH-Wert des Serum normal ist, genügt reine physiologische NaCl-Lösung;
- bei starker Hyperelektrolytämie bzw. relativ niedrigem Blutzuckerausgangswert (unter 500 mg%) wird eine Mischung von gleichen Teilen Bikarbonat-, Kochsalz- und Glukoselösung verabreicht.

Die errechnete Flüssigkeitsmenge soll innerhalb der ersten beiden Stunden infundiert werden, und zwar 1/3 in den ersten 20 Minuten, ein weiteres Drittel in den nächsten 40 Minuten und der Rest in der 2. Stunde.

β) Insulinzufuhr

Gleichzeitig mit Anlegen der Infusion wird etwa 1/2 E Altinsulin pro kg Körpergewicht verabreicht, und zwar zur Hälfte intramuskulär, zur anderen Hälfte intravenös (nicht im Dauertropf, da das meist bei pH 3 gelöste Altinsulin sonst in der Infusionsflasche ausfällt und zu Boden sinkt. Eine Ausnahme macht das bei pH 7 gelöste Aktrapid-Novo).

Nach Abschluß des ersten Behandlungsabschnittes, also nach etwa 2 Stunden, werden erneut Blutzucker, Serum-pH bzw. Ketonämie, Kaliumspiegel, evtl. auch Alkalireserve, sowie der Urin untersucht.

d) Zweiter Behandlungsabschnitt

α) Korrektur der intrazellulären Flüssigkeits- und Ionenverhältnisse

Das intrazelluläre Flüssigkeitsdefizit entspricht dem extrazellulären, doch müssen noch die laufenden Ausscheidungen dazugerechnet werden.

Als Faustregel sollte man in diesem Behandlungsabschnitt, der 24 Std. dauert, 3 Liter Flüssigkeit pro pm Körperoberfläche verabreichen (Siehe S. 70). Das entspricht etwa 75 ccm (beim Erwachsenen) bis 100 ccm (beim Kind) pro kg Körpergewicht.

Diese Menge, die bei einem Patienten von 60 kg rund 4 bis 5 Liter beträgt, muß bei starker Diurese noch gesteigert und auch sonst den Verhältnissen entsprechend modifiziert werden. Die Zufuhr wird möglichst gleichmäßig über 24 Std., d. h. 1440 Minuten verteilt, so daß – in unserem Falle – 4000 : 1440 = rund 3 ccm (entsprechend 60 Tropfen) pro Minute einlaufen müssen. Die benötigte Tropfenzahl muß nicht nur richtig ausgerechnet, sondern auch – wie die Erfahrung lehrt – häufig kontrolliert werden.

Als Infusionsflüssigkeit verwendet man folgende Lösung:

NaCl	2,0 (= 10 ccm einer 20%igen Lösung)
KCl	1,5 (= 20 ccm einer 7,5%igen Lösung)
Kalziumglukonat	1,0 (= 10 ccm einer 10%igen Lösung)
Glukose 10%ig	ad 1000,0

Je nach den Serumwerten und dem Ausmaß der Diurese kann die Kaliumzufuhr dabei gedrosselt bzw. bei Bedarf bis auf die doppelte Menge erhöht werden.

Bei zu raschem oder zu starkem Blutzuckerabfall wird die Glukosezufuhr gesteigert. Wenn der Patient zu trinken beginnt, sollte die Infusion – wenn auch um das entsprechende Ausmaß reduziert – sicherheitshalber zunächst fortgeführt werden.

β) Die Insulinzufuhr im 2. Behandlungsabschnitt

Sie muß den Verhältnissen angepaßt werden. Im allgemeinen erweist sich die Verabreichung einer nochmaligen Gabe von 1/2 bis 1/3 E Altinsulin pro kg Körpergewicht (zur Hälfte i. v., zur Hälfte i. m.) nach 2 Stunden als ausreichend.

In der Folgezeit spritzt man – jetzt intramuskulär – alle 3 Stunden die gleiche Insulinmenge so lange, als im Urin starke Glukose- und Azetonausscheidung nachgewiesen wird bzw. der Blutzucker über 400 mg% liegt.

Sobald Ketonämie und Ketonurie nur noch in Spuren, bzw. nicht mehr bestehen, verabreicht man unter Kontrolle des Urins in vierstündigen Abständen Insulin, weiterhin intramuskulär, nach folgendem Schema:

Zucker ++++, Azeton ± : 1/5 E pro kg Körpergewicht;
Zucker ++++, Azeton ∅, Durst und Polyurie: 1/6 E pro kg Körpergewicht;
Zucker +++ oder ++, Azeton ∅ : zunächst kein Insulin.

Bei erneuter Verschlechterung der Befunde wird die Insulinzufuhr wieder aufgenommen.

Sobald die Blutzuckerwerte sich der 200 mg%-Grenze genähert haben, können sie mit Hilfe von Dextrostix Ames sehr rasch festgestellt werden und ermöglichen in dieser kritischen Phase eine feinere Einregulierung, als es mit Hilfe der Urinuntersuchungen – die trotzdem durchgeführt werden müssen – möglich ist.

γ) Weitere Maßnahmen

Nach 24 Stunden wird – neben den Urinuntersuchungen – Blutzucker- und Ketonkörperspiegel im Blut untersucht und evtl. eine Kontrolle der sonstigen Serumwerte durchgeführt. Ist die Ketose weitgehend abgeklungen, der Blutzukker in die Nähe des Normbereiches gerückt und ergeben sich auch sonst keine schweren Veränderungen, wird die Infusion eingestellt.

Am folgenden Morgen spritzt man pro kg Körpergewicht 1/3 E Altinsulin und 1/3 E Depotinsulin (zweckmäßigerweise als Mischspritze) und hält sich weiterhin an die auf S. 101 erwähnten Regeln.

Zu diesem Zeitpunkt kann auch wieder eine dem Appetit des Patienten angepaßte normale Ernährung durchgeführt werden. Diese soll aber mindestens für 5 bis 6 Tage sehr kaliumreich (viel Fleisch und Früchte, evtl. kleine KCl-Beimischung) sein. Daneben besteht für Wochen ein erhöhter Eiweißbedarf, dem bei der Ernährung Rechnung getragen werden muß.

D) Prognose des Coma diabeticum

Sie hängt von dem Ausmaß der Zellschädigung im Moment des Behandlungsbeginns und von der Qualität der Behandlung ab. Die häufigsten therapeutischen Fehler sind:

- Zu langsamer Behandlungsbeginn;
- Zu zögernde Flüssigkeitszufuhr im ersten Behandlungsabschnitt;
- Unzureichende Kaliumzufuhr bzw. zu starke Natriumzufuhr. Beides kann zu verstärkter Natriumeinlagerung in die Zellen und damit zu Gehirnödem, Blutungen, Herzschwäche mit Kreislaufzusammenbruch bzw. zum Versagen der Nieren führen;
- Zu rasche Blutzuckersenkung mit daraus folgendem Kreislaufzusammenbruch bzw. hypoglykämischem Schock.

Aber auch bei korrekter Behandlung ist die Letalität beachtlich und beträgt bei Fällen, die bei Behandlungsbeginn bereits mehrere Stunden bewußtlos waren, bei denen der pH-Wert des Serum bei 7 liegt und der Kaliumverlust schon sehr stark ist, etwa 30 %.

Demgegenüber besitzt die einfache diabetische Ketose und auch die nicht mit Bewußtlosigkeit einhergehende Ketoazidose eine ausgezeichnete Prognose quo ad vitam.

Es darf dabei aber nicht übersehen werden, daß jede Ketose das Auftreten der diabetischen Spätkomplikationen zu fördern scheint. Zumindest sprechen hierfür konjunktivalmikroskopische Befunde und klinische Erfahrung.

Dies alles unterstreicht die Bedeutung einer Prophylaxe des Coma diabeticum. Erfahrungen bei mehreren tausend insulinspritzenden Diabetikern über rund 15 Jahre haben gezeigt, daß bei bekanntem Diabetes durch die gewissenhafte Einhaltung der Regeln für die tägliche Insulinanpassung ein Koma mit praktisch 100%iger Sicherheit vermieden werden kann.

II. Begleiterkrankungen spezifischer und unspezifischer Art

Jede Erkrankung wirkt sich mehr oder weniger stark auf den Stoffwechsel und damit auch auf den Diabetes aus, weshalb auf die Bedeutung einer elastischen Anpassung der Diabetestherapie, vor allem der Insulinsubstitution, an den gerade bei zusätzlichen Belastungen wechselnden Bedarf des Organismus bereits wiederholt hingewiesen wurde.

Hier sollen nun im einzelnen eine Reihe von Erkrankungen erwähnt werden, deren Auftreten durch einen Diabetes mellitus gefördert wird und die deshalb mit ihm zusammen gehäuft beobachtet werden. Diese Erkrankungen sind von der Diabetesdauer viel weniger abhängig als die im nächsten Abschnitt aufgeführten sog. diabetischen Spätkomplikationen und können in jeder Phase des Diabetes beobachtet werden.

A) Krankheiten der Nieren und des harnableitenden Systems

Vermutlich durch den Zuckergehalt des Urins begünstigt findet man beim Diabetiker – vor allem bei Frauen über 50 Jahren – häufig Infektionen der ableitenden Harnwege, die manchmal sehr hartnäckig verlaufen und sich zu Pyelonephritiden mit all ihren Folgen weiterentwickeln und schließlich zur Papillennekrose führen können. Neben einer gezielten und konsequent durchgeführten antibiotischen Behandlung muß hier – soweit der betreffende Patient nicht zu Hypoglykämien neigt – versucht werden, den Harn zuckerfrei zu bekommen.

Eine gelegentlich auftretende Besonderheit der Zystitiden beim Diabetiker ist die Pneumaturie. Durch mikrobiell-bedingte Gärung des Urinzuckers kann es zur Ansammlung von Gas in der Harnblase kommen. Dieses ist röntgenologisch nachweisbar und kann im Anschluß an die Miktion durch die Urethra austreten.

Auf die meist reversible, in Ausnahmefällen aber anhaltende Schädigung der Nieren durch Kaliummangel, Dehydratation und Azidose im Koma diabeticum sowie auf eine mögliche Erhöhung der Nierenschwelle für Glukose bei allen schwereren Nierenerkrankungen wurde an anderer Stelle bereits hingewiesen.

B) Hautkrankheiten

Vor allem bei ungenügend ausgeglichener Stoffwechsellage findet man häufig Pruritus (besonders in der Genitalregion), mykotische oder intertriginöse, z. T. sekundärinfizierte Ekzeme, Furunkel und Schweißdrüsenabszesse. Voraussetzung für eine erfolgreiche Behandlung ist auch hier eine ausreichende konsequente Diabetestherapie.

Neben der Einregulierung des Stoffwechsels, die eine möglichst vollständige Normalisierung des Blutzuckers zum Ziel haben muß, ist selbstverständlich eine Lokal- und Allgemeinbehandlung wie bei Nichtdiabetikern mit entsprechenden Krankheiten erforderlich. Prophylaktisch ist eine sorgfältige Haut- und Genitalhygiene von Bedeutung.

Eine seltene, vorwiegend beim Diabetes vorkommende Hauterkrankung ist die Necrobiosis lipoidica, die in Form von rötlichen, gelbliche Lipoideinlagerungen enthaltenden und gelegentlich ulzerierenden Papeln in Erscheinung tritt.

Die außerordentlich starke Hitzeempfindlichkeit der Haut während Stoffwechselentgleisungen und besonders im Coma diabeticum kann Wärmeapplikationen (Heizkissen, Wärmflasche) überraschend leicht zur Ursache von Verbrennungserscheinungen werden lassen.

C) Lungenkrankheiten

Etwas häufiger als beim Nichtdiabetiker findet man bakterielle Infekte der oberen Luftwege und des Tracheobronchialsystems, während bezüglich viraler Infekte kein Unterschied besteht und allergische Affektionen (Asthma) sogar sehr selten sind.

Mykosen des Respirationstraktes sind zwar sehr selten, aber sicher häufiger als beim Nichtdiabetiker.

Auch die Tuberkulose, von der um 1900 nach einer Schätzung von JOSLIN ca. 50% der Diabetiker befallen waren, ist heute nur noch selten zu finden, jedoch ebenfalls sicher häufiger als beim Nichtdiabetiker. Prädisponierend dafür scheint weniger das Alter des Patienten und die Dauer des Diabetes als vielmehr die Qualität der Behandlung zu sein. Beiderseitiger Befall und rasches Auftreten von Kavernen ist beim Diabetes nicht ungewöhnlich.

Beim jugendlichen Diabetiker empfiehlt sich deshalb die regelmäßige Durchführung von Tuberkulinproben in Abständen von 6 Monaten, außerdem bei allen längerdauernden Stoffwechselentgleisungen, deren Ursache nicht geklärt ist.

Eine ganz wesentliche Bedeutung kommt der Tuberkuloseprophylaxe mittels der BCG-Impfung zu, die bei allen tbc-negativen Kindern und Jugendlichen durchgeführt und jeweils nach Abklingen der Tuberkulinallergie wiederholt werden sollte (also auch bei geimpften Kindern die Tuberkulinproben durchführen!).

Der tuberkulöse Diabeteker sollte grundsätzlich mit Insulin behandelt werden.

D) Krankheiten der Zähne und Verdauungsorgane

1. Zähne

Zahngranulome und Alveolarpyorrhoen können, wie alle Entzündungen, das Stoffwechselgleichgewicht stören. Ein schadhaftes Gebiß bedeutet ferner eine Belastung für die Verdauungsorgane. Auf eine sorgfältige Überwachung der Zähne gerade beim Diabetiker ist deshalb größter Wert zu legen. Mindestens alle 6 Monate ist eine Untersuchung beim Zahnarzt erforderlich.

2. Magen und Darm

Hier wirken sich Erkrankungen vor allem über eine gestörte Nahrungsaufnahme nachteilig auf den Diabetes aus. Diarrhoen und Erbrechen können die Ursache für Elektrolytverluste und sogar für schwere Azidoketosen, bei insulinbehandelten Diabetikern auch für Hypoglykämien werden.

Neben den üblichen therapeutischen Maßnahmen muß in manchen Fällen vorübergehend die Ernährung ganz oder teilweise parenteral erfolgen. Größte Bedeutung kommt bei Diarrhoen einem exakten Flüssigkeits- und Elektrolytersatz zu, wenn man die Entwicklung einer durch Dehydratation und Kaliummangel bedingten Insulinresistenz vermeiden will.

3. Leber

Bei der großen Rolle, welche die Leber gerade beim Diabetiker für die Blutzuckerregulation spielt, ergibt sich von selbst, daß Lebererkrankungen mit Beeinträchtigung von Glykogenolyse und Glukoneogenese zu schweren Störungen des Stoffwechselgleichgewichtes und oft zu einem stark schwankenden Insulinbedarf führen. Sekundäre Symptome wie Erbrechen und Appetitlosigkeit können den Zustand noch komplizieren.

Die Behandlung von Lebererkrankungen erfolgt nach den auch für Nichtdiabetiker geltenden Grundsätzen, wobei für ausreichende Glukosezufuhr – sei es peroral, sei es intravenös – zu sorgen ist, um der Leber ihre Arbeit zu erleichtern. Kleine Gaben von Lävulose, welche von der Leber für ihren eigenen Stoffwechsel bevorzugt verwendet werden kann, sind günstig.

In diesem Zusammenhang muß auf die große Bedeutung einer Prophylaxe von Lebererkrankungen hingewiesen werden. Es handelt sich zunächst um die Vermeidung der Virushepatitis und damit um die Forderung nach einem persönlichen Spritzenbesteck für jeden Diabetiker, was vor allem in Diabetikerheimen und -ferienlagern nicht immer gewährleistet ist. Der Zirrhose, die auch beim Diabetiker vorwiegend alkoholbedingt ist, kann am wirkungsvollsten durch größte Zurückhaltung alkoholischen Getränken gegenüber vorgebeugt werden.

4. Gallenblase

Entzündungen bedeuten die übliche Belastung für den Stoffwechsel, Gallensteine werden – zumindest nach Angabe mancher Autoren – beim Diabetiker häufiger gefunden. Wird eine Operation nötig, gelten für die Indikationsstellung die gleichen Gesichtspunkte wie beim Nichtdiabetiker und für die Durchführung des Eingriffs die auf S. 178 genannten besonderen Verhaltensmaßnahmen.

5. Pankreas

Entzündliche Veränderungen dieses Organs haben, soweit nicht bereits eine völlige Betazellatrophie besteht, eine Verschlechterung des Diabetes zur Folge. Bei der Kombination einer evtl. nötigen – zunächst intravenösen – Glukosezufuhr mit der Insulinsubstitution ist besondere Sorgfalt nötig. Sonstige Maßnahmen können wie beim Nichtdiabetiker durchgeführt werden.

E) Augenerkrankungen

Akkomodationsstörungen, die in ihrer Stärke rasch wechseln können und ätiologisch noch nicht eindeutig geklärt sind, geben mitunter den ersten Hinweis auf das Vorliegen eines Diabetes und werden vor allem bei stärkeren Blutzuckerschwankungen beobachtet. Sie sind meist flüchtig und verschwinden nach Korrektur der Stoffwechselentgleisung.

Die diabetische Katarakt findet sich vorwiegend bei unzureichend behandelten Kindern und jüngeren Erwachsenen und entwickelt sich in Tagen bis Wochen, meist innerhalb der ersten Jahre des Diabetes. Sie kann sich bei Übergang auf eine sorgfältige Insulinsubstitution manchmal wieder verlieren.

Daneben gibt es natürlich auch alle anderen Arten von Star bei Diabetikern, ohne daß zwischen ihm und dem Diabetes ein engerer Zusammenhang angenommen werden kann.

Ophtalmoplegien sind selten und neigen zu spontaner Regression, allerdings auch zu Rezidiven.

Veränderungen der Iris kommen vor allem in Form der Rubeosis iridis mit Gefäßproliferationen und der Gefahr des hämorrhagischen Glaukoms vor.

Alterationen der Fundusarterien werden bei Arteriosklerotikern, die eine Erfordernishyperglykämie aufweisen, oft fälschlich als Folgezustand dieses »Diabetes« angesehen.

F) Arteriosklerose und Gangrän

Die Arteriosklerose beginnt beim Diabetiker früher und verläuft schwerer als beim Nichtdiabetiker. Ihr Schweregrad scheint weniger von der Diabetesdauer als vom Alter des Patienten abzuhängen. Bevorzugt befallen werden die peripheren Arterien und die Koronararterien. Die pathogenetischen Zusammenhänge zwischen Arteriosklerose und Diabetes sind noch nicht eindeutig geklärt.

1. Die Arteriosklerose der großen Gefäße

Am häufigsten betroffen sind die Arterien der unteren Extremitäten, mitunter auch die des Beckens. Erste Anzeichen sind krampfartige Schmerzen, vor allem beim Gehen (claudicatio intermittens) und dauerndes Kältegefühl der Beine.

Später findet man auch andere Symptome der Minderdurchblutung wie trophische Störungen der Haut, Veränderungen der Nägel, Atrophie der Muskulatur etc. Bei hoch erhobenem Bein weist die Haut ein wächsern-bleiches Kolorit auf, das nach Senken des Beines in die Vertikale wieder langsam in das normale Rot übergeht. Die Hauttemperatur ist erniedrigt. Soweit die Gefäßveränderungen nicht sehr weit distal sitzen, fehlen auch die Fußpulse.

Wichtige diagnostische Hilfsmittel sind:

- Die Oszillographie, die jedoch bei noch durchgängigem, aber rigidem Gefäß irreführende Ergebnisse liefern kann;

- Die Röntgenuntersuchung. Hier ist häufig eine Verkalkung eines Teils bzw. des gesamten Verlaufes der Unterschenkelarterien nachweisbar. Aber auch dies ist kein sicheres Zeichen für die funktionelle Beeinträchtigung des Gefäßes;
- Die Arteriographie. Sie läßt Verengungen des Gefäßlumens und ggf. das Ausmaß eines Kollateralkreislaufes am genauesten erkennen;
- Die intraarterielle Fluoroskopie, welche ein gutes Bild von der Beeinträchtigung der Kreislaufverhältnisse im betroffenen Bereich gibt.

Zwei Punkte verdienen dabei Beachtung:
1. Die Ausdehnung der arteriosklerotischen Veränderungen, die nach proximal bis zur Aortenbifurkation reichen können, ist klinisch nur schwer festzustellen. Auch die Oszillographie gibt nur ungefähre Anhaltspunkte über den Ort der stärksten Alterationen.
2. Gefäßspasmen spielen beim Diabetiker nur eine untergeordnete Rolle. Dies hat eine relativ lange klinische Latenz und nach eingetretener Manifestation eine nur geringere Wirksamkeit vasodilatatorischer Maßnahmen zur Folge.

Eine erfolgreiche Behandlung der Arteriosklerose ist beim Diabetiker noch schwieriger als beim Nichtdiabetiker.

Versuche mit vasodilatatorischen Präparaten, bzw. mit der Sympatikusblockade oder der Sympatektomie enttäuschen oft, eine Endarteriektomie kommt – soweit überhaupt – allenfalls bei den seltenen Fällen streng lokalisierter Verengerungen in Frage.

Um so wichtiger ist die Prophylaxe gegen ein Fortschreiten und vor allem gegen den Übergang in eine Gangrän:

- Erste Forderung ist eine sorgfältige Einstellung des Diabetes, wobei so weitgehend wie möglich, aber unter strikter Vermeidung von Hypoglykämien, eine Normalisierung der Blutzuckerwerte angestrebt werden muß (der Blutzucker-Normalwert ist bei älteren Menschen höher als bei jüngeren!);
- Von Bedeutung sind energische und konsequente Maßnahmen gegen jegliches Übergewicht und eine eiweiß- und vitaminreiche sowie extrem fettarme Kost. Vor allem tierische Fette scheinen ungünstig zu sein;
- Rauchen ist strengstens zu verbieten;
- Die Empfindlichkeit ischämischer Gewebe beim Diabetiker muß stets berücksichtigt werden. Vorsicht bei allen, selbst kleinsten Verletzungen, deren raschestmögliche Vernarbung angestrebt werden muß;
- Sorgfältiges Vermeiden eines Dekubitus bei bettlägrigen Patienten, nicht nur im Bereich des Gesäßes, sondern auch der Fersen;
- Vorsicht vor Verbrennungen, die bereits durch etwas zu heiße Wärmflaschen verursacht werden können.

2. *Die Gangrän*

Sie kann mitunter das erste Zeichen der Gefäßveränderungen oder sogar der Anlaß zur Aufdeckung eines schon länger bestehenden Diabetes sein.

Die diabetische Gangrän findet man fast ausschließlich im Bereich der unteren Extremitäten. Auslösende Ursache ist meist eine oft minimale Verletzung der Haut durch schlecht sitzendes Schuhwerk, bei der Behandlung von Hühneraugen oder eingewachsenen Nägeln usw. Arteriosklerotische Minderdurchblutung des Gewebes und vielleicht gleichzeitige trophische Störungen auf neuraler Grundlage führen dann zur Ausbildung des gangränösen Prozesses.

Dieser kann – soweit es nicht zur Superinfektion kommt bzw. eine solche durch antibiotische Mittel unterdrückt wird – trocken verlaufen, so daß es schließlich durch Abstoßen des gangränösen Bezirks (z. B. einer Zehe) auch ohne chirurgische Intervention zur Abheilung kommen kann.

Tritt hingegen eine Infektion ein, greift diese im unterdurchbluteten Gewebe rapide um sich und macht dann oft eine Amputation im gesunden Bereich notwendig.

Die Behandlung der Gangrän beruht, neben den für die Arteriosklerose geltenden therapeutischen Maßnahmen, auf folgenden drei Grundelementen:

a) Insulinbehandlung, die hier nur selten durch die Sulfonylharnstoffe zu ersetzen ist;

b) Antibiotica, die meist eine weitere Ausbreitung der Infektion verhindern bzw. einer solchen vorbeugen können;

c) lokale Behandlung. Sie erfolgt bei der trockenen Gangrän stets trocken (antibiotische Puder etc.). Bei der Behandlung der feuchten Gangrän wird neben den üblichen Maßnahmen heute vielfach die Unterkühlung empfohlen. Trotzdem ist eine Amputation häufig nicht zu vermeiden.

3. *Koronarsklerose und Herzinfarkt*

Man findet sie beim Diabetiker wesentlich häufiger als beim Nichtdiabetiker. Die Zunahme betrifft das weibliche Geschlecht stärker als das männliche, so daß der Myokardinfarkt bei Diabetikerinnen sogar häufiger ist als bei diabetischen Männern (bei Nichtdiabetikern ist das Verhältnis bekanntlich umgekehrt). Wenn die Angaben über die Häufigkeit des Myokardinfarktes bei Diabetikern starke Unterschiede aufweisen, so dürfte dies wenigstens zum Teil daher rühren, daß das beschriebene Krankengut hinsichtlich Rasse, Lebens- und Eßgewohnheiten, vielleicht auch in Bezug auf die Qualität der Diabetesbehandlung und andere Kriterien nicht immer vergleichbar ist.

Der Diabetes fördert nicht nur rein zahlenmäßig das Auftreten arteriosklerotischer Veränderungen an den Herzkranzgefäßen, sondern ist auch verantwortlich für die frühere Manifestation und die stürmischere Fortentwicklung der Veränderungen.

Aus diesem Grunde ist bei jedem über 30 Jahre alten Diabetiker in regelmäßigen Abständen (mindestens einmal jährlich) ein EKG einschließlich Brustwandableitungen anzufertigen. Ein unauffälliger Kurvenverlauf ist dabei aber nicht unbedingt beweisend für das Fehlen von Gefäßveränderungen.

Hinsichtlich der *klinischen Erscheinungen des Herzinfarktes* ist darauf hinzuweisen, daß klinisch stumme Formen relativ häufig sind, prognostisch deshalb aber keineswegs besonders gut sein müssen. Mit abdominellen Erscheinungen einhergehende Formen werden gerade beim Diabetiker leicht fehlgedeutet. Denn sowohl hypoglykämische Zustände als auch Ketosen sind häufig von Übelkeit, Erbrechen oder Leibschmerzen begleitet. Andererseits tritt in Zusammenhang mit einem Herzinfarkt leicht eine Azidoketose auf und kann ihrerseits vom ursprünglichen Geschehen ablenken. Im Zweifelsfall ist eine sofortige elektrokardiographische Untersuchung und 12 bis 48 Std. nach dem fraglichen Infarkt eine Bestimmung der Transaminasen durchzuführen.

Die Behandlung des Diabetes nach einem Herzinfarkt muß mit besonderer Sorgfalt erfolgen und jede Hypoglykämie und Ketose vermeiden. Häufige kleine Insulingaben und das Anlegen eines Glukosedauertropfes erweisen sich oft als notwendig. Die Behandlung des Infarktes selbst entspricht der beim Nichtdiabetiker.

Eine Prophylaxe gegen die Koronarsklerose kann nur im Vermeiden stärkerer Stress-Situationen, im Verzicht auf alle Noxen (Nikotin), in Zurückhaltung dem Fett gegenüber und in einer möglichst ausgeglichenen Lebensweise bestehen. Das Körpergewicht muß unter allen Umständen knapp unter der Altersnorm gehalten werden.

4. Die Arteriosklerose der Gehirngefäße

Sie unterscheidet sich nicht wesentlich von der Zerebralsklerose des nichtdiabetischen älteren Menschen. Dennoch bestehen einige Besonderheiten.

Entsprechend den Beobachtungen bei der Koronarsklerose finden wir auch beim Diabetiker eine frühere Manifestation der Gefäßalterationen als beim Nichtdiabetiker.

Anatomisch-pathologisch bestehen ebenfalls gewisse Unterschiede. Während beim Nichtdiabetiker eher die großen Gehirngefäße betroffen sind und gelegentlich eines zerebralen Insultes dann singuläre Gewebszerstörungen mit Hemiplegie etc. auftreten, sind beim Diabetiker mehr die kleineren Gefäße befallen. Daraus resultieren dann multilokulär verteilte, kleinste Erweichungsherde mit variierender Symptomatologie wie lokalisierten Störungen der Sensibilität oder Motorik, Schädigungen einzelner Gehirnnerven bzw. eines besonderen Gehirnzentrums etc.

Die Therapie unterscheidet sich nicht von derjenigen der nichtdiabetischen Zerebralsklerose und zerebralen Insulte; Insulinüberdosierungen und dadurch bedingte Hypoglykämien sind natürlich zu vermeiden.

III. Diabetesspezifische Spätkomplikationen

Hierher gehören Veränderungen im Bereich der Augen, der Nieren und des Nervensystems, die für einen bereits länger (10 bis 20 Jahre) bestehenden Diabetes mellitus typisch sind, deren Auftreten durch eine unzureichende Behandlung gefördert wird und deren Genese noch immer nicht eindeutig geklärt wurde.

Neben genetischen Faktoren scheinen für Manifestationszeitpunkt und Schwere der Veränderungen von Bedeutung zu sein:

- Längerdauernde Hyperglykämien;
- Ketosen (auch kurzfristige);
- Die im Gefolge dieser Störungen möglicherweise zu beobachtenden Hyperlipämien und Hyperkortikoidämien;
- Evtl. lokale Stoffwechselbeeinträchtigungen (z. B. durch vermehrten Milchsäureanfall);
- Vielleicht auch Hypoglykämien.

Da eine »Heilung« bereits aufgetretener Veränderungen nur in sehr beschränktem Umfang möglich ist, kommt der Prophylaxe größte Bedeutung zu. Sie kann nur in einer dem jeweiligen Fall angepaßten und konsequent durchgeführten Behandlung der diabetischen Störung bestehen und beruht auf der möglichst vollständigen Beseitigung der jeweiligen »Diabetes«-Ursache (sorgfältige Insulinsubstitution beim Insulinmangeldiabetes, Abmagerung bei Übergewicht etc.) und Vermeidung aller Noxen, die den Stoffwechsel ungünstig beeinflussen (Infekte, häufigere Schwangerschaften, psychische Belastungen, Nikotin, hoher Fettverzehr etc.).

A) Die Retinopathia diabetica

Sie tritt um so häufiger in Erscheinung, je länger der Diabetes bereits besteht und je schlechter er behandelt wurde. Das Zusammentreffen mit arteriosklerotischen und hochdruckbedingten Augenschädigungen macht die Diagnose manchmal etwas schwierig und zahlreiche Statistiken über die Häufigkeit problematisch.

Nach ALAERTS und SLOSSE lassen sich 6 Stadien der Retinopathia diabetica unterscheiden:

1. Stadium: Beginnende Veränderungen im Bereich der Macula, und zwar in Form von segmentartigen Venenerweiterungen, die man als Vorstufen von Mikroaneurysmen betrachten kann. Daneben ist manchmal eine gelbliche Verfärbung des Augenhintergrundes zu erkennen.
2. Stadium: Punktförmige (flohstichartige) Blutungen auf der Retina, die sich bei genauerer Untersuchung als Mikroaneurysmen von etwa 50 μ Durchmesser präsentieren und für den Diabetes typisch sind. Sie behindern das Sehvermögen meist nicht und werden daher ohne systematische Untersuchungen leicht übersehen.

Im Gegensatz zu hochdruckbedingten Veränderungen fehlen Ödeme und Veränderungen der Arterien. Im Bereich der Mikroaneurysmen kommt es aber öfter zur Exsudatbildung, zunächst unter dem Bild von stecknadelkopfgroßen weißlichen Herden. Diese verbinden sich mitunter zu girlandenförmigen Gebilden. Sie bestehen aus Hyalin und Lipiden.

Die bisher genannten Veränderungen bilden sich unter einer sorgfältigen Behandlung des Diabetes manchmal noch völlig zurück.

3. Stadium: Größere Blutungen, die sowohl oberflächlich als auch tief gelegen sein können und wohl aus den Mikroaneurysmen stammen.

4. Stadium: Veränderungen der großen Venen, die mitunter starke Kaliberschwankungen, manchmal mit Blutungen kombiniert, aufweisen.

5. Stadium: Gefäßproliferationen, die sich zur ausgeprägten Retinopathia proliferans entwickeln können und sich häufig zu Blutungen und Narbenbildungen gesellen.

6. Stadium: Hier handelt es sich um ein Bild, das nicht nur bei der schweren Retinopathia diabetica gefunden wird, nämlich um Netzhautablösungen und sekundäres Glaukom. Zusätzliche Schädigungen wie Glaskörperblutungen, Venenobliterationen und hämorrhagisches Glaukom beschleunigen dann das Eintreten völliger Blindheit.

Beim Zusammentreffen einer diabetischen Retinopathie mit Arteriosklerose findet man – je nach deren Ausmaß – auch Veränderungen im Bereich der Arterien und Arteriolen.

Therapeutisch kommen nur die für die Prophylaxe empfohlenen Maßnahmen in Betracht. Diese können im 1. und 2. Stadium noch zu einer Rückbildung der Veränderungen führen, in späteren Stadien das Fortschreiten der Schäden verlangsamen.

Bei größeren Blutungen kommen daneben symptomatische Maßnahmen wie Hämostyptika, Leseverbot, Vermeidung von Druckanstieg in den Augengefäßen (z. B. durch körperliche Anstrengungen, Kopftiefhaltung etc.) in Frage. Anabole Steroide, Vitamingaben, Eingriffe an Nebennieren wurden versucht, die letzteren sind im Augenblick aber wohl nur in ganz besonders gelagerten Fällen zu verantworten.

Da jede Hypoglykämie auslösendes Moment für eine neue Blutung werden kann, ist auf eine sorgfältige Insulindosierung größter Wert zu legen.

B) Die Glomerulosklerose (Kimmelstiel-Wilson)

Sie spielt als Todesursache bei Diabetikern eine bedeutende Rolle und gehört zusammen mit der Retinopathia diabetica (und evtl. auch der Neuropathia diabetica) zum diabetischen Spätsyndrom.

Ihr Auftreten steht somit wieder mit der Dauer des Diabetes und mit der Qualität seiner Behandlung in engem, wenn auch nicht absoluten Zusammenhang. Der »Schweregrad« des Diabetes (gemessen an der erforderlichen Insulin- bzw. Tablettendosis) scheint dabei ohne stärkere Bedeutung zu sein.

Bei der Feststellung einer diabetischen Nephropathie finden sich praktisch immer auch die Zeichen einer Retinopathie, so daß man einen parallel laufenden Prozeß annehmen muß. Die anatomisch-pathologischen Veränderungen bestehen bei beiden Erkrankungen in der Schädigung kleinster Gefäße durch hyaline Einlagerungen.

In einem ersten Stadium der Nephropathie beobachtet man eine Verdickung der Basalmembran der Glomerulumkapillaren durch Ablagerung von Mukopolysacchariden. In einem darauffolgenden zweiten Stadium entwickeln sich dann die typischen Knötchen, die eine Parallelerscheinung zu den Mikroaneurismen der diabetischen Retinopathie darstellen. Veränderungen können sich auch im Bereich der Arteriolen und des proximalen Tubulus finden.

Die Diagnose kann exakt nur durch die Nierenpunktion gestellt werden, das Zusammentreffen von

- Albuminurie sowie anderen Zeichen einer Nierenschädigung;
- Mindestens 10jährigem Bestehen des Diabetes;
- Retinopathia diabetica

machen das Vorliegen einer Nephrosklerose sehr wahrscheinlich.

Klinisch können wir drei Stadien unterscheiden:

1. eine isolierte Albuminurie (manchmal begleitet von einer Mikrohämaturie). Sie kann lange Zeit das einzige Zeichen einer in Entwicklung begriffenen diabetischen Nephropathie sein. Die regelmäßige Kontrolle des Urins auf Eiweiß muß deshalb bei der Überwachung des Diabetes stets die Spiegelung des Augenhintergrundes ergänzen.
2. Ein mehr oder weniger charakteristisches nephrotisches Syndrom mit Albuminurie, Ödemen und Veränderungen der Elektrophorese (Verminderung der Albumine, Vermehrung der α-, manchmal auch der β- und γ-Globuline).
3. Das Bild der Niereninsuffizienz mit Vermehrung des Reststickstoffs, Blutdrucksteigerung und oft auch Erhöhung der Nierenschwelle für Glukose.

Selbstverständlich ist die Kombination der genannten Erscheinungen mit den Symptomen nichtdiabetischer Nierenveränderungen sowie rezidivierender, durch den Diabetes geförderter Pyelonephritiden in vielerlei Variationen möglich.

Die drei genannten Stadien folgen keineswegs immer regelmäßig aufeinander, vielmehr kann man von Fall zu Fall Unterschiede in Schwerpunkt und Weiterentwicklung beobachten. Dabei scheint das nephrotische Bild mehr beim jüngeren Menschen vorzuherrschen, während beim älteren Patienten – vermutlich durch stärkere Beteiligung der mittleren und größeren Gefäße – die Symptome des dritten Stadiums im Vordergrund stehen.

Wichtig zu wissen ist, daß die diabetische Nephropathie Ursache für eine Erhöhung der Nierenschwelle für Glukose und auch für eine stärkere Labilität der Stoffwechselverhältnisse werden kann.

Im übrigen lassen es elektronenmikroskopische Untersuchungen wahrscheinlich erscheinen, daß die ersten histologischen Veränderungen an den Nieren den klinischen Zeichen der Glomerulosklerose, vielleicht sogar denen des Diabetes lange vorausgehen können.

Die Prophylaxe der diabetischen Nephropathie kann ebenfalls nur in einer möglichst sorgfältigen Überwachung des Diabetes und einer Vermeidung zusätzlicher Noxen bestehen. Bei bereits aufgetretenen Schäden kommen, je nach vorherrschenden Erscheinungen, zusätzlich noch die für eine entsprechende, nichtdiabetesbedingte Erkrankung gültigen Maßnahmen in Frage. Versuche mit Hypophysektomie und Adrenalektomie sollen nur der Vollständigkeit halber erwähnt werden und kommen nur in Ausnahmefällen in Betracht.

C) Neurologische Komplikationen

Bei den noch immer bestehenden Definitionsschwierigkeiten variieren die Statistiken über die Häufigkeit neurologischer Komplikationen im Gefolge des Diabetes erheblich.

Man findet sie bei Männern und Frauen gleichermaßen. In höherem Alter sind sie häufiger und lassen keine sichere Parallele zur Diabetesdauer erkennen. Vereinzelt führen sie sogar erst zur Entdeckung eines Diabetes. Da man sie bezüglich ihrer Genese aber heute meist in Parallele zur Retinopathie und zur Glomerulosklerose setzt, sollen sie mit diesen zusammen besprochen werden.

Ein Zusammenhang der Störungen mit Alterationen kleinster Gefäße ist wahrscheinlich. Die fördernde Wirkung einer schlechten Stoffwechsellage kann nicht bezweifelt werden.

Im Bereich der peripheren Nerven können wir folgende Bilder finden:

Einfache Neuralgien. Sie äußern sich meist in schmerzhaften Parästhesien und können von Kribbeln bis zu lanzinierenden Schmerzen reichen. Befallen sind vor allem die unteren Extremitäten, die Beschwerden treten häufig nachts auf. Auch Trigeminusneuralgien können diabetesbedingt sein.

Mononeuritiden. Hier lassen sich, dem Ausbreitungsgebiet der betreffenden Nerven entsprechend, Störungen der Oberflächen- und Tiefensensibilität objektivieren. Häufig befallen sind die Nerven des Plexus lumbalis. Atrophien entsprechender Muskeln kommen vor, schmerzhafte Erscheinungen prädominieren aber.

Polyneuritiden. Sie spielen unter den diabetischen Nervenkomplikationen die größte Rolle. Man findet motorische und sensorische Störungen (vor allem die Tiefensensibilität ist betroffen) sowie Störungen der Sehnenreflexe. Dazu können sich die Erscheinungen einer einfachen Neuralgie gesellen.

Lähmungen. Sie sind sehr selten, können aber vereinzelt im Bereich des Quadrizeps, der Adduktoren, vor allem aber auch der Gehirnnerven vorkommen. Sowohl der isolierte Befall einzelner Nerven (Fazialis, Okulomotorius) als auch kombinierter Befall einer größeren Anzahl von Gehirnnerven wird beobachtet.

Auch komplexe Neuropathien sind möglich. So findet man eine diabetische Myelopathie mit Befall der Hinterstränge und der Pyramidenbahn sowie den entsprechenden Folgen, ferner die Pseudotabes diabetica, Muskelzuckungen und

-atrophien etc. In ihrer Ätiologie ungeklärt sind dabei gelegentliche Veränderungen des Liquors mit teilweise erheblicher Eiweißvermehrung und meist ohne wesentlichen Anstieg der Zellzahl.

Schließlich müssen auch trophische Störungen und Irritationen des autonomen Nervensystems genannt werden. Hierher gehören:

- Das Mal perforans beim Diabetes;
- Vasomotorenstörungen mit Hitzegefühl oder lokalen Ödemen;
- Störungen der Schweißsekretion (profuse Schweißausbrüche, verminderte oder fehlende Schweißsekretion);
- Blasenstörungen mit Inkontinenz und Blasenatonie;
- Kreislaufstörungen, wie orthostatische Hypotonie, Tachykardien;
- Verdauungsstörungen, die sich in Obstipation, häufig aber auch in periodischen, nächtlichen Diarrhoen äußern können;
- Potenzstörungen, die aber praktisch nur zusammen mit anderen Nervenkomplikationen vorkommen.

Die Therapie der neurologischen Diabeteskomplikationen besteht wiederum zunächst in einer besonders sorgfältigen Einregulierung des Stoffwechselgleichgewichts, wodurch sich in manchen Fällen Besserungen erzielen lassen. Dazu müssen selbstverständlich noch Maßnahmen treten, die man bei gleichartigen nichtdiabetischen Nervenerkrankungen ergreifen würde (Vitamin B-Präparate etc.).

SCHWANGERSCHAFT UND CHIRURGIE BEIM DIABETIKER

I. Schwangerschaft und Entbindung bei diabetischen Frauen

Vor Entdeckung des Insulins bedeutete eine Schwangerschaft für etwa ein Drittel der betreffenden Diabetikerinnen den Tod; die perinatale Sterblichkeit von Kindern diabetischer Mütter betrug rund 50%. Allerdings kamen Schwangerschaften damals bei Diabetikerinnen nur sehr selten vor.

Bei sorgfältiger Handhabung der heute möglichen therapeutischen Maßnahmen und bei Kenntnis der besonderen Gefahren, welche der diabetischen Mutter und ihrem noch ungeborenen bzw. neugeborenen Kinde drohen, ist nicht nur die mütterliche Mortalität im Verlaufe von Schwangerschaft und Entbindung bei Diabetikerinnen und Nichtdiabetikerinnen gleich geworden, sondern auch die perinatale Sterblichkeit der Kinder diabetischer Frauen ist ganz erheblich zurückgegangen und beträgt in einzelnen Kliniken »nur« noch etwa 10%.

A) Auswirkungen der Schwangerschaft auf den Diabetes der Mutter

Bei guter Stoffwechselführung stellt die Schwangerschaft kein allzu großes momentanes Risiko für die Mutter dar, wenngleich – vor allem häufigere – Graviditäten das Auftreten von Spätkomplikationen zu fördern scheinen.

Im einzelnen ist zu beachten:

Der *Insulinbedarf* steigt während der Schwangerschaft meist an, kann in einzelnen Fällen aber auch gleichbleiben oder sich – vor allem in der zweiten Schwangerschaftshälfte – sogar verringern. Nach Beendigung der Schwangerschaft kehrt der Bedarf im allgemeinen wieder auf die Ausgangswerte zurück.

Die Neigung zu *Ketosen* und auch zum Koma nimmt zu, was nicht nur für die Mutter, sondern auch für den foetus eine erhebliche Gefahr bedeutet.

Während der Schwangerschaft sich zeigende *Stoffwechselverschlechterungen* bilden sich nach der Entbindung meist wieder zurück.

Bereits vor Beginn der Schwangerschaft bestehende *Spätkomplikationen* (vor allem eine Retinopathie oder Nephropathie) weisen nicht selten eine akute Verschlechterung auf, die sich aber oft nach der Entbindung ebenfalls wieder verliert.

Auch diabetesspezifische degenerative Veränderungen, die sich erstmalig während der Schwangerschaft bemerkbar machen, können nach deren Beendigung wieder abklingen.

Die *Nierenschwelle* für Glukose kann, wie bei nichtdiabetischen Graviden, absinken (Maximum meist im 7. Monat). Ursache dürfte die verstärkte Nierendurchblutung und glomeruläre Filtration und eine dadurch bedingte Überforderung der tubulären Rückresorptionsleistung für Glukose sein. Dieser letztere Umstand ist für Diabetikerinnen von größter praktischer Bedeutung, denn

1. kann die exakte Insulinadaptation an Hand der dreimal täglichen Urinuntersuchung zu unsicher werden (verstärkte Hypoglykämiegefahr),
2. treten besonders leicht Infektionen der ableitenden Harnwege auf, welche wegen der evtl. persistierenden Glukosurie sehr rezidivfreudig sind.

Manchmal finden sich erstmalig während einer Schwangerschaft die Zeichen eines Diabetes (cave Verwechslung mit einer Schwangerschaftsglukosurie!). Sein Schweregrad und selbst ein initiales Koma sagen nichts über die Prognose aus, und erst der spätere Verlauf kann zeigen, ob es sich um einen passageren »Schwangerschaftsdiabetes« oder um einen bleibenden Diabetes handelt. Für letzteren sprechen allerdings folgende Umstände:

- Obesitas der Schwangeren;
- Vorausgegangene wiederholte Aborte;
- Hydramnionbildung;
- Diabetes in der näheren Verwandtschaft.

Gelegentlich bewegen sich in solchen Fällen Hyperglykämie und Glukosurie in Grenzen, die eine sichere Diagnose nicht erlauben. Hier mit Hilfe einer Glukosebelastungsprobe eine Klärung erzwingen zu wollen, ist kaum möglich, da gerade während der Schwangerschaft der Stoffwechsel vielen Veränderungen unterworfen und eine exakte Deutung der Ergebnisse fast unmöglich ist. Es empfiehlt sich vielmehr, den Urin durch die Schwangere regelmäßig (dreimal täglich) mittels glukosespezifischer Reagenzien wie Glukotest oder Clinistix auf Zucker untersuchen zu lassen. Nehmen im weiteren Verlauf Glukosurie und Hyperglykämie ein entsprechendes Ausmaß an, muß eine aktive Behandlung (bei Obesitas eine unterkalorische, eiweißreiche Diät, bei Blutzuckerwerten über 180 mg% eine Insulinbehandlung) eingeleitet werden.

Unterschiede zwischen der Behandlung eines »Schwangerschaftsdiabetes«, von dem man eigentlich erst retrospektiv sprechen kann, und der eines nicht durch die Schwangerschaft ausgelösten Diabetes bestehen nicht.

Jede Schwangerschaft bedeutet im übrigen eine erhöhte Anforderung an das Pankreas, und so ist es verständlich, daß wiederholte Graviditäten bzw. deren Zusammentreffen mit anderen Belastungen (Diabetesveranlagung, Adipositas) die Manifestation eines Diabetes fördern.

B) Auswirkungen des mütterlichen Diabetes auf Schwangerschaft und Geburt

Schwangerschaftstoxikosen findet man bei Diabetikerinnen häufiger, selbst unter Berücksichtigung des Umstandes, daß sie nicht immer eindeutig von diabetesbedingtem Nierenversagen unterschieden werden können (beide gehen mit

Albuminurie, Ödemen, Hypertonie und sonstigen Zeichen der Niereninsuffizienz einher). Im Zweifelsfall spricht das Fehlen einer diabetischen Retinopathie sehr gegen eine diabetesbedingte Nephrosklerose und mehr für eine Schwangerschaftstoxikose.

Zur Hydramnionbildung kommt es bei Diabetikerinnen relativ häufig. Sie scheint wenigstens teilweise von der mittleren Blutzuckerhöhe bei der Mutter abzuhängen und bei schlecht eingestellten Diabetikerinnen mit anhaltenden stärkeren Hyperglykämien häufiger zu sein. Durch das Hydramnion kann die Größenbestimmung der Frucht und damit die Festsetzung des geeignetsten Geburtstermins erheblich erschwert werden.

Aborte und *Frühgeburten* scheinen ebenfalls bei Diabetikerinnen öfter vorzukommen als bei Nichtdiabetikerinnen.

Eine besondere Schwierigkeit für die Geburt bedeutet das häufig bestehende *Übergewicht* des Kindes, welches bis zu 5 oder 6 kg und mehr wiegen kann. Ähnlich wie ein Hydramnion kann die Übergröße des Kindes zu einer Überdehnung des Uterus und damit zu primärer Wehenschwäche und Plazentarblutungen führen, und die Beurteilung der Schwangerschaftsdauer und des günstigsten Entbindungszeitraumes erschweren. Lageanomalien sind häufig zu finden (vor allem Steißlage) und führen zu entsprechenden geburtshilflichen Schwierigkeiten.

C) Auswirkungen des mütterlichen Diabetes auf das Kind

Die hier auftretenden Fragen sind in ihrer Pathogenese nur teilweise geklärt und somit Anlaß zu zahlreichen Hypothesen.

Mißbildungen des Kindes findet man 2- bis 3mal häufiger als bei Kindern nichtdiabetischer Mütter. Betroffen sind vor allem Herz und Skelettsystem sowie das Zentralnervensystem.

Die Ursache ist nicht eindeutig geklärt, angeschuldigt werden verschiedene Faktoren:

- Mangel an Riboflavin (der bei Ketosen ausgeprägt zu sein pflegt);
- Hypoglykämien in den ersten Schwangerschaftsmonaten;
- Von direktem oder indirektem Einfluß soll nach manchen Autoren auch die Hyperkortikoidämie – wie man sie sowohl bei Ketosen als auch bei Hypoglykämien findet – sein.

Zum intrauterinen *Fruchttod* kommt es bei Diabetikerinnen ebenfalls wesentlich öfter als bei gesunden Schwangeren. Ein gesicherter pathogenetischer Faktor sind schwere Ketosen und vor allem das Coma diabeticum. Aber auch Hypoglykämien können ein Absterben der Frucht zur Folge haben, gleiches gilt für arteriosklerotische Veränderungen im Bereich der mütterlichen Beckengefäße. Bei Frauen mit röntgenologisch nachweisbaren schwereren Veränderungen der Beckengefäße steigt die fötale Mortalität bis auf 50% an.

Mangel an Oestrogenen und Progesteron wurde vor allem von P. White für die hohe fötale Sterblichkeit angeschuldigt und spielt im Einzelfall eine bedeutende Rolle, wenngleich eine Verallgemeinerung nicht möglich erscheint.

Die erhöhte *Frühsterblichkeit* der von einer diabetischen Mutter geborenen Kinder hängt in erster Linie mit ihrer meist ausgeprägten Lebensschwäche trotz Übergröße zusammen. Die Kinder weisen häufig folgende Merkmale auf:

- Ein Geburtsgewicht von 4–5 kg, das aber auch 6 kg übersteigen kann;
- Ein äußeres Bild, das gekennzeichnet ist durch Vollmondgesicht, kurzen Hals, plumpe Gliedmaßen, zarte, schimmernde Haut (typisches Bild des Hyperkortizismus);
- Vergrößerung von Leber, Milz, Herz;
- Starkes Fettpolster, aber auch erhebliche interstitielle Wassereinlagerung (die den oft beachtlichen Gewichtssturz in den ersten Lebenstagen erklärt);
- Eine in den beiden ersten Lebenstagen meist erhöhte Steroidausscheidung;
- Inselhypertrophie mit Vermehrung der β-Zellen.

Die Ödem- und damit Elektrolytausscheidung in den ersten Tagen kann zu einer Überlastung der Nieren führen. Hypoglykämien sind häufig und werden für das Auftreten hyaliner Membranen (häufigste Todesursache bei neugeborenen Kindern diabetischer Mütter) mitverantwortlich gemacht.

Als Ursachen für die Übergröße dieser Kinder werden diskutiert:

- Die mütterliche Hyperglykämie (die von der Mutter diaplazentar in den kindlichen Kreislauf reichlich übertretende Glukose führt beim Kind zu Stimulierung und Vermehrung der Betazellen, dadurch zu erhöhter Insulinausschüttung, gesteigerter peripherer Glukoseaufnahme und vermehrter Fettbildung);
- Hyperkortizismus der Mutter;
- Vermehrte Ausschüttung von mütterlichem Wachstumshormon.

Die Lebensschwäche läßt sich durch den meist verfrühten Geburtstermin sowie durch die für den intrauterinen Fruchttod bereits genannten Faktoren erklären.

Daß vermutlich auch noch andere Ursachen für die beschriebenen Erscheinungen bestehen, wird wahrscheinlich gemacht durch den Umstand, daß manche Frauen bereits 10 und 15 Jahre vor dem Auftreten ihres Diabetes

- Gehäufte Aborte
- Erhöhte fötale Sterblichkeit
- Übergroße Kinder
- Erhöhte Frühsterblichkeit der Kinder
- Steigerung der Mißbildungsrate

zeigen.

D) Praktische Maßnahmen

Bei den Überlegungen, ob eine Diabetikerin überhaupt Kinder bekommen soll, gelten zunächst folgende Grundsätze:

- Wenn Kinder, dann so bald wie möglich! Mit Fortschreiten des Lebensalters

und auch der Diabetesdauer wird die Gefahr von Komplikationen für Diabetes, Schwangerschaft, Geburt und Neugeborenes immer größer;
- Nicht mehr als ein oder zwei Kinder! Schwangerschaften bedeuten eine Belastung für den mütterlichen Organismus und fördern auf lange Sicht das Auftreten bzw. das Fortschreiten der diabetischen Spätkomplikationen;
- Bestehen bereits stärkere Gefäßveränderungen, sind vor allem eine Nephropathie, eine stärkere Retinopathie oder Veränderungen der Beckengefäße nachweisbar, muß von einer Schwangerschaft abgeraten werden.

Eine bereits bestehende Schwangerschaft bei einer Diabetikerin stellt auch heute noch ein vielschichtiges und schwieriges Problem dar, und die Erfahrung lehrt, daß die Verbesserung der Lebenschancen für Mutter und Kind nur unter der Bedingung einer strengen Selbstdisziplin von seiten der Mutter sowie der Betreuung durch ein gut eingespieltes Team von Diabetologe, Geburtshelfer, Anästhesist und Pädiater zu erreichen ist. Kliniken, die über ein solches Team nicht verfügen, sollten keine diabetischen Mütter zur Entbindung annehmen.

1. Aufgabe des Diabetologen

Von der Qualität des Stoffwechselgleichgewichtes hängen die Überlebenschancen des foetus bzw. des Neugeborenen wesentlich ab.

Wir müssen während der Schwangerschaft drei Perioden unterscheiden:

a) Die erste Periode dauert vom Schwangerschaftsbeginn bis zur 32. Woche (Ende des 7. Monats). Sobald die Diabetikerin feststellt, daß sie schwanger ist, muß sie sorgfältig überwacht werden und zu diesem Zwecke notfalls alle 1 bis 2 Wochen in die Sprechstunde kommen. Ein ausgeglichener Stoffwechsel bereits in den beiden ersten Schwangerschaftsmonaten scheint zur Vorbeugung gegen Mißbildungen beim Kind von besonderer Bedeutung zu sein.
- Von Anfang an ist auf Normalisierung des Körpergewichtes größter Wert zu legen.
- Augenhintergrund und Urin werden regelmäßig in kürzeren Abständen untersucht. Vor allem einer regelmäßigen Urinkontrolle (Eiweiß, Sediment, bakteriolog. Kulturen) kommt große Bedeutung zu, da klinisch stumm verlaufende Infektionen der Harnwege relativ häufig vorkommen.
- Die Nahrung soll ausgewogen und auf häufige kleine Mahlzeiten verteilt sein und 2 g Eiweiß pro kg Körpergewicht enthalten. Bei zu starker Gewichtszunahme (mehr als 10 kg insgesamt sind nicht erwünscht) ist die Nahrungsmenge zu reduzieren.

Übelkeit und Erbrechen stellen vor allem in den ersten Schwangerschaftsmonaten oft eine große Belastung für den Stoffwechsel dar und können zu schweren Hypoglykämien mit ihren Auswirkungen für Mutter und Kind führen. Trotz verringerter Nahrungszufuhr darf die Insulindosis aber nicht zu stark gesenkt werden, notfalls müssen intravenöse Glukosedauerinfusionen verabreicht werden.

Von größter Bedeutung ist eine möglichst sorgfältige Insulinbehandlung. In den seltenen Fällen, in denen vorher mit Sulfonylharnstoffen oder gar Biguaniden behandelt wurde, muß auf Insulin umgestellt werden, sobald die Schwangerschaft bekannt ist.

Die tägliche Insulinfestsetzung an Hand der dreimal täglichen Urinuntersuchung auf Zucker wird mit Fortschreiten der Schwangerschaft zunehmend problematischer, da die Nierenschwelle für Glukose absinken kann. Hier werden neben den laufenden Urinuntersuchungen Kontrollen des Blutzuckerspiegels in Form von Tagesprofilen in kleiner werdenden Abständen (zuletzt alle 8 bis 14 Tage) notwendig. Die Verwendung der auch in der Praxis einfach anwendbaren Dextrostix-Stäbchen (Ames), die eine halbquantitative BZ-Bestimmung mit ausreichender Genauigkeit ermöglichen, bedeutet hier eine große Erleichterung.

Neben einem möglichen Absinken der Nierenschwelle muß auch daran gedacht werden, daß neben der Glukose zunehmend andere reduzierende Substanzen im Urin auftreten können (im perinatalen Zeitraum vor allem Galaktose), so daß sich in den letzten Schwangerschaftswochen die Verwendung glukosespezifischer Urin-Reagenzien (Glukotestpapier) empfiehlt.

b) Um die 32. Woche soll die Schwangere, wenn irgend möglich, stationär aufgenommen werden, und zwar zunächst auf der diabetologischen Abteilung. Dies ermöglicht eine besonders exakte Überwachung des Diabetes und damit die Schaffung optimaler Voraussetzungen für den geburtshilflichen Eingriff, außerdem in einer Periode, in der stets die Gefahr des intrauterinen Fruchttodes besteht, eine laufende Kontrolle durch den Geburtshelfer und notfalls die rasche Verlegung auf die geburtshilfliche Abteilung zur Geburtseinleitung.

Zur exakten Überwachung des Diabetes gehören jetzt neben den für die erste Periode bereits genannten Maßnahmen die mehrmals wöchentliche Feststellung der 24-Stunden-Harnmenge und der 24-Stunden-Zuckerausscheidung sowie häufigere Tagesprofile einschließlich der postprandialen Werte.

c) 4 Tage vor dem geplanten Geburtstermin geht man von Depotinsulin auf Altinsulin über. Die erforderliche Dosis liegt rund 30 % höher als die des Depotinsulins. Die Verabreichung erfolgt 4mal täglich, und zwar jeweils vor dem Frühstück, vor dem Mittag- und vor dem Abendessen sowie um 24 Uhr. In manchen Fällen bewährt sich die Verwendung eines Depotinsulins vor dem Abendessen um 19 Uhr, wodurch der werdenden Mutter das Wecken um 24 Uhr erspart wird.

Die Nahrungskohlehydrate werden ähnlich wie das Insulin aufgeteilt.

Am Tag der Entbindung muß die notwendige Kohlehydratmenge in Form von 10%iger Glukoselösung intravenös verabreicht (2 Liter 10%ger Glukoselösung entsprechen 200 g Kohlehydraten) und gleichmäßig über 24 Stunden verteilt werden. Die Insulindosis bleibt gleich und wird zu den gleichen Zeiten wie am Vortag gegeben.

Nach der Entbindung wird die intravenöse Glukoseverabreichung fortgesetzt, solange und soweit eine perorale Nahrungsaufnahme noch nicht möglich ist.

Anschließend kann wieder von Altinsulin auf Depotinsulin übergegangen werden, wobei auf die in dieser Periode häufige – mitunter beträchtliche – Verminderung des Insulinbedarfes geachtet werden muß, um Hypoglykämien zu vermeiden.

2. *Aufgabe des Geburtshelfers*

Sie besteht in sorgfältiger Überwachung der Schwangerschaft, in der Festsetzung des günstigstens Entbindungstermins und -modus sowie in der Durchführung der geburtshilflichen Maßnahmen.

a) Überwachung der Schwangerschaft

Sie sollte in der für die Entbindung vorgesehenen Klinik durch den verantwortlichen Geburtshelfer und in Gegenwart seiner Mitarbeiter erfolgen, damit auch diese mit dem Fall vertraut und so zu schnellen Entscheidungen und Eingriffen in der Lage sind.

Während der ersten 18 Wochen sollte die Schwangere alle 3 Wochen, sodann bis zum Zeitpunkt der Klinikeinweisung in der 32. Woche alle 14 Tage kontrolliert werden. In besonders schwierigen Fällen sind Kontrollen in kürzeren Abständen angezeigt.

Bei der ersten Beratung wird die Schwangere eingehend auf die absolute Notwendigkeit einer regelmäßigen und strikten Überwachung als bestem Vorbeugungsmittel gegen ein intrauterines Absterben des Kindes (das bei jeder diabetischen Schwangeren, selbst bei leichtem Diabetes, droht) hingewiesen.

Neben den üblichen Untersuchungen ist es wichtig, jedesmal die Höhe des Uterus sorgfältig zu registrieren, denn sie ist mangels besserer Kriterien von großer Bedeutung für die späteren Entscheidungen. Die Uterushöhe sollte stets vom gleichen Untersucher gemessen und ab der 24. Woche durch die Bestimmung des Bauchumfanges in Nabelhöhe ergänzt werden.

Eine Hormonbehandlung kommt in Frage, wenn bei der Bestimmng der Urinsteroide (in der 16., 22., 28. und 34. Woche) pathologische Werte gefunden werden. Je nach Befund kommt die Verabreichung von Oestrogenen, Progesteron oder beiden Substanzen in Frage.

Diuretika, die eine Irritation des Stoffwechsels, vor allem aber stärkere Elektrolytverschiebungen zur Folge haben können, sollten nicht verordnet werden.

Nach Klinikeinweisung (bei komplikationslosem Schwangerschaftsverlauf in der 32. Woche auf eine diabetologische Fachabteilung) wird die Schwangere wöchentlich durch den Geburtshelfer untersucht und vier Tage vor dem geplanten Geburtstermin auf die geburtshilfliche Abteilung verlegt.

Bei Schwangerschaftskomplikationen erfolgt die Einweisung evtl. bereits vor der 32. Woche auf die geburtshilfliche Abteilung, wo zweimal täglich Kindsbewegungen und kindliche Herztöne untersucht und täglich Uterushöhe und Bauchumfang gemessen werden.

b) Der Entbindungstermin

Die Gefahr des plötzlichen und bis heute ursächlich weitgehend ungeklärten intrauterinen Fruchttodes gerade in den letzten Schwangerschaftswochen zwingt grundsätzlich zu einer vorzeitigen Entbindung, unter bewußter Inkaufnahme eines unreifen und lebensschwachen Kindes.

Der optimale Entbindungszeitpunkt dürfte – statistisch gesehen – um die 36. Woche liegen, wobei eine frühere Entbindung die Gefahr hyaliner Membranen und einer größeren Unreife beim Neugeborenen, die spätere Entbindung aber das Risiko des intrauterinen Fruchttodes vergrößert.

Im Einzelfall setzt man den Entbindungszeitpunkt in Abhängigkeit von Dauer des Diabetes, Qualität seiner Einstellung, Vorhandensein von Gefäßkomplikationen, intrauterinem Fruchttod bei früheren Schwangerschaften etc. sowie den im Verlauf der Schwangerschaft gemachten Beobachtungen fest.

- Ist der Stoffwechsel gut einreguliert, die Schwangerschaft komplikationslos verlaufen und die Uterushöhe normal, kann man mit der Entbindung bis zur 38. Woche warten.
- Steht der Uterus wesentlich höher, als der Schwangerschaftsdauer entspricht, und nimmt er weiter zu, leitet man die Entbindung früher ein. Die Uterushöhe bietet mangels besserer Kriterien für die Größe des Kindes noch den brauchbarsten Anhaltspunkt für die Wahl des Geburtstermins. Bei pathologisch verlaufenden Diabetikerschwangerschaften weicht die Uterushöhe etwa ab der 18. Schwangerschaftswoche von der Norm ab. In manchen Kliniken wird die Geburt eingeleitet, sobald der Uterus mehr als 5 cm über der Normalhöhe steht und wenn ein lebensfähiges Kind erwartet werden kann. Selbstverständlich muß bei zu großem Uterus auch an eine Mehrlingsschwangerschaft, eine Blasenmole u. ä. gedacht werden.
- Bei Auftreten eines Hydramnion – ein in Ausnahmefällen im Verlaufe von Stunden einsetzendes Ereignis – wird ebenfalls die Geburt eingeleitet, soweit ein lebensfähiges Kind erwartet werden kann.
- Die relativ häufigen Schwangerschaftstoxikosen machen nicht nur eine frühzeitige Klinikeinweisung mit strenger Bettruhe, salzloser Diät und Blutdruckzüglern bei Kontrolle von Gewicht, Blutdruck, Nierenfunktion und Augenhintergrund notwendig, sondern zwingen ebenfalls oft zur vorzeitigen Beendigung der Schwangerschaft. Hier kann übrigens die Messung der Uterushöhe irreführen, da eine relative Hypotrophie die »Übergröße« der Frucht maskieren und somit eine normale Fruchtentwicklung vortäuschen kann.

c) Die Entbindungsart

Die Wahl zwischen Kaiserschnitt und vorzeitig eingeleiteter vaginaler Geburt sollte bei Primiparen sowie bei Multiparen, die früher per Sectio entbunden wurden, zugunsten des ersteren entschieden werden, jedoch kann man hier keine starren Regeln aufstellen und muß sich vielmehr nach den vorhandenen Verhältnissen richten. Wichtig ist, daß bereits die Entscheidung über Entbindungsart und nicht erst die Entbindung selbst unter Hinzuziehung von Anästhesist und Pädiater erfolgen sollte.

3. Aufgabe des Anästhesisten

Die Anästhesie muß möglichst schonend für Mutter und Kind sein und den Diabetes der Mutter mit möglicher Beeinträchtigung der Nierenleistung und starker Leberbelastung sowie die zu erwartende Unreife des Kindes besonders berücksichtigen.

Die Ansichten über die zweckmäßigste Narkoseform bei Durchführung eines Kaiserschnittes gehen weit auseinander und widersprechen sich nicht selten vollkommen. Dies gilt vor allem für die Spinalanästhesie, für das Cyclopropan und für Halogenverbindungen.

Ein in den romanischen Ländern seit Jahren weitverbreitetes Narkotikum (genauer Analgetikum) ist das γ-OH (L'Equilibre Biologique S. A., Montargis), ein Natrium-4-hydroxy-butyrat, das weder für die Nieren noch für die Leber eine Belastung darstellt, nicht ketosefördernd sein, eine gewisse Anti-Schockwirkung und für das Neugeborene keinerlei schädliche Nebenwirkungen besitzen soll.

Zur Ergänzung der Narkose ist die Verabreichung kleiner Mengen Barbiturate, Stickoxydul (dessen Zufuhr spätestens 1 Minute vor Extraktion des Kindes vorübergehend eingestellt werden muß), Piperidinpräparate (z. B. Dolantin und Neuroplegica (z. B. Taraktan) durchaus vertretbar.

Da sich wegen des häufig übergroßen Kindes der Uterus mitunter spontan nicht oder nur ungenügend kontrahiert, kommt schließlich noch die Gabe von Methergin in Frage.

Zu beachten ist, daß bei vorzeitiger Entbindung durch Sectio die Blutungen sehr stark zu sein pflegen, so daß häufig eine Bluttransfusion nötig wird. Aber auch bei Entbindung auf natürlichem Wege ist ein exakter Ersatz des verlorenen Blutes und meist auch eine länger dauernde Sauerstoffzufuhr zweckmäßig.

Zur Aufgabe des Anästhesisten gehören auch Beatmung und sonstige Wiederbelebungsmaßnahmen des Neugeborenen, soweit dies notwendig wird. Deshalb sind von vorneherein, da man ja nie den Zustand des Kindes voraussagen kann, ein für Neugeborene geeignetes Laryngoskop, eine weiche Trachealsonde, Absaug- und Beatmungsgerät etc. bereitzuhalten.

Meist genügt eine einfache Reinigung der Luftwege und eine anschließende kurze Sauerstoffgabe, manchmal aber zwingen Ausdehnung und Ort der Atemhindernisse zur Intubation.

4. Aufgabe des Pädiaters

Dem Pädiater wird in den meisten Fällen ein frühgeborenes, unreifes, lebensschwaches Kind anvertraut. Das Zusammentreffen von mütterlichem Diabetes, Unreife des Kindes und Entbindung per Sectio scheint für die Entstehung hyaliner Membranen zu prädisponieren. Jedenfalls stellen hyaline Membranen eine Hauptursache für die hohe Frühsterblichkeit dieser Kinder dar.

Folgende Maßnahmen erscheinen nötig und haben sich bewährt:

a) Der Pädiater ist zu allen Besprechungen bezüglich der Entbindung, vor allem zur Geburt selbst zuzuziehen. Das Neugeborene wird sofort auf das sorgfältigste untersucht und zunächst im Abstand von einigen Stunden, später mindestens 1mal täglich bis zur Entlassung aus der Klinik erneut dem Pädiater gezeigt.

b) Ein Aderlaß von knapp 10 ccm/kg Körpergewicht empfiehlt sich zumindest dann, wenn die Herztöne (vor allem der zweite) auffällig laut sind oder feines Rasseln über den Lungen für eine Überlastung des kleinen Kreislaufes und ein beginnendes Lungenödem spricht. Durch diese Maßnahme scheint man dem Auftreten von hyalinen Membranen – die mit einem Lungenödem beginnen – etwas vorbeugen zu können.

Der Aderlaß wird nach Möglichkeit aus der Nabelschnur (die bei 10 cm abgebunden wird), sonst aus der Femoralvene durchgeführt.

c) Vitamin K_1 und – soweit größere Hindernisse aus den Atemwegen beseitigt werden mußten – Antibiotika werden verabreicht und das Kind bei den geringsten Anzeichen von Lebensschwäche in den Inkubator verbracht.

d) Von der klassischen anfänglichen Nahrungskarenz sollte abgesehen und dem Kind bereits nach 3 Stunden zu trinken gegeben werden. Man verabreicht im Verlaufe von 24 Stunden, auf 6 Mahlzeiten verteilt, insgesamt 40 ccm 10% Glukoselösung pro kg Körpergewicht sowie 1 g Kalziumglukonat. Der ersten Mahlzeit werden außerdem 20 ccm physiolog. Bikarbonatlösung zugesetzt. Notfalls Magensonde oder intravenöse Verabreichung.

e) Da durch den mütterlichen Hyperkortizismus oftmals beim Kind zunächst eine gewisse Nebenniereninsuffizienz besteht, kann die Verabreichung einer kleinen Menge Prednison (5 bis 10 mg) nützlich sein.

Die weiteren Maßnahmen unterscheiden sich nicht von der Betreuung frühgeborener Kinder.

II. Chirurgische Eingriffe beim Diabetiker

Seit Einführung der Insulinbehandlung und Verfeinerung ihrer Anwendung sind chirurgische Eingriffe bei Diabetikern viel häufiger geworden. Dies hat seine Ursache darin, daß mit Verbesserung der Behandlung die Lebensdauer des Diabetikers sich verlängert und die Wahrscheinlichkeit von Operationen rein statistisch größer wird und der sorgfältig mit Insulin behandelte junge Diabetiker ein normales Berufsleben führt und somit Berufs- und Verkehrsunfällen viel mehr ausgesetzt ist als früher, da er als chronisch Kranker sein kurzes Leben mehr oder weniger im Krankenhaus oder zu Hause verbrachte.

Vor der Insulinära waren chirurgische Eingriffe bei Diabetikern mit Recht sehr gefürchtet und wurden oft der Anlaß zu einer letal endenden Entgleisung des Stoffwechsels.

Unsere heutigen therapeutischen Möglichkeiten haben dazu geführt, daß bei Einhaltung gewisser lebensnotwendiger Regeln vor, während und nach der Operation und vor allem bei deren Überwachung durch einen diabeteserfahrenen Arzt das Operationsrisiko beim Diabetiker nur mehr unwesentlich über dem des Nichtdiabetikers liegt.

A) Einfluß des Diabetes auf den chirurgischen Eingriff

Häufig besteht die Befürchtung, der Diabetes könne die Entwicklung bakterieller Komplikationen fördern. Dies ist zwar grundsätzlich richtig, verliert aber in dem Maße an Bedeutung, als es gelingt, den Stoffwechsel auszugleichen und damit dem Organismus eine weitgehend normale Resistenz mikrobiellen Infektionen gegenüber zurückzugeben.

Eine entscheidende Erleichterung bedeuten selbstverständlich auch die antibiotischen Substanzen, die in gleicher Weise wie beim Nichtdiabetiker Anwendung finden können.

Ein schwieriges Problem stellen Gefäßschädigungen beim älteren Diabetiker dar. Sie können eine mangelhafte Blutversorgung des Operationsgebietes (z. B. einer Extremität) und lebenswichtiger Organe (Herz, Niere etc.) zur Folge haben und somit die Operation komplizieren.

Es handelt sich hierbei aber um kein ausschließlich diabetisches Problem, sondern um Fragenkomplexe, die auch in der Alterschirurgie häufig auftreten, und denen deshalb hier keine nähere Betrachtung gewidmet werden soll.

B) Einfluß des chirurgischen Eingriffes auf den Diabetes

Wir müssen hier zunächst berücksichtigen, daß für jeden Menschen der chirurgische Eingriff eine nicht nur physische, sondern auch psychische Belastung darstellt. Da nun beim Diabetiker jede Gefühlsbewegung, Freude genauso wie Schmerz oder Sorge, zu einer Änderung des Insulinbedarfes führen kann, finden wir oft bereits vor dem Eingriff stärkere Schwankungen des Zuckerstoffwechsels.

Ähnlich wirkt sich die Änderung der Lebensumstände aus, welche die Krankenhausaufnahme mit sich bringt (mangelnde Bewegung, anderer Tagesrhythmus, besonders bei Kindern auch die Trennung von der Familie etc.).

Aus diesen Gründen empfiehlt es sich, den Krankenhausaufenthalt vor der Operation möglichst kurz zu bemessen und lieber die notwendigen Untersuchungen ambulant – soweit dies technisch durchführbar ist – vorzunehmen.

Daß der Eingriff selbst (Narkose, Hunger und Durst, Medikamente, Operation, Wundheilung etc.) eine außerordentlich große und nicht im voraus berechenbare Stoffwechselbelastung bedeutet, versteht sich von selbst.

C) Besondere Maßnahmen bei chirurgischen Eingriffen, Unfällen etc.

Wir müssen hier unterscheiden zwischen Eingriffen, die von langer Hand vorbereitet werden können und deren Zeitpunkt man unter Berücksichtigung der besonderen Verhältnisse mehr oder weniger willkürlich festsetzen kann (Leistenbruch, orthopädische Operationen), und Notfällen, die ein sofortiges Eingreifen erforderlich machen (akutes Abdomen, Frakturen etc.).

1. Nichtdringliche Operationen

Der den Diabetes überwachende Arzt muß sich hier in besonderem Maße bemühen, das Vertrauen des Patienten zu erringen, um eine günstige emotionelle Ausgangsbasis für die Operation zu schaffen. Eingehende Belehrungen über Art des Eingriffes und – soweit noch nicht geschehen – über Wesen und Behandlung des Diabetes und dessen mögliche Reaktion auf den Eingriff hin sind wichtige Bestandteile dieses ersten Schrittes.

Sodann muß durch eine Reihe von Untersuchungen geklärt werden, ob der Stoffwechsel im Rahmen des Möglichen ausgeglichen ist. Zu diesem Zwecke werden unter Vermeidung aller unnötigen weiteren Belastungen folgende Untersuchungen durchgeführt:

- Blutdruckmessung, EKG, Spiegelung des Augenhintergrundes;
- Blutzuckertagesprofil, Reststickstoff, Cholesterin, Serumeiweiß;
- Urinuntersuchung auf Eiweiß.

Eine Behandlung mit Sulfonylharnstoffen kann bei leichten Eingriffen weitergeführt werden. Bei schwereren Operationen und bei der Unmöglichkeit einer postoperativen peroralen Therapie muß rechtzeitig auf die Insulinbehandlung übergegangen werden.

Die Operation sollte zu einem Zeitpunkt erfolgen, an dem die genannten Untersuchungen weitgehend normale Werte zeigen (eine mäßige Erhöhung der Blutzuckerwerte im Tagesprofil muß zumindest bei einem insulinspritzenden Diabetiker toleriert werden) und im Urin kein Azeton und nur wenig Zucker ausgeschieden wird.

a) Die Operationsvorbereitung

Die Ernährung am Tage vor der Operation soll leicht sein und kann, zumindest in den letzten Stunden, durch in kurzen Abständen und in kleinen Portionen verabreichte Fruchtsäfte oder sonstige gezuckerte Getränke erfolgen. Sobald absolutes Fasten angezeigt ist, muß eine intravenöse Dauerinfusion mit Traubenzuckerlösung angelegt werden.

Die Insulin- bzw. Tablettendosis wird an diesem Tage wie normal festgesetzt und verabreicht, die mindestens 3mal tägliche Urinuntersuchung auf Zucker und Azeton bleibt Grundlage für evtl. zusätzliche Maßnahmen.

Alle sonstigen Vorbereitungsmaßnahmen wie Reinigungseinläufe, Narkosevorbereitungen etc. können wie beim Nichtdiabetiker durchgeführt werden.

Am Morgen des Operationstages wird bei insulinspritzenden Diabetikern wie üblich der Urin auf Zucker und Azeton untersucht und die notwendige Insulindosis ermittelt. Man verabreicht aber dann sicherheitshalber nur die *Hälfte* der eigentlich notwendigen Menge, um mit ausreichender Sicherheit eine Hypoglykämie während der Operation zu vermeiden. An Hand von Urinuntersuchungen muß dann im Laufe des Tages und der Nacht der Insulinbedarf durch zusätzliche kleine Altinsulingaben ergänzt werden.

b) Die Operation

Nach Möglichkeit sollte man sich auf eine Lokal- oder Leitungsanästhesie beschränken, da diese eine geringere Beeinträchtigung des Stoffwechsels bedeuten als die Allgemeinnarkose. Ist letztere unumgänglich, soll sie mit Präparaten vorgenommen werden, die eine möglichst geringe Lebertoxizität besitzen, da die Fähigkeit der Leber zur Zuckerproduktion soweit als möglich erhalten werden muß.

Der Eingriff selbst bietet hinsichtlich des Diabetes keine Besonderheiten. Das gleiche gilt für evtl. notwendig werdende Bluttransfusionen etc. Bei längeren Operationen empfiehlt es sich, die Anästhesie zum Einführen eines Blasenkatheters (unter antibiotischem Schutz) zu benutzen, mit dessen Hilfe während und nach der Operation beliebig oft Urinuntersuchungen vorgenommen werden können. Auch Dextrostix ist in solchen Situationen eine wertvolle Hilfe. Die Regulation der Stoffwechselverhältnisse kann dann je nach dem Ergebnis dieser Untersuchungen durch zusätzliche Gaben von Altinsulin bzw. durch schnelleres Einströmen der Glukoseinfusion vorgenommen werden.

c) Der postoperative Zeitraum

Wenn bzw. sobald die perorale Nahrungszufuhr möglich ist (sei es durch die normale Kost, sei es durch gezuckerte Fruchtsäfte und Ähnliches), ergeben sich keine wesentlichen Unterschiede gegenüber sonstigen Tagen. Man sollte lediglich die Urinuntersuchung häufiger durchführen, um die Insulinzufuhr möglichst elastisch dem Bedarf anpassen zu können.

Ist die perorale Nahrungszufuhr dagegen nicht möglich (Erbrechen, Eingriffe am Verdauungstrakt etc.), wird – bei Verabreichung einer normalen Insulindosis – für die entsprechende Zeit die intravenöse Dauertropfinfusion fortgeführt. Diese muß folgende Aufgaben erfüllen:

– Zufuhr einer Flüssigkeitsmenge, die den Flüssigkeitsverlust (Atmung, Schweiß,

Urin etc.) ausgleicht. Erbrechen und Durchfälle sind besonders zu berücksichtigen;
- Zufuhr einer Glukosemenge, die den Energiebedarf deckt und dadurch die Leber entlastet, sowie das Auftreten von Hypoglykämien im Gefolge einer evtl. Insulinüberdosierung verhindert.

Die Flüssigkeitsmenge muß pro Tag wenigstens 3 Liter/qm Körperoberfläche betragen (siehe S. 70), bei stärkerem Wasserverlust (gesteigerte Diurese, Fieber etc.) entsprechend mehr.

Unter normalen Bedingungen ist folgende Zusammensetzung der Infusionsflüssigkeit zu empfehlen:

NaCl	2.0
KCl	1.5
Kalziumglukonat	1.0
Glukoselösung 10 %ig	ad 1000.0

Regelmäßig müssen Urinuntersuchungen auf Zucker und Azeton durchgeführt und vor allem bei schlechter Nierenfunktion wiederholt ein Ionogramm angefertigt werden. Dem Ergebnis entsprechend kann dann die Zusammensetzung der Lösung modifiziert werden: Findet sich z. B. im Urin kein Zucker oder sogar eine isolierte Azetonausscheidung, muß die Glukosezufuhr durch Erhöhung des Glukoseanteils der Infusionsflüssigkeit und schnelleres Einlaufenlassen oder durch zwischenzeitliche Gabe reiner 10 %iger Glukoselösung gesteigert werden. Besteht dagegen eine stärkere Glukosurie, möglicherweise zusammen mit Ketonurie, sind selbstverständlich kleine Altinsulingaben notwendig.

Sobald die perorale Ernährung wieder aufgenommen werden kann, ist die Infusion in entsprechendem Ausmaße einzuschränken und in jedem Falle baldmöglichst wieder einzustellen.

Ist während der Operation oder in der postoperativen Phase die Gewinnung von Urin aus irgendeinem Grunde schwierig oder überhaupt unmöglich, kann man sich auch durch Blutzuckerbestimmungen, vor allem mit Hilfe von Dextrostix (Ames), einfach und rasch über die Notwendigkeit einer stärkeren Zuckerzufuhr bzw. zusätzlicher Insulingaben orientieren. Dies stellt für den Patienten natürlich eine gewisse Belastung dar, da Blutzuckerbestimmungen immer nur »Momentaufnahmen« sind und gerade bei den in solchen Situationen rasch schwankenden Blutzuckerwerten häufige Bestimmungen notwendig werden.

2. *Dringliche, unaufschiebbare Eingriffe*

Soweit möglich, sollte man sich vor dem Eingriff wenigstens einigermaßen über die Stoffwechselsituation orientieren. Das ist im allgemeinen innerhalb einer Stunde möglich, wenn man sich an Hand des Behandlungsheftes über den Verlauf der letzten Tage ein Bild machen kann und wenigstens folgende Untersuchungen durchführt:
- Urinuntersuchung auf Zucker, Azeton, Eiweiß;

- Spiegelung des Augenhintergrundes, evtl. EKG;
- Bestimmung von Blutzucker und -azeton.

Kommt der Patient nach einem Arbeits- oder Verkehrsunfall bewußtlos direkt in die Hände des Chirurgen, und man erfährt lediglich durch Arbeitskollegen oder Angehörige oder durch den Diabetikerausweis, daß es sich um einen Diabetiker handelt, muß man sich wenigstens im Verlauf des Eingriffes bzw. sofort im Anschluß daran ein Bild von den Stoffwechselverhältnissen machen. Auch hier ist das Behandlungsheft – soweit es beigeschafft werden kann – ein unschätzbares Dokument, das den Arzt sofort über die wichtigsten Gegebenheiten informiert.

PROGNOSE UND PROPHYLAXE DES DIABETES

I. Prognose des Diabetes

Trotz aller therapeutischen Fortschritte bleibt die Prognose des Diabetes mellitus, und zwar mehr auf lange Sicht gesehen als für den Augenblick, getrübt. Von besonderer Bedeutung hierfür sind die sogenannten diabetischen Spätkomplikationen, die nach einer Diabetesdauer von 15 bis 20 Jahren, mitunter auch schon früher, bei zahlreichen Diabetikern zu finden sind.

Unter den Todesursachen haben die Gefäßkrankheiten bei Diabetikern die Stelle des Koma – das vor Entdeckung des Insulins weit an der Spitze stand – eingenommen (siehe Abb. 18).

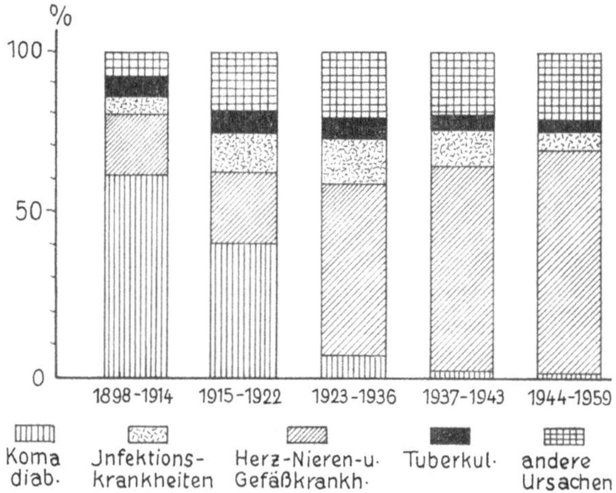

Abb. 18: Todesursachen bei 12281 Diabetikern (1898–1959) (Statistical Bureau of the Metropolitan Life Insurance Company, nach JOSLIN).

Das rührt in erster Linie wohl daher, daß mit Verbesserung der Diabetesbehandlung und damit zunehmender Lebenserwartung die meisten Diabetiker ein späteres Stadium ihrer Erkrankung erleben.

Dabei darf aber nicht übersehen werden, daß die Gefäßkrankheiten nicht nur bei Diabetikern eine starke Zunahme erfahren haben, sondern daß heute auch rund 40% der nichtdiabetischen Bevölkerung an Erkrankungen der Kreislauforgane sterben.

A) Lebenserwartung

Tabelle 17 zeigt die Lebenserwartung verschieden alter Diabetiker im Vergleich zur nichtdiabetischen Bevölkerung. Wie bei allen unseren Ausführungen muß aber berücksichtigt werden, daß die zahlreich vorhandenen Statistiken nicht nur mitunter beträchtlich voneinander abweichen, sondern von vornherein keinen exakten Maßstab für die heute an Diabetes erkrankten Menschen geben können. Noch vor nicht allzu langer Zeit wurde eine wesentlich andere Ernährung empfohlen als heute (teilweise eine Diät mit 60% Fett, Ignorierung der physiologischen Schwankungen des Nahrungsbedarfes beim jugendlichen Diabetiker mit Verordnung einer Tag für Tag gleichbleibenden Nahrungsmenge etc.). Auch die Insulinbehandlung erlebte in den 4 Jahrzehnten ihrer Anwendung nicht unerhebliche Wandlungen und Verbesserungen (reinere Präparate, Depotinsuline, tägliche Anpassung der Insulinmenge an den Bedarf usw.).

Alter (in Jahren)	Diabetiker	Nichtdiabetiker
10	44.3	61.5
20	36.1	51.9
30	30.1	42.5
40	23.7	33.3
50	16.9	24.7
60	11.3	17.2
70	7.2	10.8

Tabelle 17: Lebenserwartung von Diabetikern im Vergleich zur Allgemeinbevölkerung (nach einer Statistik der Metropolitan Life Insurance Company von 1957).

Die günstigste Prognose besitzen übergewichtige, erwachsene Diabetiker, bei denen mit Hilfe einer Abmagerungskur und konsequenter Aufrechterhaltung eines normalen Körpergewichtes die biologischen und klinischen Zeichen des Diabetes abklingen. Aber auch bei diesen Diabetikern besteht eine erhöhte Anfälligkeit für arteriosklerotische Veränderungen der Gefäße und eine gewisse Rezidivfreudigkeit des Diabetes bei besonderen Belastungen.

B) Degenerative Komplikationen

Drei Faktoren scheinen für das Auftreten degenerativer Diabeteskomplikationen von besonderer Bedeutung zu sein:

1. Die Dauer des Diabetes. Nach 15 bis 20 Jahren weist ein erheblicher Teil der

Diabetiker degenerative Veränderungen auf (Retinopathie, Nephropathie, Neuropathie, Arteriosklerose etc.).

2. Das Alter des Patienten bei Auftreten des Diabetes. Fällt die Erstmanifestation in die Zeit nach der Pubertät, ist – zumindest nach Ansicht mancher Autoren – die Prognose hinsichtlich der degenerativen Veränderungen etwas besser als bei frühzeitiger Erkrankung.

3. Die Qualität der Diabetesbehandlung. Stärkere und anhaltende Hyperglykämien sowie häufige bzw. dauernde Ketosen scheinen einen fördernden Einfluß auf die Entwicklung von Mikroangiopathien zu besitzen (wenngleich im Einzelfall aus der Qualität und Sorgfalt der Behandlung keine prognostischen Schlüsse gezogen werden können, da vermutlich auch noch andere Faktoren, wie anlagebedingte Bereitschaft, von Bedeutung sein dürften).

Am häufigsten findet man die *Retinopathie* mit ihren verschiedenen Stadien, einer unterschiedlichen Neigung zu Progredienz und gelegentlichen spontanen Besserungen bzw. Remissionen.

Im Gegensatz zu dem, was ihre Häufigkeit vermuten ließe, führt sie nur bei einem kleinen Prozentsatz von Diabetikern zur Blindheit und läßt erstaunlich oft – sogar bei schwereren Befunden – das Sehvermögen unberührt.

Die Nephrosklerose (KIMMELSTIEL-WILSON)mit Albuminurie, Ödemen, Hypertension und praktisch immer gleichzeitiger Retinopathie führt, sobald sie einmal voll entwickelt ist, meist im Verlaufe weniger Jahre zum Tod, während eine isolierte Albuminurie lange Zeit ohne wesentliche Beeinträchtigung des Lebens und des Wohlbefindens bleiben kann.

Neben den beiden genannten diabetesspezifischen Spätkomplikationen sind für den erwachsenen Diabetiker vor allem die arteriosklerotischen Gefäßveränderungen von Bedeutung, die in mit Diabetesdauer zunehmender Häufigkeit beobachtet werden und besonders beim fettsüchtigen Diabetiker bis zur Gangrän führen können. Auch Koronarsklerose und Myokardinfarkt, ferner Bluthochdruck und Zerebralinsulte finden sich beim älteren Diabetiker deutlich häufiger als beim Nichtdiabetiker.

Katarakte, die nicht unbedingt zu den degenerativen Komplikationen zu zählen sind, findet man beim älteren Diabetiker relativ häufig (hier sind sie meist einer chirurgischen Behandlung zugänglich), während sie beim jugendlichen Diabetiker selten sind und dann vor allem in den ersten Jahren des Diabetes auftreten. Davon befallen sind fast ausschließlich schlecht eingestellte Kinder, bei denen eine Verbesserung der Behandlung zum Verschwinden der Katarakt führen kann.

Pyelonephritiden, die ebenfalls nicht zu den eigentlichen degenerativen Komplikationen zu zählen, aber beim Diabetiker häufig sind, können sich mitunter zur Papillennekrose weiterentwickeln und auf diesem Wege zum Nierenversagen führen.

Andere Komplikationen wie Infektionskrankheiten belasten die Prognose des Diabetes heute nur noch wenig.

II. Prädiabetes, latenter Diabetes, Prophylaxe des Diabetes

Unter Prädiabetes versteht man den Zustand, der einem späteren Diabetes vorausgeht, ohne daß bereits durch Provokationsmethoden eine Störung des Stoffwechsels erkennbar wird, während der latente Diabetes nach allgemeinem Sprachgebrauch durch das Vorliegen pathologisch ausfallender Provokationsmethoden bei einem sonst klinisch noch unauffälligen Menschen charakterisiert ist.

Wie im vorhergehenden Abschnitt dargelegt, besitzt der Diabetes mellitus trotz aller heute zur Verfügung stehenden therapeutischen Möglichkeiten noch immer – zumindest statistisch gesehen – eine ungünstige Prognose, so daß es richtig und notwendig ist, sich Gedanken über die Erfassung sogenannter Prädiabetiker bzw. latenter Diabetiker und über die Aussichten prophylaktischer Maßnahmen zu machen.

Welche Möglichkeiten besitzen wir, einen Prädiabetes bzw. einen latenten Diabetes zu erfassen?

Seit langem bekannt ist der Umstand, daß Frauen schon viele Jahre vor dem Auftreten ihres Diabetes eine oder mehrere der für diese Erkrankung typischen Schwangerschaftskomplikationen (Neigung zu Aborten, Totgeburten, Riesenkinder, mißgebildete Kinder) aufweisen können. Liegt neben solchen Komplikationen eine familiäre Diabetesbelastung vor, besteht eine erhöhte Wahrscheinlichkeit für das Auftreten eines späteren Diabetes mellitus.

Vor allem in den letzten Jahren wurden auf regionaler und nationaler Ebene in verschiedenen Ländern Reihenuntersuchungen zur Erfassung unbekannter Diabetiker bzw. latenter Diabetiker gemacht. Sie beruhten meist auf einer Glukosebelastungsprobe.

Zweifellos konnte mit ihrer Hilfe eine große Zahl von zwar klinisch eindeutigen, aber noch unbekannten Diabetesfällen einer entsprechenden Behandlung zugeführt werden, so daß der nicht unerhebliche Aufwand solcher Reihenuntersuchungen gerechtfertigt ist.

Daneben wurde aber auch eine beträchtliche Zahl von Menschen zu latenten oder sogar manifesten Diabetikern erklärt, die zwar unter normalen Bedingungen unauffällige Blutzuckerwerte, jedoch bei Glukosebelastungsproben eine »pathologische« Blutzuckererhöhung aufweisen. Diese »Diabetiker« wurden dann teilweise sogar einer aktiven Behandlung unterzogen.

Inwieweit erlauben aber Glukosebelastungsproben die Feststellung eines potentiellen Diabetes?

Hier muß wieder klar zwischen den verschiedenen Formen von Diabetes unterschieden werden.

Glukosebelastungsproben sind ein ausgezeichneter Test für das Ausmaß der Alterung des Organismus. Mit zunehmendem Alter wird die Fähigkeit der Gewebe zur Aufnahme eines Glukoseüberschusses schwächer, und es kommt zu einem überhöhten und verlängerten Blutzuckeranstieg im Glukosebelastungsversuch.

Gewisse Faktoren wie seßhafte Lebensweise, manche Krankheiten, vor allem aber die Fettsucht beschleunigen die Gewebsalterung und verstärken ihre Auswirkungen.

Die Disposition zu einem »Diabète gras« kann also durch einen Glukosebelastungsversuch gut erfaßt werden.

Demgegenüber stellen die Glukosebelastungsprobe und ihre Varianten keine Möglichkeit zur Aufdeckung einer potentiellen Pankreasschwäche, d. h. der Disposition zu einem »Diabète maigre« dar. Solange die vorhandene Insulinmenge ausreicht, um einen normalen Nüchternblutzuckerwert zu erhalten und somit keine verstärkte Glukoneogenese vorliegt, wird auch eine Glukosebelastungsprobe einen normalen Verlauf zeigen. Besteht hingegen bereits ein erhöhter Nüchternblutzuckerwert, erübrigt sich die Durchführung einer Glukosebelastungsprobe.

Ein Vergleich mit den auf S. 37 angegebenen Zahlen, auf die man sich u. a. bei der Interpretation von Glukosebelastungsproben beziehen müßte, zeigt die Schwierigkeit bzw. Unmöglichkeit, einen allgemeingültigen Grenzwert aufzustellen, jenseits dessen man mit ausreichender Sicherheit von einem latenten Diabetes sprechen könnte, und macht die teilweise voreiligen Schlußfolgerungen aus der Überschreitung solcher, etwas willkürlicher Grenzwerte fragwürdig.

Aus diesem Grunde wurde auch jüngst im Expertenkomitee der Weltgesundheitsorganisation für Diabetes mellitus auf die Notwendigkeit hingewiesen, zuerst Normwerte bei einer statistisch ausreichend großen Zahl gesunder Menschen aufzustellen, bevor man die Glukosebelastungsproben und ihre Modifikationen (dies gilt auch für den in jüngster Zeit empfohlenen Tolbutamid-Test) als Kriterium für den Diabetes mellitus betrachten könne. Aus dem gleichen Grunde können die bisherigen Arbeiten über latenten Diabetes und Prädiabetes, die auf diesen Testen beruhen, für den Augenblick nur als interessante, aber noch nicht auswertbare experimentelle Untersuchungen betrachtet werden.

Von höchstem Interesse sind die seit einigen Jahren verstärkten Bemühungen um die Bestimmung des Insulinspiegels im Serum. Wenn auch bereits große Fortschritte auf diesem Gebiet gemacht wurden, so lassen die bisherigen Ergebnisse vorerst noch keine sicheren Schlußfolgerungen bezüglich des Prädiabetes bzw. des latenten Diabetes zu.

Erwähnt werden müssen hier auch die biomikroskopischen Untersuchungen der Konjunktivalgefäße, die Veränderungen im Bereich der Kapillaren und kleinsten Venen aufzeigen können und eine wertvolle biologische Überwachungsmethode des juvenilen Diabetes darstellen. Vergleichbare Bilder konnten bei Untersuchungen von nichtdiabetischen Geschwistern diabetischer Kinder bzw. von Kindern diabetischer Eltern allerdings noch nicht in ausreichendem und statistisch signifikantem Maße gefunden werden. So bleibt es abzuwarten, ob ein gewisser Prozentsatz dieser Kinder später einmal diabetisch wird, bevor etwas über den Wert der Methode zur Erkennung prädiabetischer Stadien ausgesagt werden kann.

Elektronenmikroskopische Gewebsuntersuchungen werden heute ebenfalls zur Erkennung des Prädiabetes versucht, aber auch hier sind noch keine allgemeingültigen Aussagen möglich.

An vernünftigen und erfolgversprechenden prophylaktischen Maßnahmen besteht keine große Auswahl.

Zur Vermeidung des juvenilen, echten Insulinmangeldiabetes kommen nur eugenische Maßnahmen in Frage, d. h. das Bemühen, Ehen zwischen diabetesbelasteten Partnern zu verhindern.

Relativ wirkungsvoll kann dem Diabetes des Plethorikers vorgebeugt werden, und zwar durch den Kampf gegen das Übergewicht. Die Erziehung zu einer vernünftigen Ernährungsweise, welche schon für den Nichtdiabetiker von größter Bedeutung ist (siehe Abb. 18) und für den diabetesbedrohten Menschen zu einem Kardinalproblem wird, müßte in viel weiterem Umfange als ärztliche Aufgabe betrachtet werden.

Daneben kommt der Vermeidung aller sonstigen auslösenden Momente bei vorliegender Diabetesbelastung (Überanstrengungen jeglicher Art, zahlreiche Schwangerschaften etc.) ebenfalls großes Gewicht zu.

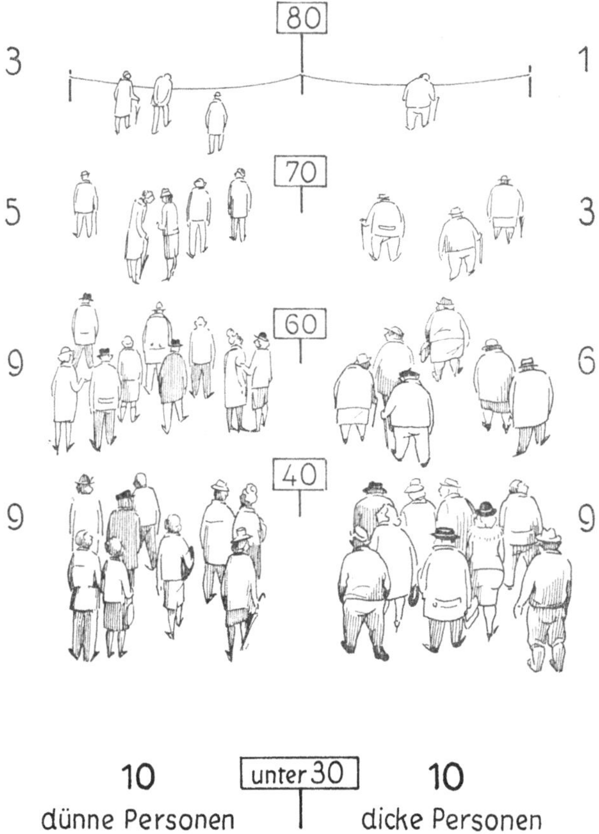

Abb. 19: Lebenserwartung 10 dicker und 10 dünner Menschen (nach JOSLIN).

SOZIALE PROBLEME

Besondere Probleme des jugendlichen Diabetikers

A) Organisatorische Besonderheiten der ärztlichen Betreuung

Im Gegensatz zum Diabetes des Erwachsenen, der durch mehrere Ursachen (vor allem Übergewicht) bedingt sein kann, beruht der kindliche Diabetes nahezu ausnahmslos auf dem Mangel an wirksamem Insulin.

Der entscheidende Behandlungsfaktor liegt also in der möglichst sorgfältigen Hormonsubstitution.

Die *absolute Notwendigkeit* der täglichen Insulinadaptation durch den Patienten selbst (bzw. durch dessen Eltern), die heute in zunehmendem Maße – zumindest von den Kinderdiabetologen – anerkannt wird, hat eine eingehende Aufklärung und Erziehung des diabetischen Kindes und seiner Angehörigen zur Voraussetzung. Diese betrifft nicht nur die praktischen Handgriffe wie Injektionstechnik, Sterilisation u. ä., sondern vor allem die Regeln der Anpassung der Insulindosis an den Bedarf eines Organismus, der in vollem Wachstum steht und dessen Stoffwechsel viel stärkeren Veränderungen ausgesetzt ist als der des Erwachsenen.

Von dieser Erziehungsarbeit her bestimmt sich Wert oder Wertlosigkeit der verschiedenen ärztlichen Einrichtungen, die sich mit dem kindlichen Diabetes befassen und die im folgenden kurz erwähnt werden sollen.

1. Beratungsstellen für jugendliche Diabetiker

Der außerordentliche Zeitaufwand, den die Belehrung und Überwachung diabetischer Kinder bzw. deren Angehöriger bedeutet, sowie die intensive Spezialisierung, die das Gebiet des kindlichen Diabetes erfordert, machen es dem niedergelassenen Arzt – zumal bei dem derzeitigen Kassensystem – praktisch unmöglich, sich diesem ständig an Bedeutung gewinnenden Bereich in ausreichendem Maße zuzuwenden.

So entspricht die Einrichtung von Beratungsstellen für jugendliche Diabetiker, wie sie in den verschiedenen europäischen Ländern in zunehmendem Maße bestehen, einem akuten Bedürfnis.

Diese Beratungsstellen machen es möglich, das Kind ambulant und unter Beibehaltung des normalen Lebensrhythmus intensiv zu überwachen. Zugleich werden die Selbstverantwortung des Patienten und seiner Eltern gestärkt und Schulverluste – die früher nicht selten 1–2 Jahre ausmachten – vermieden.

Da es sich bei den Patienten um Kinder handelt, sind diese Beratungsstellen zweckmäßigerweise an Kinderkliniken angeschlossen.

a) Belehrung des Patienten und seiner Angehörigen

Nach der Erstmanifestation des Diabetes müssen alle mit seiner Behandlung betreuten Laien (Eltern oder sonstige Angehörige) ausführlich über das Wesen der Erkrankung, die Technik der Urinuntersuchungen und der Insulininjektion, die Regeln der täglichen Insulinanpassung, stets drohende Gefahren (Hypoglykämien und Ketosen) sowie deren Bekämpfungsmaßnahmen, über die Zusammensetzung einer altersgemäßen, ausgewogenen Kost und schließlich über die – vor allem bei schlechter Stoffwechselführung drohenden – Spätkomplikationen etc. aufgeklärt werden. Dies kann nur in wiederholten Besprechungen erfolgen und bedeutet eine Arbeit von vielen Stunden.

b) Überwachung der Behandlung

In jeweils festzusetzenden Abständen (die von den Besonderheiten des Falles, der Intelligenz der Eltern, dem Anfahrtsweg u. a. abhängen), stellen die Eltern das Kind zur Kontrolluntersuchung vor, bei der an Hand des Behandlungsheftes der vorausgegangene Zeitraum überprüft und Verbesserungsvorschläge gemacht werden können. Bei dieser Gelegenheit werden auch die fälligen diabetologischen Routineuntersuchungen (Konjunktivalmikroskopie, Augenhintergrund, evtl. Bestimmung der 24-Std.-Glukoseausscheidung etc.) durchgeführt.

c) Behandlung spezieller Probleme

Hier handelt es sich um Fragen des Schulbereichs, der Berufswahl und -ausbildung und ähnliches, die bei der relativen Seltenheit des kindlichen Diabetes den Erfahrungsbereich des niedergelassenen Arztes im allgemeinen übersteigen.

Die Beratungsstellen für jugendliche Diabetiker sollen keine Konkurrenz für den niedergelassenen Arzt, sondern eine Ergänzung darstellen. Sie entheben ihn einer zeitraubenden und sein mehr breitangelegtes Wissen überfordernden Spezialberatung, ohne im übrigen die allgemeinärztliche Betreuung des Kindes zu berühren.

2. *Krankenhausbehandlung*

Bei zahlen- und ausstattungsmäßig ausreichender Einrichtung von Beratungsstellen für jugendliche Diabetiker kommt eine Krankenhausbehandlung nur im Falle des initialen Komas in Frage, da Einstellung und Überwachung am besten ambulant erfolgen und einem Koma bei bereits bekanntem Diabetes mit Hilfe der täglichen Insulinanpassung vorgebeugt werden kann.

Die Dauer des Krankenhausaufenthaltes sollte, gleichgültig, ob er durch den Diabetes oder durch eine andere Krankheit erforderlich wurde, möglichst kurz bemessen werden (selbst nach einem schweren Koma kann die Entlassung meist nach 8 bis 14 Tagen erfolgen) und hängt – zumindest bei der Erstmanifestation eines Diabetes – im Wesentlichen von der Fähigkeit der Eltern ab, die Grundsätze der täglichen Insulinadaptation zu verstehen und diese selbständig durchzuführen.

Wegen der Seltenheit des Komas ist besonders darauf zu achten, daß in jeder für die Aufnahme komatöser diabetischer Kinder in Frage kommenden Kinderabteilung an einer dem jeweiligen Dienstarzt bekannten und zugänglichen Stelle die notwendigen Medikamente und Lösungen (siehe Abschnitt über das Koma) sowie die detaillierten Untersuchungs- und Behandlungsrichtlinien aufbewahrt werden und das Laboratorium für die im Ernstfall notwendigen Untersuchungen eingerichtet ist.

3. *Ferienkolonien für diabetische Kinder*

Sie sollen während der Sommermonate, evtl. auch in den Weihnachts- und Osterferien, diabetischen Kindern einen 2- bis 4wöchigen Aufenthalt auf dem Lande ermöglichen. Vor allem in Frankreich haben sie während der letzten Jahre eine außerordentliche Ausbreitung erfahren und stellen ein wesentliches Element in der Betreuung diabetischer Kinder dar:

a) Sie ermöglichen einer großen Anzahl von Kindern, die wegen ihres Diabetes und der damit verbundenen täglichen diagnostischen und therapeutischen Maßnahmen auf andere Weise nie aus dem familiären Rahmen herausgenommen werden können, Ferien auf dem Lande, am Meer oder in den Bergen, im Kreis anderer gleichaltriger Spielgefährten.

b) Das Zusammensein mit anderen Diabetikern und der praktische Beweis, daß auch Zuckerkranke zu einem völlig normalen Leben und zu sportlichen Leistungen fähig sind, stellt einen äußerst wichtigen psychologischen Faktor und eine Ermunterung für die Kinder dar.

c) Während dieses Urlaubes erlernen die Kinder systematisch die theoretischen Grundlagen ihrer Erkrankung, die Regeln der täglichen Insulinanpassung und die Technik der Selbstinjektion.

d) Die mehrwöchige laufende ärztliche Kontrolle unter normalen Lebensbedingungen, die auf andere Weise nie möglich wird, stellt eine einmalige Chance für eine gute Einstellung des Diabetes dar, ermöglicht die Ermittlung des günstigsten Insulins und bedeutet auch für Arzt und Schwestern eine nicht hoch genug einzuschätzende Gelegenheit, ihre Erfahrungen auf dem Gebiet des kindlichen Diabetes zu bereichern.

e) Für die Eltern des diabetischen Kindes besteht einmal die Möglichkeit zu einem sorglosen und nicht ganz auf das kranke Kind eingestellten Urlaub.

Die Ferienkolonien können ihre positive Wirkung aber nur entfalten, wenn sie ausgezeichnet geleitet sind. Dies erfordert, je nach Kinderzahl, 1 bis 2 diabeteserfahrene Pädiater, einige Krankenschwestern, eine ausreichende Zahl von Erziehern (z. B. geeignete Studenten, die evtl. selbst Diabetiker sind), die Gewähr einer altersgemäßen und ausgewogenen Ernährung sowie ausreichend Material zur Beschäftigung der Kinder (Basteln, Spiel, Sport etc.).

Bei den außerordentlich positiven Aspekten der Diabetiker-Ferienkolonien dürfen ihre Gefahren aber nicht übersehen werden.

Bei ungenügender personeller Besetzung oder ungünstigen äußeren Gegebenheiten können sich die Schattenseiten eines »Sanatoriumsbetriebes« entwickeln, ohne daß die Kinder den vorgesehenen Nutzen des Aufenthaltes (Erziehung, Verbesserung der Stoffwechsellage) haben.

Kolonien mit Kindern beiderlei Geschlechts sind streng zu vermeiden, da – neben anderen Schwierigkeiten – Bekanntschaften und daraus für später sich ergebende engere Beziehungen bzw. Ehen gefördert würden. Dies wäre aus eugenischen Gründen ein schwerwiegender Fehler.

Ferienkolonien bedeuten eine gewisse Gefahr, daß die Eltern die eigene Initiative für die Gestaltung des Familienurlaubs verlieren. Deshalb sollte die in einer Kolonie verbrachte Zeit stets nur einen Teil der Ferien – von Sonderfällen abgesehen – betreffen.

Ferienkolonien für Jugendliche über 17 Jahren haben keinen größeren Wert mehr, jedoch können 1- bis 2wöchige Skilager o. ä. den Übergang in die volle Selbstverantwortung des jungen Diabetikers erleichtern.

4. Diabetikerinternate

Derzeit werden vielfach ärztlich geleitete Internate für diabetische Kinder gefordert bzw. eingerichtet. Als Begründung wird angeführt, daß damit sowohl eine einwandfreie ärztliche Versorgung als auch – für Kinder, die aus Orten ohne die gewünschten Schul- oder Ausbildungsmöglichkeiten stammen – eine entsprechende Berufsausbildung möglich würde.

Die Nachteile dieser Internate sind aber sehr groß. Sie reißen das Kind aus dem normalen familiären Rahmen und führen zu den sattsam bekannten Erscheinungen der Hospitalisation und der Entfremdung vom normalen Milieu mit allen psychologischen Folgen.

Sie führen zum Erlahmen der Eigeninitiative von seiten der Eltern und damit leicht zu einer passiven Einstellung der Krankheit gegenüber.

Aus diesen Gründen können Diabetikerinternate nur unter folgenden Bedingungen empfohlen werden:

a) Für diabetische Waisenkinder, soweit die Unterbringung in einer geeigneten Familie nicht möglich ist und falls in diesen Internaten eine familienähnliche Struktur herrscht.

b) Für eine kleine Anzahl diabetischer Kinder mit extrem labiler Stoffwechsellage, die im familiären Rahmen tatsächlich nicht zufriedenstellend eingestellt werden können, sowie für die seltenen Fälle von Diabetes, die gleichzeitig mit Asthma, Rheumatismus oder anderen chronischen Erkrankungen behaftet sind und eine intensivere ärztliche Überwachung benötigen.

c) Für diabetische Kinder mit sehr labiler Stoffwechsellage, die aus kleineren Orten stammen und zum Zweck der Berufsausbildung in der Stadt wohnen müssen. Hier erscheint ein Heim, in dem neben gesunden Kindern auch Diabetiker unter ärztlicher Kontrolle wohnen können und die Möglichkeit haben, die verschiedenen Schulen der betreffenden Stadt zu besuchen und die Ferien zu Hause zu verbringen, eine gute Lösung.

d) Für jugendliche Diabetiker, die aus extrem schlechten sozialen Verhältnissen stammen und die aus ihrer Familie herausgenommen werden müssen, da eine ausreichende Überwachung des Diabetes aus Nachlässigkeit oder ähnlichen Gründen nicht gewährleistet ist. Ähnliches gilt bei Arbeitsüberlastung oder Krankheit der Eltern etc.

Auch bei Diabetiker-Internaten und ähnlichen Einrichtungen ist darauf zu achten, daß sie nur Buben *oder* Mädchen aufnehmen, um spätere eugenische Probleme zu vermeiden.

B) Schulprobleme

Ausgedehnte Untersuchungen in den verschiedensten Ländern haben folgendes ergeben:

- Diabetische Kinder sind durchschnittlich nicht mehr und nicht weniger begabt als Nichtdiabetiker. Allerdings ist die Krankheit bei vielen diabetischen Kindern die Ursache für eine gewisse frühere geistige Reife, auf der anderen Seite kann krankheitsbedingter häufiger Schulausfall ein Zurückbleiben der Intelligenz vortäuschen.
- Hospitalisation und Unterbringung in Internatsschulen haben bei diabetischen Kindern dieselben ungünstigen Auswirkungen auf Gefühlsleben und Schulleistung wie bei gleichaltrigen gesunden Kindern.
- Bezüglich der Aufnahme von diabetischen Kindern in Volksschulen bestehen im allgemeinen keine Schwierigkeiten. Lediglich gegenüber Impfungen sowie gegen die regelmäßige Teilnahme am Turnunterricht halten sich gelegentlich völlig veraltete Bedenken, die aber durch eine entsprechende Aufklärung der Impf- und Schulärzte behebbar sein müßten.
- Auch die Aufnahme in höhere Schulen und an Hochschulen macht normalerweise keine Schwierigkeiten, zumindest soweit das Kind bzw. der Jugendliche dabei zu Hause wohnen kann.
- Bei absoluter Notwendigkeit der Unterbringung in einem Schüler- oder Studentenheim stellt auch dies kein unüberwindliches Hindernis dar, soweit der junge Diabetiker intelligent und alt genug ist, sich bezüglich seines Diabetes selbst zu versorgen, nicht allein in einem Zimmer wohnt, eine ausgewogene, altersgemäße Kost erhält und die Betreuung durch einen Arzt oder eine zum Hause gehörende diabeteserfahrene Krankenschwester gesichert ist.
  (Die Hauptbedrohung bedeuten Hypoglykämien, und ihnen kann, bei entsprechender Belehrung der Heimaufsicht und vor allem mit Hilfe von Glukagon, wirkungsvoll gesteuert werden.)
- Ausgesprochene Diabetikerschulen sind abzulehnen, da sie dem Interesse der diabetischen Kinder keineswegs dienlich sind. Da sie nur in größeren Städten

finanziell tragbar wären, bedeuteten sie für einen großen Teil der Kinder eine unnötige Entfernung aus dem familiären Milieu und das Verbringen in die *dauernde* Gesellschaft von Diabetikern, was für Kinder, die ein völlig normales Leben in normaler Umgebung führen sollten, psychologisch keineswegs von Vorteil ist.

- Bei Schuleinschreibung eines diabetischen Kindes bzw. mit Auftreten des Diabetes müssen Schulleitung und Lehrkräfte über die Erkrankung informiert werden, damit die Einnahme häufiger, kleiner Mahlzeiten – notfalls auch außerhalb der regulären Pausen – erlaubt wird, einem evtl. nötigen häufigen Aufsuchen der Toilette nichts in den Weg gelegt wird und im Falle von Hypoglykämien die richtigen Maßnahmen (nicht nach Hause schicken, wie dies leider meist gemacht wird, sondern hinlegen und zu essen geben) ergriffen werden. Bei Prüfungen muß auf evtl. vorausgegangene stärkere Hypoglykämien bzw. auf Ketosen Rücksicht genommen werden.

C) Berufswahl

Im großen und ganzen kann der Diabetiker – abgesehen von wenigen Ausnahmen – jeden Beruf ergreifen und ausüben. Folgende Einschränkungen sind aber zu machen:

1. Absolute Einschränkungen

Hierher gehören alle Berufe, die im Falle einer plötzlichen schweren Hypoglykämie eine Gefahr für den Diabetiker bzw. für seine Umgebung herbeiführen würden; z. B.: Chauffeur, Zugführer, Strecken- oder Schrankenwärter, Bergführer, Pilot, ferner Dachdecker, Kaminkehrer, Hochofenarbeiter u. ä.

2. Unzweckmäßige Berufe

Abzuraten ist von Berufen mit sehr unregelmäßiger Lebensweise (Wechsel von Tag- und Nachtschicht etc.) oder mit erhöhter Infektgefährdung. Wegen der Möglichkeit späterer Augenveränderungen gehören hierher auch Tätigkeiten, die eine besonders gute Sehleistung zur Voraussetzung haben (Uhrmacher, Mikroskopieren u. ähnliches).

D) Heirat

Selbstverständlich kann man – trotz der allgemein angenommenen Erblichkeit der Erkrankung – Diabetikern das Heiraten nicht verwehren. Bei der vermuteten starken Verbreitung der Veranlagung zum Diabetes wäre dies vom eugenischen Standpunkt aus auch ein sinnloses Unterfangen.

Mit Nachdruck müssen aber Ehen abgelehnt werden, bei denen beide Partner Diabetiker oder familiär mit Diabetes belastet sind, denn hier steigt die Wahrscheinlichkeit für das Auftreten eines Diabetes in der nächsten Generation erheblich an.

Es ist deshalb notwendig;

- Die genetischen Probleme in den Erziehungsplan für das diabetische Kind einzubauen. Eine frühzeitige Behandlung dieser Frage erscheint am wirkungsvollsten;
- Gemischte Diabetiker-Ferienkolonien absolut zu vermeiden;
- Keine Diabetiker-Clubs für jüngere Diabetiker einzurichten, keine Diabetikerveranstaltungen abzuhalten und überhaupt alles zu vermeiden, was Bekanntschaften zwischen Diabetikern verschiedenen Geschlechts fördern könnte.

E) Kassenprobleme

Die tägliche Insulinadaptation setzt die dreimal tägliche Urinuntersuchung auf Zucker und Azeton voraus. Infolge der dadurch ermöglichten Verbesserung der Stoffwechsellage und der Vermeidung schwererer Entgleisungen sind Krankenhausaufenthalte bei entsprechend behandelten jugendlichen Diabetikern auf ein Minimum zurückgegangen. Die Krankenkassen, für die dies eine große Ersparnis bedeutet, sind aber zur Übernahme der Kosten der für die laufende Urinkontrolle erforderlichen Reagenzien großenteils nicht verpflichtet.

Um so erfreulicher ist es, daß auch die RVO-Kassen in zunehmendem Maße – und zwar im eigenen Interesse wie auch im Interesse des Kranken – auf freiwilliger Basis den Patienten die Auslagen für Clinitest und Acetest bzw. vergleichbare Reagenzien erstatten und damit vielen jugendlichen Diabetikern die Durchführung der unter heutigen Bedingungen optimalen Behandlungsform ermöglichen.

WICHTIGE LITERATUR

Abraham S., Chaikoff I. L., Hassid W. Z.: Conversion of C^{14} palmitic acid to glucose. II. Spezific glucose carbons labelled; J. biol. Chem. 195: 567 (1952)

Azerad E., Lestradet H., Abbou R.: Utilisation du glucose par l'organisme diabétique non cétosique. Etude au cours de la perfusion prolongée de solution glucosée; Presse med. 65: 1665 (1957)

Bartelheimer H., Sauer H.: Pathogenetische und therapeutische Probleme der Schwangerschaft diabetischer Frauen; Internist 4: 139 (1963)

Bendfeldt E., Otto H.: Schwere hypoglykämische Reaktionen im Verlauf der peroralen Diabetesbehandlung mit N_1-sufanilye-N_2-butylcarbamid (BZ 55); Münch. Med. Wschr. 98: 1136 (1956)

Bertram F., Otto H.: Die Zuckerkrankheit; Stuttgart 1963

Brande P. F., Knobil E.: Further evidence for aminoacid transport as a site of action of growth hormon; Proc. Soc. Exp. Biol. 110: 516 (1962)

Clark B. B., Gibson R. B., Paul W. D.: A study of the role of insulin in metabolism in non diabetic patients; J. Lab. clin. Med. 20: 1008 (1935)

Conn J. W.: Hypertension, the potassium ion and impaired carbohydrate tolerance; New Engl. J. med. 273: 1135 (1965)

Constam G. R.: Diabetes und Schwangerschaft: Intern-medizinische Probleme; Gynaecologia 159: 193 (1965)

– Leitfaden für Zuckerkranke; Basel 1963

– Praktische Diabetesfragen. Heridität und Frühdiagnose; Dtsch. med. Wschr. 39: 1831 (1964)

Creutzfeld W.: Die Rolle der Leber im Wirkungsmechanismus der Sulfonylharnstoffe; IVieme Congr. Féd. Intern. Diabète, Genève 1961

Creutzfeld W., Wille K., Kaup H.: Intravenöse Belastungen mit Glukose, Insulin und Tolbutamid bei Gesunden, Diabetikern, Leberzirrhotikern und Insulomträgern; Dtsch. Med. Wschr. 87: 2189 (1962)

Derot M.: Diabète et Maladies de la Nutrition; Paris 1962

Deuil R., Durand A., Tugaye A., Lestradet H., Paillerets F. de, Chartier M., Dubost M., Barrier G., Mansour N.: Grossesse et diabète; Presse med. 73: 1841 (1965)

Ditzel J., White P., Duckers J.: Chanches in the pattern of the smaller blood vessels in the bulbar conjunctiva in children of diabetic mothers; Diabetes 3: 99 (1954)

Duve C. de: Glucose, Insulin et Diabète; Paris 1945

Expertenkomitee für Diabetes der Weltgesundheitsorganisation; Schlußbericht der Sitzung vom November 1964

Fajans S. S., Conn J. W.: Prediabetic conditions and early detection of diabetes; IVieme Congr. Féd. Intern. Diabète; Genève 1961

Fanconi G., Wallgren A.: Lehrbuch der Pädiatrie; Basel/Stuttgart 1963

Frank E., Nothmann M., Wagner A.: Über die experimentelle und klinische Wirkung des Dodekamethylen-Diguanids (Synthalin B); Klin. Wschr. 7: 1996 (1928)

Franke H., Fuchs J.: Ein neues antidiabetisches Prinzip; Dtsch. med. Wschr. 80: 1449 (1955)

Froesch E. R., Rossier P. H.: Das Coma diabeticum; Internist 6: 400 (1965)

Gegesi Kiss P., Barta L.: Diabetes mellitus im Kindesalter; Budapest 1957

Gepts W.: Pathologic anatomy of the pancreas in juvenile diabetes mellitus; Diabetes 14: 619. 1965

Hales C. N.: Plasma insulin in diabetes; Endocrinology Vol. 15; London 1. Vol. 1964
Hard E. N., Blum S. F., Faloon W. W.: The glucagon response of the oral glucose-tolerance test; Metabolism 14: 976 (1965)
Hoet J. P.: Adrenocortical function in infants of diabetic mothers; Cold Springs Harbor Symposion 19: 182 (1954)
Hoff F.: Klinische Physiologie u. Pathologie; Stuttgart 1962
Holt L. E., Mc Intosh R., Barnett H. L.: Pediatrics, New York 1962
Ingle D. J., Nezamis J. E., Rice K. L.: Work output and blood glucose value in normal and in diabetic rats subjected to the stimulation of muscle; Endocrinology 46: 505 (1950)
Jackson W. P.: Diagnosis of prediabetes; IV Congr. Féd. Intern. Diabète, Genève (1961)
Jokipii S. G., Turpeinen O.: Kinetics of elimination of glucose from the blood during and after a continuous intravenous injection; J. clin. Invest. 33: 452 (1954)
Joslin E. P., Root H. F., White Pr., Marble A., Bailey C. C.: Treatment of Diabetes mellitus; Philadelphia 1959
Karam J. H., Grodsky G. M., Pavlatos F. Ch., Forsham P. H.: Critical Factors in excessive Serum-Insulin Response to Glucose (Obesity in Maturity-onset Diabetes and Growth Hormone in Acromegaliy); Lancet I: 286 (1965)
Karlson P.: Biochemie; Stuttgart 1965
Kimmelstiel P., Wilson C.: Intercapillary lesions in the glomeruli of the kidney; Amer. J. Path. 12: 83 (1936)
Kosty J. L., Hotchkiss J., Knobil E.: Stimulation of aminoacid transport in isolated diaphragm by growth hormone added in vitro; Science 130: 1653 (1960)
Kunz O.: Das Diabetes-mellitus-Syndrom; München 1965
Lehninger A. L.: The enzymatic and morphologic organisation of the mitochondrie; Pediatrics 26: 466 (1960)
Lestradet H.: Les facteurs du coma diabétique; Presse med. 64: 255 (1956)
– Le métabolisme énergétique et sa régulation; Med. infant. 71: 219 (1964)
– Diabète sucré; Encyclopédie médico-chirurgicale 10508 5/1962, 10514 5/1963, 10508 5/1964
– Diabète et croissance. Considération sur le syndrome de Mauriac et son traitement; Presse med. 66: 582 (1958)
– Glycogénose hépatique secondaire. Le syndrome de Mauriac; Sem. Hôp. Paris 40: 1030 (1964)
Lestradet H., Dartois A. M.: L'alimentation spontanée de l'enfant diabétique traité par l'insuline; Presse med. 68: 1172 (1960)
Lestradet H., Deschamps I.: Les Glycogénoses; Rev. Prat. 14: 1923 (1965)
Lestradet H., Labram C.: La biomicroscopie des vaisseaux de la conjonctive bulbaire chez 100 jeunes diabetiques; Presse med. 68: 107 (1960)
Levine R., Goldstein M. S., Huddleston B., Klein S. P.: Action of insulin on the »permeability« of the cells to free hexoses; Amer. J. Physiol. 163: 70 (1950)
Lichtenstein A.: The treatment of diabetes in childhood; Arch. Dis. Child. 24: 237 (1949)
Loubatieres A.: Etude physiologique et pharmakodynamique des certains dérivés sulfamidés hypoglycémiants; Arch. int. Physiol. 54: 174, 1946
Luft R., Ikkos D., Palmieri G., Ernster L., Afzelius B.: A case of severe hypermetabolism of non thyroid origin with a defect in the maintenance of mitochondrial respiratory control: a correlated chemical, biochemical and morphological study; J. clin. Invest. 41: 1776 (1962)

Mann F. C., Magath T. B.: The effect of total removal of the liver after pancreatectomie on the blood sugar level; Arch. Int. Med. 31: 797 (1923)

Mehnert H., Mahrhofer E.: Zur Behandlung der Zuckerkrankheit mit oralen Antidiabetica; Med. Klin. 58: 65 (1963)

Mehring J. von, Minkowski O.: Diabetes mellitus nach Pankreasextirpation; Arch. exp. Path. Pharmak. 26: 371 (1889)

Merklen F. P.: Les diabètes experimentaux; 1. Vol. Paris 1952

Morgulis S., Edwards A. C.: Chemical chanches in the blood during fastin and subsequent refeeding; Amer. J. Physiol. 68: 477 (1924)

Nastel P. J., Carroli K. F., Silverstein M. S.: Influence of free fatty acid metabolism on glucose tolerance; Lancet II: 115 (1964)

Oberdisse K., Blank H., Hüter K.: Die Erfassung prädiab. Stoffwechsellagen; IVieme Congr. Féd. Intern. Diabète, Genève 1961

Oberdisse K., Jahnke K.: Fortschritte der Diabetesforschung; Stuttgart 1963

Pfeiffer E. F.: Grundlagen und Perspektiven der oralen Diabetestherapie mit Sulfonylharnstoffen; IVieme Congr. Féd. Intern. Diabète, Genève 1961

Pickens J. M., Chase T. P., Jackson R. L.: Diabetes mellitus in identical twin children, including values for glucose tolerance test for healthy children six to twelve years old; Diabetes 11: 393 (1962)

Rafaelsen J. T.: Studies on a direct effect of insulin on the central nervous system: a review; Metabolism 10: 99 (1961)

Randle P. J., Carland P. B., Hales C. N., Newsholme E. A.: The glucose fatty acid cycle; its role in insulin sensitivity and the metabolism disturbances of diabetes mellitus; Lancet I: 785 (1963)

Reaven G., Dray J.: The effect of sulfonylurea therapie on blood glucose and plasma insulin concentration; Diabetes 14: 463 (1965)

Reiss E.: The effect of cell structure and growth hormon on protein synthesis in striated muscles; J. clin. Invest. 39: 1002 (1960)

Riggs T. R., Walker L. M.: Growth hormone stimulation of aminoacids' transport into rat tissues in vivo; J. biol. Chem. 235: 3603 (1960)

Rosenkranz A.: Langzeitergebnisse der Biguanidtherapie des Diabetes mellitus im Kindesalter; IVieme Congr. Féd. Intern. Diabète, Genève 1961

Royer P., Lestradet H.: Traitement du diabète infantil en regime libre; Paris 1958

Sanders C. A., Levinson G. E., Abelmann W. H., Freinkel N.: Effect of exercise on the peripheral utilisation of glucose; New Engl. J. Med. 271: 220 (1964)

Sanger F.: The structure of insulin; Currents in biochem. Res. New York 1956

Schenck E. G., Mellinghoff L. H.: Der Diabetes mellitus; Darmstadt 1960

Schliack V.: Prädiabetische Stadien und frühe Erkennung des Diabetes; IVieme Congr. Féd. Intern. Diabète, Genève 1961

Somogyi M.: Exacerbation of diabetes by excess of insulin action; Amer. J. Med. 26: 169 (1959)

Soskin S., Allweis M. D., Cohn D. J.: Influence of the pancreas and the liver upon the dextrose tolerance curve; Amer. J. Physiol. 124: 558 (1938)

Soskin S., Levine R.: Carbohydrate Metabolism; Chicago 1952

Spieß H.: Die Betreuung des Diabeteskindes in Klinik und Praxis; Mschr. Kinderheilk. 110: 272 (1962)

Steigerwald F., Mehnert H., Die Diät bei Diabetes mellitus; Med. Klin. 58: 60 (1963)

Stolte K.: Freie Diät beim Diabetes mellitus; Med. Klin. 27: 831 (1931)

Struwe E.: Behandlung und Betreuung diabetischer Kinder; Ref. auf d. Jahresvers. d. Abtlg. f. Berufsfragen in der dtsch. Ges. f. Kinderheilkunde 1962

White A.: The interaction of enzymes and hormones; Pediatrics. 26: 476 (1960)

Wilson J. L., Root H. F., Marble A.: Prevention of degenerativ vascular lesions in young patients by control of diabetes; Amer. J. med. Sci. 221: 479 (1951)

Young F. G.: Permanent experimental diabetes produced by pituitary (anterior lobe) injections; Lancet II: 372 (1937)

SACHVERZEICHNIS

Berichte des German Chapter of the ACM

Band 33: **Ackermann/Ulich, Software-Ergonomie '91**
Fachtagung vom 18. bis 20. 3. 1991 in Zürich. 383 Seiten, DM 84,–/ÖS 613,–/SFr. 76,–

Band 34: **Friedrich/Rödiger, Computergestützte Gruppenarbeit (CSCW)**
Fachtagung vom 30. 9. bis 2. 10. 1991 in Bremen. 314 Seiten, DM 69,–/ÖS 504,–/SFr. 62,–

Band 35: **Hoffmann, Eiffel**
Fachtagung am 25./26. 5. 1992 in Darmstadt. 112 Seiten, DM 42,–/ÖS 307,–/SFr. 38,–

Band 36: **Schweiggert, Wirtschaftlichkeit von Software-Entwicklung und -Einsatz**
Fachtagung am 21./22. 9. 1992 in Ulm. 272 Seiten, DM 62,–/ÖS 453,–/SFr. 56,–

Band 37: **Ludewig/Schneider, Software Engineering im Unterricht der Hochschulen SEUH '92**
Workshop am 27./28. 2. 1992 in Stuttgart. 132 Seiten, DM 46,–/ÖS 336,–/SFr. 41,–

Band 38: **Raasch/Bassler, Software Engineering im Unterricht der Hochschulen SEUH '93**
Workshop am 25./26. 2. 1993 in Hamburg. 190 Seiten, DM 49,–/ÖS 358,–/SFr. 44,–

Band 39: **Rödiger, Software-Ergonomie '93**
Fachtagung vom 15. bis 17. 3. 1993 in Bremen. 330 Seiten, DM 78,–/ÖS 569,–/SFr. 70,–

Band 40: **Coy/Gorny/Kopp/Skarpelis, Menschengerechte Software als Wettbewerbsfaktor**
Arbeitstagung am 27./28. 1. 1993 in Bonn. 647 Seiten, DM 138,–/ÖS 1007,–/SFr. 124,–

Band 41: **Züllighoven/Altmann/Doberkat, Requirements Engineering '93: Prototyping**
Fachtagung vom 25. bis 27. 4. 1993 in Bonn. 383 Seiten, DM 88,–/ÖS 642,–/SFr. 79,–

Band 43: **Hußmann/Paech, Software Engineering im Unterricht der Hochschulen SEUH '94**
Workshop am 24./25. 2. 1994 in München. 178 Seiten, DM 54,–/ÖS 394,–/SFr. 49,–

Band 44: **Spillner/Breymann, Software Engineering im Unterricht der Hochschulen SEUH '95**
Workshop am 23./24. 2. 1995 in Bremen. 141 Seiten, DM 48,–/ÖS 350,–/SFr. 43,–

Band 45: **Böcker, Software-Ergonomie '95**
Fachtagung vom 20. bis 23. 2. 1995 in Darmstadt. 424 Seiten, DM 98,–/ÖS 715,–/SFr. 88,–

Band 46: **Daldrup, Menschengerechte Softwaregestaltung**
252 Seiten, DM 54,–/ÖS 394,–/SFr.49,–

Band 47: **Schweiggert/Stickel, Informationstechnik und Organisation**
Fachtagung am 28./29. 9.1995 in Ulm. 276 Seiten, DM 64,–/ÖS 467,–/SFr. 58,–

Band 48: **Forbrig/Riedewald, Software Engineering im Unterricht der Hochschulen SEUH '97**
Workshop am 27./28. 2.1997 in Rostock. 124 Seiten, DM 54,–/ÖS 394,–/SFr. 49,–

Band 49: **Liskowsky / Velichkovsky / Wünschmann, Software Ergonomie '97**
Fachtagung vom 3. bis 6. 3. 1997 in Dresden. 370 Seiten, DM 108,–/ÖS 788,–/SFr. 97,–

Band 50: **Sommer / Remmele / Klöckner, Interaktion im Web – Innovative Kommunikationsformen**
Fachtagung am 12./13. Mai 1998 in Marburg. 221 Seiten. DM 68,–/ÖS 496,–/SFr. 61,–

Preisänderungen vorbehalten

B. G. Teubner Stuttgart